高职高专医药卫生大类专业规划教材

健康管理 PBL教程

Project-based Learning in Health Management

黎壮伟　张广丽　——　主编

宋　卉　——　主审

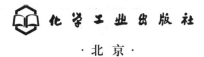

北京

《健康管理 PBL 教程》共分五大模块、三十一个项目。内容涵盖常见慢性病的健康管理、孕产妇的健康管理、健康体检与常用健康管理技能、生命急救技能及案例综合实训等。

本书结合职业教育实践性强的特点，精选教学内容，力求使其实用化。在编写上融合理论知识和实践教学内容于一体，以提高基层防病治病和健康管理能力，落实党的二十大报告精神。全书通过模块化的项目实践编排，强化学生对知识的综合运用；通过丰富的案例分析，读者可将理论与实践紧密结合起来，从而提高实践技能，达到熟练掌握的目的；同时配备 PPT 课件资源，以二维码形式呈现。

本书适合高职高专类院校教学使用，还适合从事健康管理的行业人员自学或作为培训机构的教学用书。

图书在版编目（CIP）数据

健康管理 PBL 教程/黎壮伟，张广丽主编．—北京：化学工业出版社，2020.6（2024.11重印）
ISBN 978-7-122-36512-5

Ⅰ.①健⋯ Ⅱ.①黎⋯②张⋯ Ⅲ.①卫生保健-教材 Ⅳ.①R197.1

中国版本图书馆 CIP 数据核字（2020）第 050425 号

责任编辑：章梦婕　迟　蕾　李植峰　　文字编辑：何金荣
责任校对：刘曦阳　　　　　　　　　　　装帧设计：史利平

出版发行：化学工业出版社（北京市东城区青年湖南街 13 号　邮政编码 100011）
印　　装：河北延风印务有限公司
787mm×1092mm　1/16　印张 15　字数 371 千字　2024 年 11 月北京第 1 版第 7 次印刷

购书咨询：010-64518888　　　　　　　　售后服务：010-64518899
网　　址：http://www.cip.com.cn
凡购买本书，如有缺损质量问题，本社销售中心负责调换。

定　价：48.00 元　　　　　　　　　　　　　　　　　　版权所有　违者必究

《健康管理 PBL 教程》编审人员

主　　编　黎壮伟　张广丽
副 主 编　张秀娟
编写人员（按姓名笔画排序）
　　　　　　王笑丹（广东食品药品职业学院）
　　　　　　冯　娟（广东食品药品职业学院）
　　　　　　刘红宇（广州医科大学附属中医医院）
　　　　　　刘雅雅（广东食品药品职业学院）
　　　　　　江　丹（广东食品药品职业学院）
　　　　　　杨丽蓉（广东江门中医药职业学院）
　　　　　　张广丽（广东食品药品职业学院）
　　　　　　张秀娟（宁波卫生职业技术学院）
　　　　　　张清露（广东茂名健康职业学院）
　　　　　　周玲凤（广东江门中医药职业学院）
　　　　　　周晓波［美年大健康产业（集团）有限公司杭州分公司］
　　　　　　赵　威（广州医科大学附属中医医院）
　　　　　　赵志祥（广州医科大学附属中医医院）
　　　　　　秦　尚（广东食品药品职业学院）
　　　　　　郭音彤（广东食品药品职业学院）
　　　　　　曾小耘（汕头大学医学院）
　　　　　　谢丽英（广州市中西医结合医院）
　　　　　　赖科林（惠州卫生职业技术学院）
　　　　　　蔡　琳（广东食品药品职业学院）
　　　　　　蔡枫瑜（泉州医学高等专科学校）
　　　　　　黎壮伟（广东食品药品职业学院）
主　　审　宋　卉（广东食品药品职业学院）

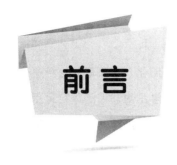

前言

随着社会发展以及人口结构、生活水平和疾病图谱的变化，人们的健康意识不断增强，不仅关注疾病的治疗，还更加关注健康管理。健康管理是对个人或群体的健康危险因素进行全面管理的过程，达到预防疾病和减少医疗费用开支的目的。健康管理服务内容从以往健康体检为主转向以个性化健康档案管理、健康评估、健康干预和健康指导等为主，从饮食、运动、睡眠、心理等方面实施健康干预和指导。特别是随着我国进入人口老龄化社会，以慢性病管理为核心的健康管理成为主流，为落实党的二十大报告中提出的"坚持预防为主，加强重大慢性病健康管理，提高基层防病治病和健康管理能力"的目标要求，培养专业能力过硬的健康管理人才显得尤为迫切。

我国健康管理人才培养起步较晚，但由于有巨大的市场需求，越来越多的高等学校开设健康管理专业，培养健康管理人才。广东食品药品职业学院于2011年向教育部申请设立健康管理专业，2012年健康管理专业纳入全国高考招生目录，广东食品药品职业学院成为第一所招生健康管理专业的高职高专院校。2014年6月教育部等九部委颁布了《关于加快推进养老服务业人才培养的意见》，要求加快促进养老服务相关专业教育体系建设，扩大养老服务职业教育人才规模与层次，引导和鼓励职业院校增设健康管理等重点专业。至2019年，在教育部备案拟开设健康管理专业招生的高职高专院校有385所。面对众多开设健康管理专业的院校，招生人数越来越多，但目前仍然缺少以问题为导向的健康管理相关实训教程。

《健康管理PBL教程》根据健康管理专业人才培养目标，充分考虑我国健康管理行业的发展状况和人才需求特点，结合了高职教学情况和学生就业目标市场等实际情况，邀请高职院校骨干教师、医院医师和企业高管一起参与撰写。PBL（project-based learning，项目式学习），是一种教学方法，即学生通过一段时间对真实的、复杂的问题进行探究，并从中获得知识和技能。本教材内容涵盖常见慢性非传染性疾病健康管理、孕产妇健康管理、健康体检、常用健康管理技能、生命急救技能及案例实训等。通过学习健康管理岗位工作能力要求的相关知识，模拟健康管理师的工作流程进行实践训练，从健康信息收集、检测，健康风险评估，疾病预防、干预、健康指导，技能操作和实训案例分析等方面进行整体设计教学，能够为学生将来从事健康管理相关岗位工作打下坚实的专业基础。

本教材编写上采取"理实一体化"，注重案例的分析，通过案例分析、实战观摩、技能实训等强化理论知识，培养学生的实际操作技能，提高职业竞争的实力。本教材有助于提高健康管理专业学生的专业实践技能水平及健康管理水平，具有较好的实用性和指导性。

本教材针对高职教学实践性强的特点，精选教学内容，力求使其实用化。在编写上融合理论知识和实践教学内容为一体，通过模块化的项目实践内容的编排，强化学生对知识的综合运用，提高实践技能；通过丰富的案例分析，让学生能把理论与实践结合起来。本教材可作为高职院校学生用书，还适合从事健康管理的社会人员自学或者作为培训机构教学用书。

本书由黎壮伟、张广丽担任主编，负责教材框架设计和统稿工作。其中，黎壮伟负责恶性肿瘤的健康管理、体格测量与常用健康管理技能、生命急救技能和案例综合实训等内容的编写，张广丽负责孕产妇的健康管理的编写。张秀娟为副主编，张秀娟和周晓波共同负责健康体检机构（人群）健康管理的编写。王笑丹负责高血压的健康管理的编写；冯娟负责肥胖症的健康管理的编写；刘红宇负责慢性阻塞性肺疾病的健康管理的编写；刘雅雅负责失眠的健康管理的编写；江丹负责血脂异常的健康管理的编写；赵威负责痛风的健康管理的编写；郭音彤负责颈椎病的健康管理的编写；赵志祥负责糖尿病的健康管理的编写；谢丽英负责脑卒中的健康管理的编写；曾小耘负责冠心病的健康管理的编写；蔡琳负责骨质疏松症的健康管理的编写；秦尚负责本书所有的图片的绘制；张清露、赖科林、周玲凤、杨丽蓉和蔡枫瑜负责部分内容的编写工作。宋卉担任主审，负责全书审稿。

在本书编写过程中，参阅了相关书籍和材料，在此对相关作者和同行表示衷心的感谢！广东食品药品职业学院王尔茂教授对本书的编写提出了宝贵意见和建议，在此一并表示衷心的感谢!

鉴于本书涉及范围较广，笔者水平有限，难免会有疏漏不足之处，恳请读者批评指正，以便改进。

编者

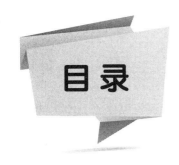

目录

◎ 模块一　常见慢性病的健康管理　　1

项目一　脑卒中的健康管理…………………………………… 1
项目二　糖尿病的健康管理…………………………………… 11
项目三　冠心病的健康管理…………………………………… 25
项目四　恶性肿瘤的健康管理………………………………… 45
项目五　骨质疏松症的健康管理……………………………… 65
项目六　高血压的健康管理…………………………………… 75
项目七　慢性阻塞性肺疾病的健康管理……………………… 85
项目八　肥胖症的健康管理…………………………………… 92
项目九　失眠的健康管理……………………………………… 100
项目十　血脂异常的健康管理………………………………… 110
项目十一　痛风的健康管理…………………………………… 118
项目十二　颈椎病的健康管理………………………………… 126

◎ 模块二　孕产妇的健康管理　　138

项目十三　正常孕产妇的健康管理…………………………… 138
项目十四　高危妊娠的健康管理……………………………… 148
项目十五　妊娠高血压综合征的健康管理…………………… 157

◎ 模块三　健康体检与常用健康管理技能　　164

项目十六　健康体检机构（人群）健康管理………………… 164
项目十七　体格测量与常用健康管理技能…………………… 177

◎ 模块四　生命急救技能　　194

项目十八　心肺复苏术………………………………………… 194
项目十九　止血………………………………………………… 204
项目二十　包扎………………………………………………… 209

模块五　案例综合实训　　214

项目二十一　健康风险评估与健康管理方案的制订·················· 214
项目二十二　成人运动消耗能量的计算······························ 218
项目二十三　慢性病患者的健康干预方案的制订···················· 219
项目二十四　慢性病的筛查方案的制订······························ 221
项目二十五　慢性病高危人群的筛查································· 223
项目二十六　慢性病的健康风险的评估······························ 224
项目二十七　体重的测量方法及注意事项···························· 226
项目二十八　血压的测量方法及注意事项···························· 227
项目二十九　腰围的测量方法及注意事项···························· 228
项目三十　标准体重评价营养状况·································· 229
项目三十一　慢性病危险因素管理··································· 230

参考文献　　231

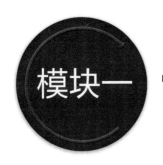# 模块一 常见慢性病的健康管理

项目一 脑卒中的健康管理

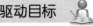

1. 掌握识别和干预脑卒中的危险因素。
2. 能够对脑卒中高危人群进行筛查、风险评估及健康促进。
3. 熟悉脑卒中健康信息的收集、临床表现及健康指导。
4. 熟悉脑卒中的分级防治方法。

PPT 课件

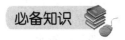

一、脑卒中概述

脑卒中又称"中风",是一种急性脑血管疾病,常见于脑动脉粥样硬化、脑血栓形成、脑动脉瘤、颅内血管畸形、脑动静脉瘘等各种颅内血管疾病引起的脑组织的缺血缺氧坏死或出血性病变。脑卒中因其高发病率、高死亡率、高致残率的特点,与心脏病、恶性肿瘤构成了人类的三大死因。

近年来我国流行病学调查显示,脑血管病在人口死因顺序中居第1位,其中最常见的脑血管病就是脑卒中。我国脑卒中亚型中,近70%的患者为缺血性脑卒中。与西方发达国家相比,我国脑血管病的发病率和死亡率明显高于心血管病,且呈现城市高于农村、北高南低、东高西低的发病趋势。这表明脑血管疾病可能与饮食习惯、环境因素相关。脑卒中的发病有明显的季节性,冬季发病率高,出血性脑卒中尤为明显。脑卒中的发病高峰时间是临近中午的一段时间,这可能与脑血管的自我调节密切相关。

我国脑卒中患者出院后第一年的复发率是30%,第五年的复发率高达59%,幸存的患者超过一半以上会不同程度地丧失劳动能力,给家庭和社会造成巨大的经济负担,已成为严重影响我国国计民生的重要公共卫生问题。

由于脑卒中缺乏有效的治疗手段,目前认为预防是最好的措施。例如,高血压是公认的导致脑卒中的重要可控危险因素,因此降压治疗对预防脑卒中发病和复发尤为重要。应加强

对全民普及脑卒中危险因素及先兆症状的教育，才能真正防治脑卒中。

二、脑卒中的健康信息收集

脑卒中的健康信息收集主要包括面谈、问卷调查、电话访问、网络等途径，建立详尽的个人健康信息档案。信息档案的主要内容包括年龄、性别、体重、从事职业、现患疾病、使用药物、过敏史、饮食特点、不良嗜好、运动情况、家庭和睦状况、心理状态、月经情况、生育情况、实验室及器械检查等。

通过建立健康档案，可发现脑卒中的相关危险因素，包括年龄、性别、遗传、不良生活方式、疾病等。在这些危险因素中，最主要的危险因素包括高血压、糖尿病、心脏病、血脂异常、饮酒、吸烟、颈动脉狭窄等。

三、脑卒中的健康信息监测

（一）危险因素

脑卒中的危险因素分为不可干预性和可干预性两大类。不可干预性危险因素包括年龄、性别、种族、遗传因素等；可干预性危险因素包括高血压、糖尿病、心脏病、血脂异常、高同型半胱氨酸血症、短暂性脑缺血发作、吸烟、酗酒、肥胖、无症状性颈动脉狭窄、口服避孕药、肺炎衣原体感染、情绪应激、抗凝治疗等。其中，可干预性危险因素是防治脑卒中的主要目标。控制高血压是预防脑卒中发生的最重要的环节。

1. 高血压

高血压是脑出血和脑梗死最重要的危险因素。研究证实，脑卒中发病率、死亡率的上升与血压升高关系密切。血压和脑卒中风险的关系是连续、分级、一致、独立、可预测的，而且在病因学上有显著性；血压越高，脑卒中风险越高。脑卒中的复发与动脉血压水平呈密切的正向相关关系。国内有研究显示：在控制了其他危险因素后，收缩压每升高 10mmHg（1mmHg=0.133kPa），脑卒中发生的相对风险增加 49%；舒张压每升高 5mmHg，脑卒中发生的相对风险增加 46%。

与缺血性脑卒中相比，出血性脑卒中的降压治疗更为复杂：血压过高会导致再次出血或活动性出血，血压过低又会加重脑缺血。

2. 糖尿病

糖尿病是脑卒中的独立危险因素。无论是 1 型还是 2 型糖尿病患者，脑卒中的风险都增加 1 倍以上，而大约 20% 的糖尿病患者最终将死于脑卒中。

糖尿病是仅次于高血压的第二危险因素。糖尿病既能影响到微血管，也能累及大血管。除了脑血管方面的病理变化以外，与糖尿病相关的一些其他因素，诸如糖尿病性血小板黏附与凝聚功能的增强、纤溶酶活力的降低等所促成的高凝状态，也都参与缺血性脑卒中的发病机制。此外，糖尿病不但使缺血性脑卒中的发病率提高，而且能加重缺血性脑卒中的严重程度，也使死亡率上升。

3. 心脏病

心房颤动简称房颤，是脑卒中的一个重要的危险因素。心房颤动能形成心房附壁血栓，当附壁血栓脱落时，随血液进入脑血管，就可能堵塞脑血管导致缺血性脑卒中的发生。国外研究显示，调整其他血管危险因素后，单独心房颤动可以增加脑卒中风险的4～5倍。除心房颤动外，其他类型的心脏病如风湿性心脏病、心功能不全等也可能增加脑卒中的风险。

4. 血脂异常

脑卒中最重要的病理基础是动脉粥样硬化，在动脉粥样硬化的发生及由其引起的脑血管病中，血脂起到了十分重要的作用。血脂异常与缺血性脑卒中发生率之间存在明显相关性。血脂异常是缺血性和出血性脑卒中共同的重要危险因素。

血清总胆固醇含量与脑卒中危险性呈"U"形相关，与非出血性脑卒中呈显著正相关，与出血性脑卒中呈显著负相关；三酰甘油（又名甘油三酯）升高能引起凝血因子Ⅱ、Ⅶ、Ⅷ、Ⅹ水平增加和活性增高，并可抑制纤溶，增加血小板聚集，从而加速动脉粥样硬化和血栓形成；低密度脂蛋白胆固醇属于致动脉粥样硬化脂蛋白，其与动脉粥样硬化呈正相关，其水平升高是脑出血和脑梗死的共同危险因素。

血脂水平过高、过低都是脑卒中的危险因素，只有适宜的血脂水平才对脑卒中的发生发展及预后有保护作用。

5. 高同型半胱氨酸血症

高同型半胱氨酸血症是脑卒中的独立危险因素。同型半胱氨酸血浆水平的升高与动脉粥样硬化性疾病存在联系，可使包括脑卒中在内的动脉粥样硬化性血管病的危险性增加2～3倍。高同型半胱氨酸血症形成的原因尚不完全清楚，可能主要与叶酸的缺乏及激素水平的改变、慢性肾衰竭等有关，年龄较大和不健康的生活方式如长期饮酒、吸烟均与高同型半胱氨酸血症有一定关系。

6. 短暂性脑缺血发作

短暂性脑缺血发作是脑卒中的重要预警信号。短暂性脑缺血发作导致的神经功能缺损症状是短暂的，但短暂性脑缺血发作后的脑卒中风险较高，7天内脑卒中发生率为8%～10.5%，90天内为10.5%～14.6%。

7. 吸烟

烟草中含有尼古丁，吸烟将尼古丁吸入体内后，促使肾上腺释放儿茶酚胺，导致血管痉挛。尼古丁还可以促进红细胞聚集、白细胞沉积，使血液黏度增高、血流变慢，容易导致血栓形成。吸烟是缺血性脑卒中的一项强有力的危险因素，可使其风险增加近1倍，使蛛网膜下腔出血的风险增加2～4倍。

8. 酗酒

酒精摄入量和全部脑卒中风险呈一种"J"形关系。也就是说，轻、中度饮酒可能具有一定保护作用，而过量饮酒则会使脑卒中的风险升高。

过量饮酒后，酒精不但可以直接刺激血管壁，使血管失去弹性，还能刺激肝脏，促进胆固醇和甘油三酯合成，进而导致动脉硬化，从而促进缺血性脑卒中的发作；饮酒后利尿增强（抑制垂体抗利尿素分泌）而致脱水、血液浓缩，使有效的血容量和脑血流量减少，血液黏度增加，促发脑血栓形成。

长期大量饮酒损害肝脏功能，进而引起某些凝血因子缺乏、血小板生成减少，使出血时间延长而容易发生出血性脑血管病。

9. 肥胖

肥胖者多伴有内分泌紊乱，血中胆固醇、甘油三酯含量增高，高密度脂蛋白降低，容易发生动脉硬化。此外，肥胖又易引发糖尿病、冠心病和高血压等疾病，这些都是脑卒中的危险因素。伴有高血压、心脏病及糖尿病的脑卒中与超重或肥胖相关。

10. 无症状性颈动脉狭窄

颈动脉狭窄多是由于颈动脉的粥样斑块导致的颈动脉管腔的狭窄，可逐渐发展至完全闭塞。无症状性颈动脉狭窄在临床上可以无任何神经系统的症状和体征，仅在体格检查时发现颈部听诊闻及血管杂音，或进行颈部血管超声检查时发现了颈动脉狭窄。部分患者可能表现为轻微头昏、头沉、头痛、记忆力减退、反应减慢等轻度不适的症状。

然而，无症状性颈动脉狭窄是脑卒中的独立危险因素，尤其是重度狭窄或斑块溃疡，被公认为"高危病变"，斑块随时可能脱落，随着血液进入颅内血管，堵塞血管而造成脑卒中的发生。

11. 口服避孕药

避孕药与脑卒中（尤其是缺血性脑卒中）风险之间的联系目前仍然存在争议。一般来讲，避孕药对脑卒中风险的影响较小，但对于高龄或伴有吸烟、高血压、糖尿病、肥胖、高脂血症及先兆性偏头痛等危险因素者，避孕药会使脑卒中的风险大幅增高。因此，有上述危险因素的女性应尽量避免使用避孕药，而避孕药使用者应积极治疗脑卒中的危险因素。

12. 肺炎衣原体感染

炎症不仅可以加剧脑卒中急性期的继发性脑损伤，也可以阻碍脑卒中后的神经功能恢复。炎症具有致栓作用，它和心房颤动一样，也是一个主要的脑卒中危险因素。

13. 情绪应激

不同性格的人具有不同的生活方式，对生活事件的应对方式也不相同。这些差异可能影响生理反应，导致脑卒中的发生、发展。负性生活事件的发生在脑卒中患者中的发生率远高于正常人。生活事件本身不会直接致病，个人对生活事件的认知水平、不同的应对方式、家庭和社会的支持程度起着重要的调节作用。

14. 抗凝治疗

随着人口老龄化趋势渐显以及心血管疾病发病率的增加，伴随着与心脏病相关的脑卒中发病率也明显增加。慢性房颤患者、心脏瓣膜置换患者以及凝血功能异常的易栓症患者均需要接受长期抗凝治疗，而抗凝治疗最主要的并发症之一是出血倾向。

其中，口服抗凝药相关性脑出血占自发性脑出血的10%～12%，其中脑内出血占70%，而口服抗凝药相关性脑出血的发病率是未服药人群的7～10倍。其中老年人合并脑淀粉样变性而采用抗凝治疗，更易发生脑叶出血。

(二) 临床表现

脑卒中分为缺血性脑卒中及出血性脑卒中。缺血性脑卒中又称脑梗死，因发病机制不同，分为动脉粥样硬化性血栓性脑梗死、脑栓塞、腔隙性脑梗死及脑分水岭梗死等；出血性脑卒中即脑出血。

1. 脑梗死

脑梗死是指由脑部血液循环障碍引起的脑组织缺血、缺氧所致的局限性脑组织的缺血性坏死和软化。

(1) 动脉粥样硬化性血栓性脑梗死　动脉粥样硬化性血栓性脑梗死通常在安静状态下或睡眠中起病，部分病例发病前有短暂性脑缺血发作。由于梗死灶大小、部位不同，造成的局灶性神经系统功能缺损的临床症状也不同，如偏瘫、偏身感觉障碍、失语、偏盲、吞咽困难、共济失调、精神异常、认知障碍、二便障碍等，部分病例可有头痛、呕吐、昏迷等全脑症状。患者一般意识清楚，在发生基底动脉血栓或大面积脑梗死时，病情严重，出现意识障碍，甚至脑疝形成，最终导致死亡。

(2) 脑栓塞　脑栓塞在任何年龄均可发生，多伴有风湿性心脏病、心房颤动及大动脉粥样硬化等病史。一般发病无明显诱因，也很少有前驱症状。脑栓塞是起病速度最快的一类脑卒中，症状常在数秒或数分钟之内达到高峰，多为完全性脑卒中。

起病后多数患者有意识障碍，但持续时间较短，当颅内大动脉或椎基底动脉栓塞时，脑水肿形成，导致颅内压增高，短时间内患者出现昏迷。脑栓塞造成急性脑血液循环障碍，引起癫痫发作，其发生率高于脑血栓形成。脑栓塞导致局灶性神经功能缺损的临床表现同动脉粥样硬化性血栓性脑梗死。

(3) 腔隙性脑梗死　腔隙性脑梗死多见于中老年人，有长期高血压病史。急性或逐渐起病，一般无头痛，也无意识障碍。因梗死病灶不同，临床常见的有纯运动性轻偏瘫，即偏瘫累及同侧面部及肢体，瘫痪程度大致均等，不伴有感觉障碍、视野改变及语言障碍；构音障碍-手笨拙综合征，表现为构音障碍、吞咽困难、病变对侧面瘫、手轻度无力及精细运动障碍；纯感觉性卒中，表现为偏身感觉障碍，可伴有感觉异常；共济失调性轻偏瘫，表现为偏瘫，合并瘫痪侧肢体共济失调，常下肢重于上肢。

(4) 脑分水岭梗死　发病年龄多在50岁以上，并且可有高血压、动脉粥样硬化、冠心病、糖尿病、低血压病史，部分患者可有短暂性脑缺血发作史。起病时血压偏低。因累及血管不同，临床表现也不同，常见偏瘫、偏身感觉障碍、精神障碍、失语等。

2. 脑出血

脑出血是指原发性非外伤性脑实质内出血，也称自发性脑出血。

脑出血常发生于50岁以上患者，多有高血压病史。在活动中或情绪激动时突然起病，少数在安静状态下发病。患者一般无前驱症状，少数可有头晕、头痛及肢体乏力等。发病后症状在数分钟至数小时内达到高峰。血压常明显升高，并出现头痛、呕吐、肢体瘫痪、意识障碍、脑膜刺激征及痫性发作等。脑出血的临床表现与出血部位和出血量密切相关。

四、脑卒中健康风险评估

(一) 脑卒中高危人群的评估

脑卒中的高危人群在流行病学范围内是指那些有发生脑卒中的高度危险的人群,也就是说,脑卒中的高危人群发生脑卒中的可能性远远高于一般人群。脑卒中高危人群与危险因素密切相关,具有高血压、高血糖等危险因素越多的患者,脑卒中发生的危险性越高。

1. 极高危人群

脑卒中的极高危人群是指有脑卒中和短暂性脑缺血发作病史的患者,其脑卒中发病的风险要比普通人群高。此类人群在做健康管理的时候,一定要做好二级预防,即通过健康的生活方式和在医生的指导下服用药物,积极调控血糖、血脂、血压等危险因素,避免或推迟脑卒中的发生。

2. 高危人群

脑卒中的高危人群是指在体检的时候通过影像学检查发现无症状脑结构影像或者血管影像异常,如颅内动脉瘤、动静脉畸形等,或者有高血压、糖尿病等3个以上的危险因素的人群。对于脑卒中的高危人群,建议每年复查,动态监测动脉瘤等颅内异常影像的变化;改变生活方式,积极控制高血压、糖尿病等原有疾病。

3. 中危人群

脑卒中的中危人群是指发现有1~2项脑卒中的危险因素的人群。对于此类人群,建议每2年检查1次,积极控制高血压病、糖尿病等危险因素。

4. 低危人群

脑卒中的低危人群是指没有脑卒中的危险因素的人群。此类人群正常体检就可以了。

(二) 脑卒中患者的评估

对于发生过一次或多次脑卒中的患者,建议定期复查,即定期检测血压、血脂、血糖、同型半胱氨酸等,并在医生的指导下积极控制危险因素。

此外,建议脑梗死患者每3~6个月复查颈部血管超声和经颅多普勒超声,这两项检查的目的是观察患者颅内外血管的情况,了解血管是否出现狭窄或者狭窄程度是否增加、斑块是否增加或者斑块是否稳定等等。该检查对脑卒中患者用药的评价、调整治疗方案的指导以及后续的治疗方案,如是否采用血管支架植入式等血管内治疗,均有指导的价值。

影像学检查是一种非常重要的检查方法,近十余年来,神经内科影像学诊断技术进步很快,对脑卒中的诊断和预防方面有非常巨大的帮助。例如,CT检查已进展到多排螺旋CT,对颅内出血性疾病高度敏感;磁共振已可行颅内血管高分辨核磁检查,以将颅内大血管的形态及病变特点清晰地显示出来,对分辨血管炎、血管夹层病变等病因筛查有重要的帮助;此外,还有数字减影血管造影等。

我们可以通过影像学检查发现无症状脑结构影像或者血管影像异常，如颅内动脉瘤、动静脉畸形等，简便易行。一旦发现颅内血管畸形等，可以在发生脑卒中之前采取栓塞等治疗措施，避免脑卒中的发生。

五、脑卒中的预防和干预

脑卒中患者高死亡率、高复发率、高致残率的特点，已成为我国重要的公共卫生问题。随着现代医学技术的发展，脑卒中已经成为可防可治的疾病，重点在于预防。

（一）一般人群的预防和干预

一般人群的预防和干预，即脑卒中的一级预防，是指早期通过改变不健康的生活方式，主动控制各种危险因素，如控制血压、血糖，同时戒烟，改变不健康的饮食习惯，坚持体育锻炼、减肥等，从而达到使脑卒中不发生或推迟发生的目的。

1. 防治高血压

高血压是脑梗死和脑出血最重要的危险因素，控制高血压是预防脑卒中发生和发展的核心环节。一项中国老年高血压患者收缩期高血压临床随机对照试验结果显示，随访4年后，降压治疗组比安慰剂对照组脑卒中的死亡率降低58%。

高血压的防治措施包括：限制盐的摄入量，减少膳食的脂肪含量，减轻体重，进行适当的体育锻炼，戒烟，戒酒，保持乐观的心态，提高抗应激能力，长期坚持口服降压药等。

2. 防治心脏病

心房颤动、瓣膜性心脏病、冠心病、充血性心力衰竭、扩张型心肌病以及先天性心脏病等均为脑卒中的高危因素，其中以心房颤动最为重要。

心脏病常引起栓塞性脑卒中，预防措施主要是应用抗凝药和抗血小板药。此外，对于冠心病、心力衰竭等，还要积极治疗原发病；对于瓣膜性心脏病、先天性心脏病等，可进行外科手术治疗。

3. 防治糖尿病

糖尿病患者中，动脉粥样硬化、肥胖、高血压以及血脂异常等的发生率均高于相应的非糖尿病人群。高血糖是缺血性脑卒中发病的独立危险因素，糖尿病患者发生脑卒中的危险性约是普通人的4倍，脑卒中的病情轻重和预后与糖尿病患者的血糖水平以及病情控制情况有关。

建议糖尿病患者保持空腹血糖低于7.0mmol/L。此外，糖尿病患者应当合理饮食、进行适当的体育锻炼和应用药物治疗。

4. 防治血脂异常

高胆固醇血症、高密度脂蛋白降低、低密度脂蛋白增高及高甘油三酯血症是动脉粥样硬化的危险因素。

防治血脂异常应强调以控制饮食及体育锻炼为主，辅以药物治疗，如他汀类药物。合并高血压、糖尿病、吸烟等其他高危因素者，应改变不健康的生活方式，并定期复查血脂。

5. 戒烟

烟草中含有的尼古丁可以使血管痉挛、血压升高及加速动脉粥样硬化等。

吸烟是脑卒中的独立危险因素，提倡戒烟。

6. 限酒

酒精可能通过多种机制，包括升高血压、使血液处于高凝状态、引发心律失常和降低脑血管血流量等导致脑卒中。长期大量饮酒和急性酒精中毒是脑梗死的危险因素。酒精的摄入量和出血性卒中存在直接的剂量相关性联系。

加强科学宣传教育，积极劝导有饮酒习惯的人适度饮酒，可以减少脑卒中的发生。

7. 控制体重

目前认为男性腰围大于臀围和女性体重指数增高是脑卒中的独立危险因素，这与肥胖容易导致高血压、高血脂和糖尿病有关。

成人体重指数应控制在 $28kg/m^2$ 以下或腰围/臀围<1，波动范围<10%。

8. 防治颈动脉狭窄

颈动脉狭窄是缺血性脑血管病的重要危险因素，多由动脉粥样硬化引起。对无症状性颈动脉狭窄患者首选抗血小板药物或他汀类药物治疗。

对于重度颈动脉狭窄的患者（狭窄率>70%），在有条件的地方可以考虑行颈动脉内膜切除术或血管内介入治疗。

9. 防治高同型半胱氨酸血症

高同型半胱氨酸与脑卒中发病具有相关性。应用叶酸、维生素 B_6 和维生素 B_{12} 联合治疗可以降低血浆半胱氨酸水平，但是能否减少脑卒中的发生目前还不清楚。

10. 降低纤维蛋白原水平

血浆纤维蛋白原浓度升高是动脉粥样硬化和血栓及栓塞性疾病的独立危险因素，与短暂性脑缺血发作和脑卒中也密切相关。血压升高与血浆纤维蛋白原水平增加同时存在时，患脑卒中的风险更大。血浆纤维蛋白原水平增加可进行降纤治疗。

11. 适度的体育锻炼和合理膳食

规律、适度的体育锻炼可以改善心脏功能、增加脑血流量、改善微循环，还可以通过对血压、血糖和体重的控制而起到预防脑卒中的作用。摄入过多脂肪、胆固醇以及食盐可以促进动脉粥样硬化的形成，食物的种类单调也是造成营养素摄入不合理的主要原因。

提倡饮食种类多样化，减少饱和脂肪（低于每日总热量的10%）和胆固醇（<300mg/d）的摄入量，每日钠盐摄入量少于6g。

（二）高危人群的预防和干预

高危人群的预防和干预包括一级预防中所有的措施。

在进行脑血管病预防的同时，还应该对公众加强宣传教育，针对不同的危险因素制订个体化的健康教育方案，使其充分了解脑卒中的发病危险因素，并认识到脑卒中对于个人、家庭及社会的危害，从而加强自我保健意识。同时帮助个人建立合理的生活方式，如戒烟、减少酒精的摄入量、合理膳食，以食用低脂肪和富含优质蛋白质、糖类、维生素和微量元素的食物为原则，适当增加体力活动，进行规律的体育锻炼。

对高危患者需定期体检，增加患者对药物治疗的依从性。

（三）脑卒中患者的健康指导和干预

脑卒中患者的健康指导和干预主要指脑卒中的二级预防，是指发生过一次或多次脑卒中的患者，通过寻找脑卒中事件发生的原因，针对所有可干预的危险因素进行治疗，达到降低脑卒中复发危险性的目的。

对已发生脑卒中的患者，选择必要的影像学检查或其他实验室检查以明确患者的脑卒中类型及相关危险因素。

可干预的危险因素包括吸烟、酗酒、肥胖、高血压、糖尿病、血脂异常、心脏病、高同型半胱氨酸血症等；不可干预的危险因素有年龄、性别、种族和遗传因素等。

1. 病因预防

对于可干预的危险因素要进行病因学预防，包括一级预防中所有的措施，如控制高血压、治疗心房颤动等。

2. 抗血小板聚集药物

对于大多数缺血性脑卒中后的患者，建议在医生的指导下使用抗血小板聚集药物，如阿司匹林、氯吡格雷等。

3. 脑卒中后认知障碍的干预

脑卒中后认知障碍及痴呆的发生率较高，血管性痴呆是仅次于阿尔茨海默病的最常见的痴呆类型。脑卒中后早期应用阿司匹林等进行干预，有助于防止痴呆的发生。已经发生持续性认知障碍甚至痴呆的患者可以应用改善脑功能的药物积极增加智力水平。

4. 脑卒中后抑郁的干预

脑卒中后抑郁的发生在发病后 3～6 个月达高峰，2 年内的发生率为 30％～60％。对已发生抑郁的患者应选择药物治疗，辅以心理治疗。

[实训1] ▶▶ 脑卒中高危人群的健康管理

▶▶【实训案例】

李某，男，57 岁，某公司高管。体型肥胖，有高血压病、高脂血症病史，平时工作压力较大，经常熬夜加班，有吸烟史 35 年，平均每天吸烟 20～30 支，偶尔饮酒，每次饮酒量不大，爱吃宵夜和油腻食物，平时很少锻炼身体，其父亲因脑梗死合并肺部感染死亡，近来患者反复出现一过性右侧肢体无力（短暂性脑缺血发作）。

【实训目标】

① 能识别脑卒中的高危因素。
② 能对该患者进行健康评估。
③ 学会对该患者进行健康干预和指导。

【工作流程】

1. 收集健康信息及建立健康档案

收集患者性别、年龄、血压、生活方式、饮食情况、家族史等相关指标信息和数据，有针对性地建议患者进行颈部血管彩色 B 超、头颅 CT 等影像学检查，监测血压，抽血化验血脂、血糖、同型半胱氨酸、肝肾功能、验尿常规等，建立健康档案。

2. 健康信息监测

通过收集健康信息，了解患者存在的脑卒中发病的可控的独立危险因素。

通过检查，发现患者血脂升高、血糖升高，颈部血管彩色超声检查提示颈动脉狭窄。

3. 进行数据分析及风险评估（健康评估）

分析收集到的健康数据，对患者的健康状况进行风险评估：该患者存在的危险因素分为不可干预危险因素和可干预危险因素。其中，不可干预危险因素为中年、男性、有脑卒中家族史；可干预危险因素为高血压病、血脂异常、高血糖、短暂性脑缺血发作、吸烟、肥胖、颈动脉狭窄。该患者存在多项脑卒中的危险因素。

4. 制订健康干预计划并实施方案（健康干预）

① 采取行动纠正不良的生活方式和习惯，建立合理的生活方式，如戒烟、作息规律、不熬夜、保持良好情绪、保证充足的睡眠和良好的精力。减少酒精的摄入量，合理膳食，以食用低脂肪和富含优质蛋白质、糖类、维生素和微量元素的食物为原则，适当增加体力活动，进行规律的体育锻炼。

② 控制可干预危险因素，如戒烟、减肥，在医生的指导下控制血压、调控血脂、降低血糖、治疗颈动脉狭窄、积极治疗短暂性脑缺血发作等。同时根据检验检查结果，制订进一步的健康干预方案。

③ 尽快到医院进一步完善检查，例如，头颅磁共振成像（MRI）＋磁共振血管成像（MRA）检查，积极治疗基础病。

④ 定期体检，定期专科门诊复诊。

5. 对健康改善的状态进行跟踪随访并进行健康指导

通过随访及体检，评估管理对象的身体状况，反馈指导干预措施的改进。

主要随访内容有：

① 测评患者对脑卒中危险因素的了解和掌握程度；
② 了解危险因素暴露量的变化，包括吸烟、饮酒、运动、心理状态等；
③ 进行体温、脉搏、呼吸、血压、身高、体重、腰围、血压、血脂、血糖、同型半胱氨酸等常规体格检查和检验；
④ 对高危人群，特别要控制好血压、血糖、血脂等，定期复查，可进行必要的影像学

检查;

⑤ 对脑卒中患者应了解其治疗和康复情况、目前症状及患者二级预防情况。

▶【案例总结】

该患者有脑卒中家族史，存在肥胖、吸烟、高血压等多项脑卒中的危险因素，近期反复出现短暂性脑缺血发作，检查发现颈部血管狭窄，对该患者的健康管理，重点首先是对其短暂性脑缺血发作进行系统诊治；其次，该患者饮食和生活方式不健康，以及各项危险因素对脑卒中的发生有很大的风险，因此，制订个体化的健康干预方案，积极进行脑卒中二级预防，目标为避免或推迟脑卒中的发生；最后是制订相应的健康教育与指导方案，并定期跟踪随访。

（谢丽英）

项目二　糖尿病的健康管理

PPT 课件

驱动目标

1. 掌握糖尿病的危险因素。
2. 能够对糖尿病患者及其高危人群进行风险评估及干预。
3. 熟悉糖尿病健康信息的收集、临床表现及健康指导。

必备知识

一、糖尿病概述

糖尿病是一组以高血糖为主要特征的临床综合征，典型表现是多食、多饮、多尿、体重下降的"三多一少"症状，但高达50%以上新确诊的糖尿病患者并无以上表现，其发病初期的隐匿性是其受忽视的重要原因之一。

实际上糖尿病已是当前威胁全球人类健康的最重要的慢性非传染性疾病之一。2019年国际糖尿病联盟（IDF）公布了第八版的全球糖尿病地图。结果显示，全球糖尿病成人患者（20～79岁）约4.63亿人；预计到2045年，糖尿病患者可能达到7.00亿人。

随着我国经济的快速发展，人民群众生活习惯及饮食结构的改变，糖尿病在我国的发病率也快速增长。1980年，中国人口中糖尿病发病率不到1%，到1994年及2001年开展的全国性调查中，糖尿病的发病率分别上升到2.5%和5.5%。2007～2008年中华医学会糖尿病分会在我国部分地区开展的糖尿病流行病学调查显示，在20岁以上的人群中，糖尿病患病率上升至9.7%，糖尿病前期的比例为15.5%，糖尿病患者中仅有40%获得诊断。而在2013年发表的报告中指出，18岁以上中国成人糖尿病患病率已高达11.6%，其中男性患病率为12.1%，女性患病率为11%，糖尿病前期的发病率更达到50.1%。以此估算目前中国成人糖尿病患病人数已超过1亿人，其中只有不到30%获得确诊及治疗，虽然诊治率低，但目前我国城市糖尿病患者的治疗费用已达到了我国医疗总费用的3.6%。

糖尿病的暴发造成了非常严重的后果。根据世界卫生组织（WHO）公布的数字，2017年全球约有3.47亿人患有糖尿病，有150万人直接死于糖尿病。目前流行率仍呈上升趋势，在低收入和中等收入国家中增幅最为显著。据世界卫生组织（WHO）预测，到2030年，糖尿病将成为第七项主要死亡原因，因为高血糖会增加心血管和肾脏疾病以及结核病的风险。如何有效预防、诊断及治疗糖尿病已成为全球最为关注的公共卫生问题之一。

糖尿病的危害性并不仅限于血糖本身，真正影响糖尿病患者生存寿命及生存质量的是糖尿病相关并发症。常见的急性并发症包括糖尿病酮症酸中毒、乳酸性酸中毒、高血糖高渗透压综合征及低血糖症等，慢性并发症包括糖尿病肾病、糖尿病视网膜病变、糖尿病神经病变及糖尿病足等。糖尿病并发症危害巨大，延续时间长，治疗代价高昂，因此预防及诊治糖尿病并发症是糖尿病健康管理中极其重要的组成部分。

（一）糖尿病的诊断标准

目前糖尿病的诊断仍沿用1999年WHO的诊断标准：①有糖尿病的症状（典型者表现为"三多一少"，即多饮、多尿、多食和体重减轻），任何时间的静脉血浆葡萄糖≥11.1mmol/L；②空腹静脉血浆葡萄糖≥7.0mmol/L；③糖耐量试验（OGTT，口服75g无水葡萄糖）的2h静脉血浆葡萄糖≥11.1mmol/L。

以上3项中，只要有1项达标即可诊断为糖尿病。

近年来，部分国家将糖化血红蛋白（HbA1c）作为筛查糖尿病高危人群和诊断糖尿病的一种方法。与OGTT相比，HbA1c简便易行、结果稳定、变异性小，且不受进食时间及短期生活方式改变的影响，患者依从性好。2010年美国糖尿病协会指南将HbA1c≥6.5%作为糖尿病诊断标准，2011年WHO也建议在条件具备的国家和地区采用这一标准诊断，我国指南建议可将此指标作为诊断糖尿病的参考之一。

此外，糖尿病前期的诊断、治疗与干预越来越受到重视，一般空腹静脉血浆葡萄糖≥6.1mol/L属于空腹血糖受损，糖负荷2h静脉血浆葡萄糖≥7.8mmol/L属于糖耐量异常，两者统称糖调节受损，为糖尿病前期状态。2016年《美国糖尿病学会（ADA）指南》提出，空腹血糖≥5.6mol/L即属于空腹血糖受损，提示糖尿病前期的诊断及干预要求越来越严格。

（二）糖尿病的分类

根据病因学证据可以将糖尿病分为4大类，即1型糖尿病、2型糖尿病、妊娠糖尿病和特殊类型糖尿病。

1型糖尿病的病理基础是胰岛β细胞受到破坏、胰岛素分泌功能绝对缺乏，包括免疫介导性及特发性两种，其一般表现如年轻发病、胰岛素依赖、自发的酮症倾向等为人所熟知，但其中也包括了症状与前述不同的成人晚发自身免疫性糖尿病（LADA），因此并不能单纯以发病年龄作为鉴别其分型的依据。

2型糖尿病是最常见的糖尿病类型，占所有糖尿病患者总数的90%以上，其病因主要是胰岛素抵抗。该型患者本身存在一定的胰岛素分泌功能，但由于各种因素导致胰岛素并不能正常发挥降糖作用而发病，往往伴有肥胖、脂代谢紊乱、高血压等胰岛素抵抗背景。

妊娠糖尿病是指首次在妊娠期间发现的糖尿病或糖耐量受损，由于其对胎儿和母体均会造成不良影响，该型糖尿病日益受到关注，妊娠糖尿病的筛查已纳入围生期检查的必备项目。

特殊类型糖尿病的发病与遗传、其他疾病、药物使用、感染等因素相关，如胰岛 β 细胞遗传缺陷导致的线粒体糖尿病或青少年发病的成年型糖尿病（MODY），长期使用糖皮质激素导致的类固醇糖尿病、胰腺炎或皮质醇增多症等疾病继发的糖尿病等，需要结合患者的具体情况进行分析以明确分型。

二、糖尿病健康信息收集

为建立详尽的个人健康信息档案，至少需要收集以下主要内容：

（1）个人基本资料　如年龄、性别、身高、体重、体重指数［BMI：体重（kg）/身高^2（m^2）］、腰围、臀围、腰臀比、从事职业、饮食特点、不良嗜好、运动情况、作息习惯等。

（2）既往病史　既往疾病或现患疾病、使用药物情况，特别是是否存在高血压、血脂异常、脂肪肝、高尿酸血症等胰岛素抵抗背景，或自身免疫性甲状腺疾病、系统性红斑狼疮、强直性脊柱炎、类风湿性关节炎等自身免疫性疾病背景；女性患者着重关注是否存在多产多育史、巨大胎儿史及妊娠糖尿病病史。

（3）家族史　特别是一级亲属的病史及三代内亲属的糖尿病病史，必要时绘制家系图谱。

（4）实验室及器械检查结果　包括基础情况、糖尿病评估及并发症筛查等内容，如OGTT＋胰岛素/C肽释放试验；肝肾功能、血尿酸、血脂谱、糖化血红蛋白、糖尿病自身抗体、眼底检查、尿微量白蛋白/肌酐（ACR）、心电图、颈动脉彩超、心脏彩超、下肢血管彩超等。

三、糖尿病健康信息监测

（一）危险因素

1. 1型糖尿病的危险因素

（1）自身免疫标志物　自身免疫反应贯穿于1型糖尿病整个发病过程，从潜伏期至发病初期均可检出至少1种胰岛自身抗体。而随着病情的加重，胰岛 β 细胞功能丧失，可能只有部分患者抗体呈阳性。可以预报1型糖尿病的自身免疫标志物包括：胰岛素自身抗体（IAA）、胰岛细胞抗体（ICA）、谷氨酸脱羧酶抗体（GADA）及蛋白酪氨酸磷酸酶抗体（IA-2A）。其他自身免疫性疾病背景，如毒性弥漫性甲状腺肿、慢性淋巴细胞性甲状腺炎等，与1型糖尿病的发病也有一定的相关性。

（2）家族史　大部分新发现的1型糖尿病患者其实与已知的1型糖尿病患者没有密切的血缘关系，其家族聚集性没有2型糖尿病强，但患者同胞或子代的患病率可以达到5%～10%，是一般人群的10～20倍。

（3）年龄　1型糖尿病可发生于任何年龄，但一般认为儿童是好发及高发人群，而且儿童发病快，胰岛 β 细胞功能丧失较明显，症状也更为典型。

（4）病毒感染　大约80%的1型糖尿病患儿发病前有明确的病毒感染史，包括呼吸道病毒和肠道病毒，如风疹病毒、麻疹病毒、腮腺炎病毒、EB病毒、柯萨奇病毒等。病毒感染可以通过直接的溶细胞作用、交叉免疫，以及促进人类白细胞抗原（HLA）的高表达、提高T淋巴细胞的活性等途径，加重已有的潜在或轻度的自身免疫倾向，破坏胰岛 β 细胞，从而诱发 1 型糖尿病。

（5）营养因素　有研究认为 1 型糖尿病的发病与婴儿母乳喂养缺乏或不足、代之以牛乳喂养有关。由于母乳含有丰富的生长因子、细胞因子、抗体等，而牛乳中的某些蛋白质成分可以通过婴幼儿尚未发育成熟的肠黏膜屏障诱发免疫反应，因此以牛乳替代母乳喂养有可能增加 1 型糖尿病发病的风险。

（6）气候因素　寒冷使儿童病毒感染的机会显著增加，同时还能使体内抗胰岛素激素分泌增加，增加胰岛 β 细胞的负担，加速胰岛 β 细胞在免疫破坏阶段的失代偿。

2. 2 型糖尿病的危险因素

（1）年龄　2 型糖尿病的患病率随年龄增加而增加，发病具有明显的年龄依赖性，这有可能与胰岛 β 细胞随年龄增长逐渐凋亡、胰岛素分泌功能下降有关。根据我国目前资料，糖尿病发病的高危年龄为≥40 岁。随着社会发展带来的人口老龄化，老年糖尿病人群占的比例将越来越大。而生活方式的西方化、现代化使 2 型糖尿病的发病有年轻化趋势，年轻人群的糖尿病患病率增长迅猛，不容忽视。

（2）家族史　2 型糖尿病具有明显的家族聚集性，在我国，家族史阳性的糖尿病患者人数占糖尿病患者总数的 17%，一级亲属中有糖尿病的人群发生糖尿病的风险是阴性者的 3～6 倍。在家系遗传中，母系遗传略高于父系遗传。

（3）肥胖　糖尿病的患病率随着肥胖程度的增加而增加，两者呈明显的正相关。我国的流行病学资料显示，超重或肥胖人群的糖尿病发病风险是体重正常或消瘦人群的 4.4 倍，糖尿病人群中有 1/2 以上的患者超重（BMI≥25kg/m^2）。根据 WHO 资料，糖尿病发病的体重高危因素为超重（BMI≥25kg/m^2）、肥胖（BMI≥30kg/m^2）及向心性肥胖（腰围：男性≥94cm，女性≥80cm）。

（4）代谢异常因素　高血压人群的 2 型糖尿病发病率远远高于普通人群，血脂异常人群的糖尿病发病率高达 18%。高血压、血脂异常、高尿酸血症等代谢紊乱与 2 型糖尿病的发病关系密切。

（5）遗传因素　一级亲属的 2 型糖尿病史、巨大胎儿生产史、妊娠糖尿病病史、低出生体重等与糖尿病的发病密切相关。

（6）不良生活方式　吸烟与饮酒对糖尿病的发病有一定促进作用，特别是吸烟，与糖尿病的发病有独立的相关关系。静坐久卧、缺乏锻炼的生活习惯也与糖尿病的发病相关。

（7）合并其他基础疾病　如动脉粥样硬化性心脑血管病患者、一过性类固醇糖尿病患者、多囊卵巢综合征患者、长期接受抗精神病及抗抑郁治疗的患者等。

3. 糖尿病风险评分

2 型糖尿病的风险评估采用糖尿病风险评分表（见表 2-1），通过年龄、血压、腰围、体重指数等简单危险因素进行评分，以预测 2 型糖尿病的发生风险，若总分≥25 分，应建议进一步行糖耐量检查以明确诊断。

（二）临床表现

典型的糖尿病症状为多食、多饮、多尿及体重下降，也就是日常提到的"三多一少"，但实际上初诊的 2 型糖尿病患者 50% 以上并无以上表现，因此并不能以"三多一少"

表 2-1 2 型糖尿病风险评分表

评分指标	分值/分	评分指标	分值/分	评分指标	分值/分
年龄/岁		腰围/cm		收缩压/mmHg	
20～24	0	男性<75.0,女性<70.0	0	<110	0
25～34	4	男性 75.0～79.9	3	110～119	1
35～39	8	女性 70.0～74.9	3	120～129	3
40～44	11	男性 80.0～84.9	5	130～139	6
45～49	12	女性 75.0～79.9	5	140～149	7
50～54	13	男性 85.0～89.9	7	150～159	8
55～59	15	女性 80.0～84.9	7	≥160	10
60～64	16	男性 90.0～94.9	8	糖尿病家族史(父母、同胞、子女)	
65～74	18	女性 85.0～89.9	8	无	0
体重指数/(kg/m^2)		男性≥95.0,女性≥90.0	10	有	6
<22.0	0			性别	
22.0～23.9	1			女性	
24.0～29.9	3			男性	2
≥30.0	5				

症状作为筛查糖尿病的指征。

1 型糖尿病患者多为酮症急性起病,主要表现为头晕或神志异常、呕吐、呼气有烂苹果味(丙酮气味),也有以腹痛为主要表现的酮症患者,临床上易于与急腹症混淆。

糖尿病的各种急慢性并发症临床表现不一,分述如下:

1. 糖尿病酮症

糖尿病酮症的主要表现有多尿、烦渴多饮和乏力症状加重。失代偿阶段出现食欲减退、恶心、呕吐,常伴头痛、烦躁、嗜睡等症状,呼吸深快,呼气有烂苹果味(丙酮气味);病情进一步发展,出现严重失水现象如尿量减少、皮肤黏膜干燥、眼球下陷、脉搏快而弱,血压下降,四肢厥冷;到晚期,各种反射迟钝甚至消失,终至昏迷。

2. 高血糖高渗综合征

高血糖高渗综合征的主要表现比较隐匿,典型表现包括严重失水和神经系统两组症状体征,类似于糖尿病酮症表现。

3. 低血糖症

临床表现与血糖水平以及血糖的下降速度有关,可表现为交感神经兴奋(如心悸、焦虑、出汗、饥饿感等)和中枢神经系统症状(如神志改变、认知障碍、抽搐和昏迷)。但老年患者发生低血糖时常可表现为行为异常或其他非典型症状。

夜间低血糖常因难以发现而得不到及时处理。有些患者反复发生低血糖后,可表现为认知功能下降的低血糖脑病或无先兆症状的低血糖昏迷。

4. 糖尿病肾病

早期糖尿病肾病的特征是尿中白蛋白轻度增加（微量白蛋白尿），逐步进展至大量白蛋白尿和血清肌酐水平上升，最终发生肾衰竭，需要透析或肾移植。

糖尿病肾病的临床表现随疾病的发生发展而不同，初期可无任何表现，尿蛋白排泄量增加后可出现泡沫尿、疲倦乏力、下肢浮肿等症状，终末期则出现恶心呕吐、皮肤瘙痒、少尿或无尿等尿毒症表现。

5. 糖尿病视网膜病变

糖尿病视网膜病变是糖尿病高度特异性的微血管并发症，是成人新发失明的最主要原因，整体上可分为非增殖期及增殖期两大阶段。非增殖期糖尿病视网膜病变和黄斑水肿的患者可能并无明显临床症状，发展至终末期者可出现眼前红视或视力突然丧失。

由于 2 型糖尿病患者也是白内障、青光眼等其他眼部疾病的早发高危人群，因此出现视力下降、眼胀并头部胀痛等表现时需及时就医检查。

6. 糖尿病神经病变

糖尿病神经病变是影响糖尿病患者生存质量的最主要的并发症之一，周围神经、中枢神经均可受累。远端对称性多发性神经病变是最常见的糖尿病周围神经病变类型，主要表现是肢体远端出现对称性疼痛、麻木、感觉异常（针刺感、刀割感、蚁咬感、烧灼感等），严重者往往感觉重度减退直至完全缺失。

心血管自主神经病变表现为体位性低血压、晕厥、冠状动脉舒缩功能异常、无痛性心肌梗死、心脏骤停或猝死。消化系统自主神经病变表现为吞咽困难、呃逆、上腹饱胀、胃部不适、便秘、腹泻及排便障碍等。泌尿生殖系统自主神经病变往往出现排尿障碍、尿潴留、尿失禁、尿路感染、性欲减退、勃起功能障碍、月经紊乱等。

其他自主神经病变如体温调节和出汗异常，表现为出汗减少或不出汗，从而导致手足干燥开裂，容易继发感染；由于毛细血管缺乏自身张力，致静脉扩张，易在局部形成"微血管瘤"而继发感染；对低血糖反应不能正常感知等。

7. 糖尿病下肢血管病变

糖尿病下肢血管病变患者与非糖尿病患者相比，通常累及股深动脉及胫前动脉等中小动脉，初期可无明显症状，随下肢动脉硬化病变加重，逐渐出现不同程度的间歇性跛行、下肢疼痛（静息痛、夜间痛、下垂痛）、足背动脉搏动减弱或消失、下肢皮肤瘀暗、皮肤温度降低、肢端毛发稀疏、甲床增厚等表现，进而出现缺血性溃疡或坏疽。

8. 糖尿病足

糖尿病足的基本发病因素是神经病变、血管病变和感染，因此其临床表现与以上神经病变及血管病变类似。神经病变可有多种表现，但与糖尿病足的发生有关的最重要的神经病变是感觉减退或缺失的末梢神经病。由于感觉缺失，糖尿病患者的足部失去了自我保护作用，容易受到损伤。糖尿病自主神经病变所造成的皮肤干燥、皲裂和局部的动静脉短路可以促使或加重糖尿病足的发生发展。

周围动脉病变是造成糖尿病足的另外一个重要因素，有严重周围动脉病变的患者可出现间歇性跛行的典型症状，但大多数合并严重周围动脉病变的患者可无此症状而直接发生足溃疡，或在缺失感觉的足受到损伤以后，缺血性病变加重了足病变。

四、糖尿病健康风险评估

（一）糖尿病高危人群的风险评估

1. 成年人（＞18岁）

具有下列任何一个及一个以上的糖尿病危险因素者为糖尿病高危人群：
① 年龄≥40岁；
② 有糖调节受损史；
③ 超重（BMI≥24kg/m²）或肥胖（BMI≥28kg/m²）和（或）向心性肥胖（男性腰围≥90cm，女性腰围≥85cm）；
④ 静坐生活方式；
⑤ 一级亲属中有2型糖尿病家族史；
⑥ 有巨大儿（出生体重≥4kg）生产史或妊娠糖尿病史的妇女；
⑦ 高血压[收缩压≥140mmHg和（或）舒张压≥90mmHg]，或正在接受降压治疗；
⑧ 血脂异常[高密度脂蛋白胆固醇（HDL-C）≤1.0mmol/L、三酰甘油（俗称甘油三酯）≥2.3mmol/L]，或正在接受调脂治疗；
⑨ 动脉粥样硬化性心脑血管疾病患者；
⑩ 有一过性类固醇糖尿病病史者；
⑪ 多囊卵巢综合征（PCOS）患者；
⑫ 长期接受抗精神病药物和（或）抗抑郁药物治疗的患者。

在上述各项中，糖调节异常是最重要的2型糖尿病高危人群，每年有1.5%~10.0%的糖耐量减低患者进展为2型糖尿病。

2. 儿童和青少年（≤18岁）

超重（BMI＞相应年龄、性别的第85百分位）或肥胖（BMI＞相应年龄、性别的第95百分位），且合并下列任何一个危险因素者为糖尿病高危人群：
① 一级或二级亲属中有2型糖尿病家族史；
② 存在与胰岛素抵抗相关的临床状态（如黑棘皮病、高血压、血脂异常、PCOS）；
③ 母亲怀孕时有糖尿病史或被诊断为妊娠糖尿病。

对于成人的糖尿病高危人群，不论年龄大小，建议宜及早开始进行糖尿病筛查，对于除年龄外无其他糖尿病危险因素的人群，宜在年龄≥40岁时开始筛查；对于儿童和青少年的糖尿病高危人群，宜从10岁开始，但青春期提前的个体则推荐从青春期开始。

首次筛查结果正常者，宜每3年至少重复筛查一次。

空腹血糖检查是简单易行的糖尿病筛查方法，宜作为常规的筛查方法，但有漏诊的可能性。条件允许时，应尽可能行OGTT（空腹血糖和糖负荷后2h血糖）。

糖化血红蛋白（HbA1c）不需要空腹抽血，检测简单方便，2015年版ADA及美国临床内分泌医师协会（AACE）指南均提出糖化血红蛋白≥6.5%可作为诊断糖尿病的标准，我国部分专家提出中国人筛查 2 型糖尿病的糖化血红蛋白切点可以定为 6.3%。2016 年 ADA 指南进一步把糖化血红蛋白作为糖尿病前期的筛查指标，把 HbA1c 5.7%～6.4%作为糖尿病前期的诊断标准。

不过根据中国糖尿病防治指南的意见，由于我国监测 HbA1c 方法的标准化程度不够、不同地区经济发展情况不同，"暂不推荐将 HbA1c 检测作为常规的筛查方法"，但此方法在临床应用中仍有较为突出的实用价值。

（二）糖尿病患者的健康风险评估

1. 糖尿病的健康风险评估

评估包括血常规（贫血可影响 HbA1c 的结果的判定）、生化检查（尿酸、肝肾功能、血脂谱等）、糖化血红蛋白（反映既往 3 个月的血糖平均情况，是评价长期血糖控制的金指标，也是指导临床调整治疗方案的重要依据）、自我血糖监测（SMBG）、连续动态血糖监测（CGMS）、胰岛素分泌功能检查（未使用外源性胰岛素治疗者可检测胰岛素释放试验，已使用胰岛素治疗者选用 C 肽释放试验）。

2. 糖尿病并发症的风险评估

（1）糖尿病肾病　每年筛查尿常规（排查是否合并尿路感染或存在显性蛋白尿）、血肌酐［用于估算肾小球滤过率（GFR）和评价慢性肾脏病的分期情况］、尿蛋白检测［常用的检查方法有 24h 尿蛋白定量、尿微量白蛋白排泄率（AER）、尿微量白蛋白/肌酐（ACR）等］。

其中 ACR 为最重要、最简便的检测方式，患者只需提供单次晨尿或随机尿即可，如结果异常（男≥2.5mg/mmol，女≥3.5mg/mmol），则应在 3 个月内重复检测以明确诊断。如 3 次 ACR 中有 2 次升高，排除感染等其他因素时，可诊断为微量白蛋白尿。

（2）糖尿病视网膜病变　无糖尿病视网膜病变患者推荐 1～2 年行 1 次检查；轻度病变患者每年 1 次；重度病变患者每 3～6 个月 1 次。

眼科专科检测：视力、眼压、房角、眼底（散瞳后检眼镜观察：微血管瘤、视网膜内出血、硬性渗出、棉绒斑、视网膜内微血管异常、静脉串珠、新生血管、玻璃体积血、视网膜前出血、纤维增生等）。

（3）糖尿病周围神经病变　包括专科检查及器械检查。专科检查及评估包括踝反射、针刺痛觉、振动觉、压力觉、温度觉、临床症状评分等。器械检查包括角膜共焦显微镜（CCM）、肌电图神经传导速度、神经阈值检查（VPT）等。

（4）糖尿病自主神经病变　心血管系统的检查项目包括心率变异性、Valsalva 试验、握拳试验（持续握拳 3min 后测血压）、体位性血压变化测定、24h 动态血压监测等。消化系统的检查项目包括胃电图、食管测压、胃排空的闪烁图扫描（测定固体和液体食物排空的时间）及直肠局部末梢神经病变的电生理检查。泌尿生殖系统往往使用 B 超检测膀胱容量及残余尿量评估糖尿病神经源性膀胱。

（5）糖尿病下肢血管病变（LEAD）　推荐使用患者静息平卧的血压踝肱比（ABI）作为诊断及观察指标：

① 如果患者静息 ABI<0.90，无论有无下肢不适的症状，应该诊断为 LEAD；

② 运动时出现下肢不适且静息 ABI≥0.90 的患者，如踏车平板试验后 ABI 下降 15%～20%，应该诊断为 LEAD；

③ 如果患者静息 ABI＜0.40 或踝动脉压＜50mmHg 或趾动脉压＜30mmHg，应该诊断为严重肢体缺血。

必要时可行经皮氧分压、血管彩超等检查；如病情严重、需要介入手术等血运重建治疗者，应进一步行影像学检查［数字减影血管造影（DSA）；磁共振血管成像（MRA）；CT 血管成像（CTA）］。

（6）糖尿病足　由于糖尿病足的发病与糖尿病周围血管病变及糖尿病下肢血管病变相关，故其筛查及评估内容与上述一致。此外还应包括足部皮肤情况的评估（肤色、肤温、干燥皲裂、糜烂、皮损、胼胝等）、骨或关节畸形评估（鹰爪趾、榔头趾、骨性突起、关节活动障碍等），有伤口者应行患肢 X 射线检查（排查骨髓炎）及伤口分泌物培养＋药敏检查。

五、糖尿病的预防和干预

在糖尿病患者开始干预治疗前应向其明确一些基础的概念性问题。

第一，糖尿病是终身性疾病，以目前的科技手段暂时还没有可以有效治愈糖尿病的方法，但糖尿病是可控可防的，只要坚持科学有效的防治方法，糖尿病患者一样可以有幸福美满的生活。

第二，治疗"糖尿病"并不是治疗"高血糖"，真正影响患者生存寿命及生存质量的往往是糖尿病的各种并发症或伴发疾病，高血糖是诱发或导致这些急、慢性并发症的重要因素。因此除了有效控制血糖，还应该积极筛查、预防及治疗糖尿病的并发症和伴发疾病。

第三，糖尿病的治疗是综合性的，必须包括科学饮食、合理运动、血糖监测、自我管理及药物治疗五大要素，缺一不可，以上五个方面往往被称为糖尿病防治的"五驾马车"。近年来，糖尿病防治的心理干预越来越受到重视，也被称为糖尿病治疗的"第六驾马车"。

如何使患者重视糖尿病的危害性、树立治疗的信心、减少治疗过程的心理负担、坚持治疗等等成为了医生、护士及糖尿病管理人员的重要职责之一。

（一）糖尿病前期的预防和干预

大量临床研究证实，糖尿病前期患者接受适当的生活方式干预可以有效延迟或预防 2 型糖尿病的发生，我国的大庆研究是其中最早、最重要的研究之一。在大庆研究中，生活方式干预组推荐患者增加蔬菜的摄入量、减少酒精和单糖的摄入量，鼓励超重或肥胖患者（BMI≥24kg/m²）减轻体重、增加日常活动量、每天进行至少 20min 的中等强度活动；生活方式干预 6 年，可使以后 14 年的 2 型糖尿病累计发生风险下降 43%。因此，我们建议糖尿病前期患者应通过控制饮食和运动以降低糖尿病的发生风险，并定期随访，给予社会心理支持，以确保患者能够长期坚持良好的生活方式；注意定期检查血糖；同时密切关注其他心血管疾病危险因素（如吸烟、高血压、血脂紊乱等），并给予适当的干预措施。

我国糖尿病防治指南提出对糖尿病前期干预的具体目标是：①使超重或肥胖者 BMI 达到或接近 24kg/m²，或体重至少减少 5%～10%；②每日饮食总热量至少减少 400～500kcal

(1kcal=4.184kJ)；③饱和脂肪酸的摄入量占总脂肪酸摄入量的30%以下；④中等强度体力活动，至少保持在150min/周。

（二）糖尿病的膳食指导、饮食干预

糖尿病患者的饮食管理不是"节食"甚至"禁食"，科学的饮食控制贯穿于糖尿病整个治疗过程中。

1. 推荐营养摄入量

（1）糖类（碳水化合物） 膳食中糖类所提供的能量应占总能量的50%~60%。"如果不吃主食，血糖就不会升高"是很多人的误解，其实蛋白质和脂肪一样会引起血糖升高，糖类仍然应是糖尿病患者每日热量供给的主力军。对糖类的计量、评估是血糖控制的关键环节。

（2）脂肪 膳食中由脂肪提供的能量不超过饮食总能量的30%，其中以动物油脂为主的饱和脂肪酸的摄入量不应超过饮食总能量的7%。尽量减少人造奶油、植脂末等反式脂肪酸的摄入。花生油、玉米油、葵花籽油、豆油等植物油的多不饱和脂肪酸含量较高，相对来说更为健康。

（3）蛋白质 对于肾功能正常的糖尿病患者，推荐蛋白质的摄入量占每日供能的10%~15%，保证优质蛋白质（动物蛋白质）的摄入量超过50%。有显性蛋白尿的患者的蛋白质的摄入量宜限制在每日每千克体重0.8g。如果已经有肾功能异常（肾小球滤过率下降）者，就应实施低蛋白饮食，推荐蛋白质的摄入量为每日每千克体重0.6g，为防止发生蛋白质营养不良，可补充复方α-酮酸制剂。

（4）矿物质、维生素 一般来说，糖尿病患者特别是口服二甲双胍的患者，容易缺乏B族维生素、维生素C、维生素D，以及铬、锌、硒、镁、铁、锰等多种微量元素，可根据营养评估结果适量补充。临床资料显示，不建议长期大量补充维生素E、维生素C及胡萝卜素等具有抗氧化作用的制剂，因为其长期安全性仍有待验证。

（5）膳食纤维 因为膳食纤维能延缓对食物中糖的吸收，保持大便通畅并减少饥饿感，所以摄入高纤维食物对健康有益。推荐糖尿病患者每日膳食纤维的摄入量为14g/（1000kcal）。豆类、富含纤维的谷物类（每份食物≥5g纤维）、水果、蔬菜和全麦食物都是膳食纤维的良好来源。

（6）盐和其他营养素 饮食宜以清淡为主，建议我国居民每日食盐的摄入量限制在6g以内。合并高血压患者更应严格限制食盐的摄入量，同时应限制摄入含盐量高的食物，如味精、酱油、盐浸等加工食品、调味酱等。

此外，对于糖尿病患者不推荐饮酒；若实在需要，女性一天内饮酒的酒精含量不超过15g，男性不超过25g（15g酒精相当于450ml啤酒、150ml葡萄酒或50ml低度白酒），每周不超过2次。吸烟与糖尿病的各种并发症及肿瘤的发生均密切相关，因此建议患者坚决戒烟。

2. 糖尿病患者的膳食指导处方的制订

（1）计算每日营养需要量 应根据患者的身高、体重、生活方式、劳动强度制订每日进食的总热量（理想体重×每日每千克理想体重所需热量），见表2-2。

表 2-2 不同劳动强度所需热量表

劳动强度	每日每千克理想体重所需热量/kcal		
	消瘦	正常	肥胖
卧床	20～25	15～20	15
轻体力（文员、教师、退休人员等）	35	30	20～25
中体力（学生、司机等）	40	35	30
重体力（农民、建筑工等）	45	40	35

注：理想体重（kg）＝实际身高（cm）－105。若目前体重超出20%以上，为肥胖；超出10%以上，为超重；低于10%以上，为偏瘦；低于20%以上，为消瘦。

（2）计算每日食品交换份份数　糖尿病患者在实际操作中往往难以自行精确计算每种营养素的配比，因此临床常用的饮食方案制订方式是"食品交换份"法：营养师将含有90kcal热量的食物定义为"一个单位"，只要计算出患者每天需要摄入的总热量，再除以90kcal，就可以简单地换算出每天需要几个热量单位的食物，再根据各种营养素占全天热量的比例（蛋白质15%～20%，脂肪25%～35%，糖类50%～60%）进行选择，就可以方便地得出糖尿病患者的每日食谱，见表2-3。

表 2-3 常见食物的标准份

主食类（90kcal）			
品种	质量/g	品种	质量/g
大米、小米、糯米、薏米	25	通心粉	25
高粱、玉米	25	绿豆、红豆、芸豆、干豌豆	25
面粉、米粉、玉米面	25	干粉条、干莲子	25
混合面	25	油条、油饼、苏打饼干	25
燕麦片、莜麦面	25	烧饼、烙饼、馒头、窝头	35
荞麦面、苦荞面	25	咸面包	37.5
各种挂面	25	马铃薯	125
龙须面	25	湿粉皮	150
生面条、魔芋面条	35	鲜玉米（带芯）	200
蔬菜类（90kcal）			
品种	质量/g	品种	质量/g
大白菜、圆白菜、菠菜	500	韭菜、茴香	500
芹菜、芥蓝、莴笋、西葫芦	500	西红柿、冬瓜、苦瓜	500
黄瓜、茄子	500	苋菜、龙须菜	500
绿豆芽、鲜菇、水浸海带	500	白萝卜、青椒、茭白、冬笋	400
南瓜、菜花、丝瓜	350	鲜豆角、扁豆	250
胡萝卜、洋葱、蒜苗	200	山药、荸荠、藕	150
慈姑、百合、芋头	100	毛豆、鲜豌豆	70

续表

肉蛋类(90kcal)			
品种	质量/g	品种	质量/g
熟火腿、香肠	20	肥、瘦猪肉	25
熟叉烧(无糖)、午餐肉	35	酱牛肉、酱鸭、肉肠	35
熟猪肉、牛肉、羊肉	50	排骨	50
鸡肉、鸭肉、鹅肉	50	兔肉	100
蟹肉、水发鱿鱼、比目鱼	100	鸡蛋粉	15
鸡蛋、鸭蛋、鹌鹑蛋、皮蛋	60	鸡蛋清	150
带鱼、黄鱼、鲫鱼	80	草鱼、鲢鱼、甲鱼	80
对虾、青虾、鲜贝	80	水发海参	350

大豆类(90kcal)			
品种	质量/g	品种	质量/g
腐竹	20	大豆(黄豆)	25
大豆粉	25	豆腐丝、豆腐干、油豆腐	50
北豆腐(老豆腐)	100	南豆腐(嫩豆腐)	150
豆浆(1份豆加8份水磨浆)	400		

水果类(90kcal)			
品种	质量/g	品种	质量/g
柿子、荔枝	125	香蕉	150
梨、桃、苹果	200	橘子、橙子、柚子	200
猕猴桃、樱桃	200	鲜枣	100
李子、葡萄、菠萝	200	草莓、阳桃	300
西瓜	750	柠檬、杏	250

奶类(90kcal)			
品种	质量/g	品种	质量/g
奶粉	20	脱脂奶粉	25
奶酪	25	牛奶	160
羊奶	160	无糖酸奶	130

油脂坚果类(90kcal)			
品种	质量/g	品种	质量/g
花生油、豆油	9	玉米油、菜籽油、香油	10
核桃	12.5	杏仁、花生米	15
猪油、牛油、羊油、黄油	10	葵花籽(带壳)	25
西瓜籽(带壳)	40		

(3) 根据膳食原则及交换份选择食物　根据食品交换份表选择食物，按早、午、晚热量各占全天 1/5、2/5、2/5 分配三餐，确定食谱。需注意的是，同类食物可以互换，不同类食物不能互换，尽量做到定时、定量，除主餐之外的零食、点心、水果等都要计算在每日总热量之内。

(三) 糖尿病的运动干预

规律运动可以增加胰岛素的敏感性，有助于控制血糖、减少心血管危险因素、减轻体重、提升幸福感。流行病学研究结果显示：规律运动 8 周以上可使 2 型糖尿病患者 HbA1c 降低 0.66%；坚持规律运动 12～14 年的糖尿病患者的病死率显著降低。

我国的糖尿病防治指南建议，成年糖尿病患者每周至少做 150min（如每周运动 5 天，每次 30min）中等强度的有氧运动。中等强度的体育锻炼指的是达到 50%～70% 最大心率（最大运动强度心率=200－年龄），运动时有点用力，心率和呼吸加快但不急促。

常见的体育运动包括快走，打太极拳，骑车，打乒乓球、羽毛球和高尔夫球等；而较强的体育运动为跳舞、做有氧健身操、慢跑、游泳、骑车上坡等。研究发现，对于工作繁忙的现代都市人，即使进行短时的体育运动（如每次 10min），每日累计 30min，也是有益的。

但需要注意的是，在空腹血糖＞16.7mmol/L、反复低血糖或血糖波动较大、有糖尿病酮症酸中毒等急性代谢并发症，以及合并急性感染、增生性视网膜病变、严重肾病、严重心脑血管疾病（不稳定型心绞痛、严重心律失常、一过性脑缺血发作）等情况下禁忌运动，在病情控制稳定后方可逐步恢复运动。

运动前后要加强血糖监测，运动量大或激烈运动时应建议患者临时调整饮食及药物治疗方案，以免发生低血糖。

（四）糖尿病的心理干预

从确诊糖尿病开始，糖尿病患者往往出现各种心理变化，不良心理状态对疾病的控制造成极大的影响，因此应给予患者有效的心理疏导以帮助其渡过难关。在患病初期出现的不良心理状态常表现为怀疑病情诊断出错、对检查结果置之不理，或者对自己患糖尿病的事实气愤不已或埋怨自己。

治疗过程中常见的不良心理状态是对治疗盲目乐观或过分紧张，对长期治疗感到沮丧，当病情控制不佳时消极应付，对药物治疗产生不必要的恐惧（特别是胰岛素治疗），担心低血糖发生等等。糖尿病不可怕，真正可怕的是患者对糖尿病的不了解，如果可以对其耐心开导，细心讲解糖尿病相关知识，坚持科学、正规的治疗，糖尿病的病情控制往往并不困难。

除了对患者进行心理干预，有条件的话应请患者家属配合，提供帮助：

（1）提供心理支持　经常让患者接触令人快乐的事情，让其感到生活的乐趣；对患者进行关心和疏导，使其感到被重视和关注，营造良好的家庭生活氛围；对患者的不良情绪不要置之不理，更不要施加压力。

（2）提供治疗帮助　学习糖尿病知识，提醒患者按时用药；熟练掌握如何进行饮食治疗；督促并协助患者进行科学的运动锻炼；协助患者完成自我保健计划。

（3）协助做好病情监测　协助患者完成血糖、血压的测量和记录；督促患者定期复诊，发现病情异常及时送其就医。

[实训2] ▶▶ 糖尿病患者的健康管理方案的制订

▶▶【实训案例】

患者 A，女性，69 岁，已退休，静坐生活状态为主，从事轻度家务劳动，有高血压、血脂异常史，孕 5 产 4，小儿子出生体重为 4.2kg。患者母亲及姐姐有 2 型糖尿病病史。近半年无明显诱因出现口干、多饮、体重下降约 5kg，无头晕呕吐等症状，现身高 159cm，体重 69kg。

▶ 【实训目标】

① 能制订糖尿病健康信息采集表。
② 能制订糖尿病科学饮食方案。
③ 能对糖尿病患者进行健康风险评估。
④ 能进行糖尿病健康教育和干预。

▶ 【工作流程】

1. 收集健康信息及建立健康档案

收集患者个人基本资料，除基本资料外应特别注意其体重指数（经计算，该患者的 BMI 为 $27.3kg/m^2$）、腰围、臀围、腰臀比、饮食作息习惯等情况；建议进行生化、血脂、糖化血红蛋白、血尿酮体、OGTT＋胰岛素/C 肽释放试验、糖尿病自身抗体等实验室检查；建立个人健康档案。

2. 健康信息监测

通过收集健康信息，了解患者潜在的发病高危因素。

通过检查，发现空腹血糖为 7.4mmol/L，糖负荷 2h 血糖为 14.3mmol/L，糖化血红蛋白 7.8%，血尿酮体（－），糖尿病自身抗体（－）。

3. 进行数据分析及风险评估（健康评估）

患者有"三多一少"症状，空腹血糖＞7.0mmol/L，糖负荷 2h 血糖＞11.1mmol/L，糖化血红蛋白＞6.5%，糖尿病诊断明确。

进一步分析，患者为成年发病，否认自身免疫性疾病病史，有高血压、血脂异常等胰岛素抵抗背景，有多产、多育史及巨大胎儿史，一级亲属有 2 型糖尿病病史，体形偏胖，辅助检查血尿酮体及糖尿病自身抗体均为"（－）"，因此可以推断其分型为 2 型糖尿病。

进一步建议其进行尿微量白蛋白/肌酐、眼底、颈动脉彩超、下肢血管彩超、神经阈值检查等糖尿病并发症筛查。

4. 制订健康干预计划并实施方案（健康干预）

制订科学的饮食方案：患者超出理想体重 20% 且为轻体力劳动者，按理想体重 54kg 计算，每日饮食总热量为 1080～1350kcal，换算为食品交换份为 12～15 份。以糖类占 55%、脂肪占 25%、蛋白质占 20% 估算，推荐每日选择含糖类主食 7～8 份、肉蛋类 1.5～2 份、蔬菜类 1 份、乳类 1 份、油脂类 1～2 份、水果类 1 份，定时定量，饮食以清淡为主。

制订科学的运动方案：按目标 BMI 上限 $24kg/m^2$ 计算，该患者目标体重上限约为 60kg，建议其改变静坐为主的生活方式，坚持每周运动 5 天，每次 30min，以快步走、太极拳等运动方式为主，运动前后监测血糖及心率等指标。运动后心率控制在约 90 次/分，不应超过 130 次/分。

心理干预：提高患者对疾病的重视程度，树立治疗信心，纠正错误观念。

建议尽快前往内分泌、糖尿病专科就诊，确定糖尿病治疗方案。根据糖尿病患者的特点，调整其高血压及血脂异常的治疗方案。

监督血糖监测，建议定期排查糖尿病并发症。

5. 对健康改善的状态进行跟踪随访并进行健康指导

通过随访及体检，评估管理对象的身体状况，反馈指导干预措施的改进。内容包括饮食、运动、血糖监测、糖尿病自我管理及药物治疗情况。例如，健康饮食方案是否能坚持，运动情况及体重变化情况如何，指尖血糖水平及糖化血红蛋白水平是否达标，是否按时服药，服药后是否出现不良反应或低血糖，近期是否出现视蒙、肢端麻木、泡沫尿等并发症症状，督促患者定时随诊并进行并发症筛查。

▶【案例总结】

接触该患者后，应按"糖尿病高危风险评分表"及"糖尿病人群高危风险评估项目"进行评估，发现该患者有多个糖尿病高危因素，其健康管理的要点首先是进行糖尿病确诊试验。其次，糖尿病的管理与治疗有特殊性，饮食、运动等生活方式干预措施具有极其重要的作用，因此确诊后应根据患者体重、生活方式等因素给予饮食、运动方面的健康建议。再次，糖尿病是需终身治疗的慢性疾病，因此应进一步关注其并发症及其他伴发疾病的筛查和治疗。

（赵志祥）

项目三 冠心病的健康管理

驱动目标

1. 掌握冠心病的危险因素。
2. 能够对冠心病高危人群进行识别、风险评估及健康促进。
3. 熟悉冠心病健康信息的收集、临床表现及健康指导。
4. 熟悉冠心病的预防方法。

PPT 课件

必备知识

一、冠心病概述

冠心病是指由于冠状动脉血管发生粥样硬化病变而使管腔狭窄、痉挛或阻塞导致心肌缺血、缺氧或坏死而引发的心脏病，统称为冠状动脉性心脏病或冠状动脉疾病，简称冠心病，归属为缺血性心脏病，是动脉粥样硬化导致器官病变的最常见类型，也是严重危害人类健康的常见病。

冠心病是一种最常见的心血管疾病，多发于 40 岁以上人群，男性发病年龄早于女性，经济发达国家发病率较高；近年来其发病呈年轻化趋势，已成为威胁人类健康的主要疾病之一。

冠心病的主要病理组织学基础是动脉粥样硬化，粥样硬化斑块增大或脱落可使冠状动脉供血不足甚至阻塞，引起心肌细胞缺血损伤甚至坏死，临床上出现不稳定型心绞痛甚至心肌梗死,严重的可导致心律失常以致死亡。

冠心病的发病机制:当冠状动脉的供血与心肌的需血之间发生矛盾,冠状动脉的血流量不能满足心肌代谢的需要时,就会引起心肌缺血缺氧,急剧的、暂时的缺血缺氧引起心绞痛,而持续的、严重的心肌缺血可引起心肌坏死即心肌梗死。

冠心病的病理生理机制:冠状动脉粥样硬化可同时或分别累及各个主要的冠状动脉,病变的狭窄程度、部位决定了缺血症状和预后。当管腔狭窄＜50%时,心肌供血一般不受影响;当管腔狭窄50%～70%时,静息时心肌供血不受影响,而在运动、心动过速或激动时,心脏耗氧量增加,可引起心肌暂时性供血不足,引发慢性稳定型心绞痛;当粥样斑块破裂出血,形成血栓堵塞血管时,可引发急性心肌梗死。

由于病理解剖和病理生理变化的不同,冠心病有不同的临床表现。世界卫生组织(WHO)根据病变部位、范围和程度将冠心病分为5种临床类型。

(1) 隐匿型或无症状性心肌缺血型冠心病　患者无症状,但在静息、动态或负荷心电图下显示心肌缺血改变;或放射性核素心肌显像提示心肌灌注不足,无组织形态改变。

(2) 心绞痛型冠心病　发作性胸骨后疼痛,由一过性心肌供血不足引起。

(3) 心肌梗死型冠心病　缺血症状严重,由冠状动脉闭塞导致心肌急性缺血性坏死所致。

(4) 缺血性心肌病型冠心病　表现为心脏增大、心力衰竭和心律失常,由长期慢性心肌缺血或坏死导致心肌纤维化而引起。

(5) 猝死型冠心病　突发心搏骤停引起的死亡,多由缺血心肌局部发生电生理紊乱引起的严重的室性心律失常所致。

患者可具有一个或多个类型的临床表现,也可由一个类型发展成另一个类型。

二、冠心病健康信息收集

建立详尽的个人健康信息档案。

冠心病健康信息的收集是对目标患者进行病史询问、全面的体格检查以及实验室和器械检查等。

病史采集主要有主诉、现病史、既往史、系统回顾、个人史、婚姻史、月经史及生育史和家族史等。具体内容如下:

(1) 一般情况　包括性别、年龄、民族、身高、体重、婚姻、受教育程度、从事工作的性质(体力劳动或脑力劳动)、经济收入、家庭环境、生活水平、家庭和睦状况、心理状态、社会经历、职业和工作条件、有无冶游史等。

(2) 生活方式及嗜好　包括烟酒史、每日吸烟量、饮酒量、饮食特点、运动情况、其他不良嗜好等。

(3) 既往史及其他　包括过去是否有高血压病、高脂血症、糖尿病等,现病史、家族史、近期及以往体检数据及新发疾病,药物过敏史、月经史及生育史、婚姻史。

体检资料包括身高、体重、腰围、血压、脉搏、内外科等专业检查,血常规、尿常规、大便常规检查,肝肾功能、血脂四项(总胆固醇、甘油三酯、高密度脂蛋白胆固醇和低密度脂蛋白胆固醇)检查,血糖测定,心肌损伤标志物测定、心电图、X射线胸片、超声检查等。

通过建立健康档案,发现冠心病的相关危险因素,包括年龄、性别、吸烟、高血压、血脂异常、糖尿病、肥胖或超重、不良饮食习惯（高热量饮食）、脑力劳动者、体力活动不足、代谢综合征、心理社会因素和遗传因素等。

三、冠心病健康信息监测

（一）危险因素

多种危险因素的共同作用导致冠心病的发生。已提出的冠心病危险因素多达200多种，本处将从病因学角度将比较重要而常见的危险因素分为如下三类进行概述：

1. 主要的独立危险因素

主要的独立危险因素指已经长期大量流行病学调查证实可以独立与冠心病构成明显相关性的因素，如血脂异常、高血压、吸烟、糖尿病、早发冠心病的家族史和年龄等。

（1）血脂异常　血胆固醇分为不同组分，其中低密度脂蛋白胆固醇（low density lipoprotein cholesterol，LDL-C）与心血管疾病的发生呈正相关，而高密度脂蛋白胆固醇（high density lipoprotein cholesterol，HDL-C）则与心血管疾病的发生呈负相关。

血脂异常包括LDL-C水平升高和HDL-C水平降低。

在诸多危险因素中，血清LDL-C水平增高是唯一不需要其他危险因素协同而足以诱发和推动冠心病的发生、发展的危险因素。常用LDL-C水平的改变作为冠心病二级预防和疗效判断的主要指标。另外，LDL颗粒的大小也影响其致病作用，小而密的LDL被认为是冠心病一个独立的危险因素。

流行病学研究显示，血浆HDL-C水平降低与冠心病发病率和死亡率相关，是冠心病的一项独立危险因素。事实上，在脂类危险因素中，HDL-C水平降低与冠心病风险相关性最高。正常人的HDL-C水平≥1.0mmol/L，如果低于此值，属于低HDL-C，是冠心病的一项独立危险因素。

前瞻性心血管研究（PROCAM）研究证实了血清总胆固醇（total cholesterol，TC）与HDL-C的比值在预测冠心病发生风险中具有重要意义。

Framingham（弗明汉）研究证实，当血清总胆固醇的水平为5.20～5.72mmol/L时，冠心病发生风险相对稳定，超过此限度，冠心病发生风险将随胆固醇水平的升高而增加。

近年来有学者提出高甘油三酯（triglyceride，TG）是冠心病的独立危险因素，Stockholm等研究发现冠心病和TG存在线性关系。但2014年《英国学会联合会（JBS）心血管疾病预防指南》指出，当将TC、HDL-C两种因素纳入综合分析时，高甘油三酯血症并不能增加冠心病的发生风险。

（2）高血压　高血压是冠心病主要的、独立的危险因素。流行病学资料显示，血压升高与心血管事件呈正相关，并且适用于所有人群。血压水平与主要冠心病事件（心肌梗死和冠脉死亡）的发生风险呈正相关。

目前我国采用正常血压［收缩压（SBP）＜120mmHg和舒张压（DBP）＜80mmHg］、正常高值血压［SBP 120～139mmHg和（或）DBP 80～89mmHg］和高血压［SBP≥140mmHg和（或）DBP≥90mmHg］进行血压水平的分类。以上分类适用于成年人。

将血压水平为（120～139）/（80～89）mmHg定为正常高值血压，是根据我国流行病学调查研究数据的结果确定的。血压水平为（120~139）/（80~89）mmHg的人群，10年后心血管风险比血压水平110/75mmHg的人群增加1倍以上；血压水平为（120~129）/（80~84）mmHg和（130~139）/（85~89）mmHg的中年人群，10年后分别有45%和64%成为高血压患者。

高血压定义为：在未使用降压药物的情况下，非同日3次测量血压，收缩压≥140mmHg和（或）舒张压≥90mmHg。但是单纯收缩压的增高也能增加罹患冠心病的风险。

胡大一教授主持的一项中国人群的研究证实，在年龄>60岁的人群中，收缩压与不良心血管事件及心血管疾病死亡率具有更加密切的联系。Agmon研究发现收缩压和脉压升高与动脉粥样硬化严重程度一致，舒张压则无此相关性。Borghi研究证实收缩压是比舒张压更强的心血管事件预测因子，并证明脉压也具有诊断意义。美国Framingham心脏研究发现血压基线值升高会增加冠心病死亡风险。收缩压较舒张压与冠心病关系更为密切。另外两项研究表明收缩压升高预示着脑血管事件和心力衰竭（简称心衰），而舒张压并非是这些事件的相对更好的指标。

（3）吸烟　吸烟是公认的冠心病的一个独立危险因素，并有量效依赖关系。被动吸烟也是危险因素。

冠心病发生风险与每天吸烟量以及烟龄长短有关。Framingham心脏研究发现每天吸烟大于、等于、小于20支的人群，其冠心病发生风险分别提高7.25倍、2.67倍、1.43倍。此外，吸烟者的心肌梗死发生风险高出不吸烟者1.5~2.0倍。

吸烟可使血浆LDL-C轻度升高和HDL-C降低，血浆一氧化碳升高，组织释放儿茶酚胺，引起血小板活化聚集性增强。吸烟不仅影响动脉粥样硬化病变的发生和发展，还能加速冠脉血栓的形成。对于已患心绞痛或发生过心肌梗死的患者，吸烟更易引起心律失常和猝死。

（4）糖尿病　糖尿病是冠心病发病的高危因素。

糖尿病的诊断指标是空腹血糖≥7.0mmol/L（126mg/dl）和（或）餐后2h血糖≥11.1mmol/L（200mg/dl）。有临床症状的糖尿病是心血管疾病的一项主要危险因素，而且糖尿病对心血管疾病和心血管疾病并发症起重要作用。

糖尿病分为1型糖尿病和2型糖尿病两种类型，两种类型都会增加患动脉粥样硬化疾病的风险。越来越多的文献显示，尚无冠心病的糖尿病患者主要冠状动脉事件发生的绝对风险与已患有冠心病但无糖尿病的人群相似，因而美国国家胆固醇教育计划成人治疗方案第三次报告（NCEP-ATP Ⅲ）已将糖尿病列为冠心病的高危症。糖尿病患者的动脉粥样硬化性疾病发生率比非糖尿病患者高2~4倍，而且发病年龄提前，病情也较重。Framingham心脏研究显示，无论男女、年龄，其心血管病的发病率都是糖尿病组高于非糖尿病组；其中，男性糖尿病患者冠心病发病率较非糖尿病患者高2倍，女性糖尿病患者冠心病发生风险则增加4倍。在糖尿病患者中，血糖水平的高低也与冠心病发生风险密切相关。

在糖尿病患者中，心血管事件的快速发展常常成为死亡的原因。糖尿病引起心血管病发生的危险性增高的原因有很多，包括血脂异常、高血压、肾病、胰岛素抵抗、凝血和纤溶系统异常、高血糖等。流行病学研究证明，空腹血浆胰岛素水平是心血管疾病一个独立的预测标准。

另有报道糖耐量不正常的男性发生冠心病的风险较糖耐量正常者增加50%，女性则增加 2 倍。

近年来的研究认为，胰岛素抵抗与动脉粥样硬化的发生有密切关系，2 型糖尿病患者常有胰岛素抵抗及高胰岛素血症伴发冠心病。

(5) 早发冠心病的家族史　前瞻性研究表明，不论是否伴有其他危险因素，过早发生冠心病的家族史仍是一个独立的危险因素。当某人的一个一级亲属有过早发生冠心病的病史时，其患冠心病的相对风险比一般人高 2～12 倍。风险增高程度与受影响的一级亲属的人数成正比。家族性冠心病风险属于多基因来源，不遵从孟德尔的遗传定律。Framingham 心脏研究对冠心病家族史的分析不能证明危险度评估标准中家族史有增加患病风险的作用。然而，其他研究提供了充分的证据证明过早发生冠心病的家族史是一个独立的危险因素。例如，德国的慕尼黑前瞻性心血管研究 (PROCAM) 就证明家族史是一项主要的、独立的危险因素，因而家族史被归入绝对危险度评估运算系统。

(6) 年龄　影响冠心病发病的危险因素自幼年开始就存在，儿童超重和缺乏体力活动是常见危险因素。在不同的年龄组，各种危险因素对机体所发挥的作用可能不同。

患心血管疾病的风险随男女年龄的不断增大而进行性增高。风险的增加与两方面因素有关：一方面，高血压、血脂异常和糖尿病这些危险因素随着年龄的增大而相继出现；另一方面，动脉粥样硬化的形成是一个慢性过程，动脉粥样硬化病变的进行性累积增加了患心血管疾病的风险，并且独立于其他危险因素。

本病临床上多见于 40 岁以上的人群，49 岁以后发展较快。但在某些青年人甚至儿童尸检中，也曾发现有早期的粥样硬化病变。冠心病是老年人的多发病。心肌梗死和冠心病猝死的发病率与年龄呈正相关。近年来，临床发病年龄有年轻化趋势。

2. 潜在的危险因素

潜在的危险因素指自身虽非病态，却可通过其潜在的病理性影响与冠心病发生相关的因素，如致冠心病饮食习惯、超重和肥胖、缺乏体力活动、心理社会因素、遗传因素、性别等。

(1) 致冠心病饮食习惯　饱和脂肪酸和胆固醇的大量摄入将升高血浆胆固醇水平从而促发动脉粥样硬化。流行病学调查显示，摄入大量饱和脂肪酸和胆固醇的人群较摄入量较少的人群具有更高的血浆胆固醇水平和冠心病的发病率。虽然没有大型的饮食-心脏临床试验证明降低饱和脂肪酸和胆固醇的摄入量可降低冠心病发生风险，但是几项小型临床试验的综合分析强烈提示提高饮食中不饱和脂肪酸的比例，可降低血浆胆固醇水平以及冠心病的发病率。

有研究报告显示，增加膳食中反式脂肪酸的摄入量也能增加冠心病的发病率。

高热量、高动物脂肪、高糖饮食者易患冠心病。

增加钠的摄入量，减少钾、镁和钙的摄入量，可通过升高血压而使患心血管病的危险性增加。

公认的保护性因素则包括不饱和脂肪酸（n-9，n-6，n-3）、叶酸、抗氧化维生素以及植物类固醇和黏性纤维等。

(2) 超重和肥胖　体重指数 (body mass index, BMI) 是体重除以身高的平方得出的数值，通常用于对成人进行超重和肥胖分类。BMI (kg/m^2) = 体重/身高^2。超重和肥胖与动脉粥样硬化具有明显相关性。冠心病发病率随着 BMI 增加而递增，其相关程度在中青年中最高，随后则随着年龄增加而有所下降。WHO 对亚太地区成人 BMI 规定如下：BMI$\geqslant$25kg/m^2 时为超重；BMI$\geqslant$30kg/m^2 时为肥胖。

实际上心血管疾病的发生风险在"正常体重"范围上限时就开始增加,随着体重的增加,发生风险逐渐增加。

脂肪分布情况明显影响肥胖作为冠心病危险因素的作用,向心性肥胖是冠心病的高危因素,WHO 以男性腰围≥94cm、女性腰围≥80cm,或男性腰围/臀围＞0.9、女性腰围/臀围＞0.85 视为向心性肥胖。我国成年男性肥胖几乎都是向心性肥胖,中年女性肥胖绝大多数是此类型。统计学分析表明,腰围比年龄、腰臀围之比和体重指数更具预测价值。

我国队列研究结果显示,当男性腰围＞95cm 和女性腰围≥90cm 时,人群冠心病发生的相对风险增加。

肥胖可导致血浆甘油三酯及胆固醇水平的增高,并常伴发高血压或糖尿病。近年来,研究认为肥胖者常有胰岛素抵抗现象,导致动脉粥样硬化的发病率明显增高。

(3) 缺乏体力活动　近 50 年的大量证据已证实体力活动与冠心病危险性呈负相关。进行规律的锻炼对心血管系统具有保护作用,经常活动而体态合适者发生冠心病的概率比较少运动的肥胖者发生冠心病的概率小,或发生较迟、较轻,特别是心肌梗死和心脏性猝死的发生率明显减小。调查资料显示,有规律的体力活动,即使每天仅 30min,也能通过减轻许多冠心病的危险因素对心血管系统的健康产生良性影响。

研究证明体育锻炼能影响脂类代谢,改善糖耐量,改善胰岛素抵抗和糖代谢,可增加迷走神经张力,降低静止时交感神经的兴奋性,提高副交感神经的兴奋性,降低心率和静止时的动脉血压,减轻心脏负荷,减少异位心律和猝死的发生。体力活动也能稳定粥样斑块和冠状动脉内皮细胞功能,从而降低冠状动脉事件的发生率。

(4) 心理社会因素　心理因素方面较重要的有 A 型性格、抑郁、焦虑、敌对、偏执、人际关系敏感等;社会因素则包括社会隔离、缺乏支持和慢性应激等。

P. H. Black 等综述了冠心病的流行病学研究,得出大约 40% 动脉硬化的患者没有吸烟、肥胖、糖尿病、高脂血症、高血压等危险因素,而与精神应激密切相关。过量的心理反应,尤其是负性心理反应会增加心血管病的发生风险。

A 型性格的特点是精力旺盛和过度敌意,有竞争性和时间紧迫感,但易不耐烦。研究表明过度敌意可能为其主要的致病因素。A 型性格者患冠心病和复发性心肌梗死的危险性均成倍增加。我国曾报道,对 139 例经冠状动脉造影确诊的冠心病患者与 200 例正常人用填表和谈话方式所取得的数据表明,A 型性格的男性冠状动脉病变的相对风险为对照组的 6 倍,女性则为 5 倍。A 型性格者可增加心绞痛和心肌梗死的发病风险,且这种风险与患者的文化程度、工作紧张状况以及在政治运动中受冲击的程度等有关。而能从容不迫、耐心容忍、不争强好胜、会合理安排作息的 B 型性格者冠心病的发病率将大大降低。

抑郁症与心脏病事件的流行病学研究显示两者间存在显著的前瞻性相关,即使尚不足以诊断为抑郁症的抑郁症状也可使心脏病事件的危险性增加,且抑郁的程度与危险性呈梯度效应。

另据报道,焦虑症与突发的心源性死亡事件之间存在显著相关性,而且焦虑程度与事件的发生存在量效关系。

惊恐与冠状动脉疾病之间的相关性也已获得证实。

个体与社会的融合和社会对个体的支持情况,可用个体有否亲属朋友、婚姻状况、参加社会活动和受到情感支持情况等的"社会网络"进行定量测定。也有多项调查显示相对小的社会网络可使冠心病的危险性平均增加 2～3 倍。情感上的支持对降低冠心病事件的危险性也有很大的帮助。慢性应激导致血压升高、冠状动脉内膜损伤，使脂质沉着增加，同时使脂肪分解增加、血胆固醇水平升高，与动脉粥样硬化和冠状动脉疾病的发生发展存在密切关系。

（5）遗传因素　大量的研究都观察到了冠心病的家族聚集现象，有冠心病、糖尿病、高血压、血脂异常家族史者，冠心病的发病率增加。近年来的研究认为大多数冠状动脉性疾病是由遗传与环境因素联合所致。动脉粥样硬化的许多危险因素，如高脂血症、高血压、糖尿病和肥胖等均在不同程度受遗传控制。常染色体显性遗传所致的家族性血脂异常是这些家族成员易患本病的因素。另外，动脉壁的一些遗传特性，如遗传性的冠状动脉内膜增厚、动脉壁能量供应不足以及动脉的遗传性调节不良（收缩反应较强）等，均与动脉粥样硬化的发生发展关系密切。资料显示，具有动脉粥样硬化家族史的个体发病的危险性更高，家族成员中若存在年龄≤50岁的冠心病患者，其近亲得病的机会可为无此类阳性家族病史者的5倍。当冠心病发生在年轻人身上时，遗传因素尤为重要。

（6）性别　成年后的任一年龄段，男性发生冠心病的危险性都比女性要高，因此，性别男性相对于女性是一项危险因素。人群资料中女性的绝对危险性比男性落后10～15年。但女性绝经后，特别是由疾病原因引起的绝经后，绝大部分人群的发病时间差异就不存在了。

女性冠心病发病率低于男性，除吸烟、血压、精神紧张等一些常见危险因素较男性轻外，血清总胆固醇对男女的作用也可能不同。另外，女性绝经前内源性雌激素可起保护作用，Framingham心脏研究发现绝经女性冠心病发病率为非绝经女性的2倍，男性冠心病死亡率明显高于女性。

3. 新显现的危险因素

新显现的危险因素即被近年流行病学调查和相关研究确认的危险因素，如脂蛋白a [lipoprotein(a)，Lp(a)]、甘油三酯（triglyceride，TG）、凝血和纤溶功能异常、炎症标志物血浆C-反应蛋白、病原体感染、同型半胱氨酸和代谢综合征等。

（1）新显现的脂质危险因素　正常人的血浆甘油三酯低于2.26mmol/L（200mg/dl），超过此值为高甘油三酯血症。流行病学研究的荟萃分析证实血清甘油三酯水平增高是冠心病的一个独立危险因素，在1.7～4.5mmol/L（150～400mg/dl）范围内，甘油三酯水平与罹患冠心病的危险性成正比，尤其在低HDL-C水平时更是如此。以降低血清甘油三酯药物作为一级治疗的临床试验已经显示可使主要冠状动脉事件的发生率下降。

脂蛋白a是冠心病的又一个独立危险因素，已有多项研究表明冠心病患病风险与Lp(a)的增加相关。Lp(a)血浆水平主要由遗传因素决定，在不同人群中变化较大，但不受年龄、性别及饮食因素的影响，一般认为Lp(a)浓度大于30mg/dl可作为冠心病发病的危险阈值。Kamstrup等在哥本哈根心脏研究结果表明，在普通人群中不论男女，极高水平的Lp(a)（≥120mg/dl）预示心肌梗死的危险性提高3～4倍。

（2）凝血和纤溶功能异常　流行病学调查显示，高水平的纤维蛋白原和纤溶酶原激活物抑制剂-1（plasminogen activator inhibitor-1，PAI-1）能增加冠心病患病风险。此外，激活的凝血因子Ⅶ、组织纤溶酶原激活因子、von Wilebrand因子、V Leiden因子、蛋白C和抗血栓酶Ⅲ也先后被报道出与冠心病危险性相关。

尽管这些促凝和促血栓形成的因素与主要心血管事件相关的确切机制尚未阐明，但临床治疗中阿司匹林或其他抗血小板聚集药物以及抗凝药物对减少心血管疾病危险性的事实表明，凝血和纤溶功能异常在动脉粥样硬化发生过程中起重要作用。

(3) 炎症标志物血浆 C-反应蛋白（C-reactiveprotein，CRP） CRP 在动脉粥样硬化的发生、发展及演进过程中起重要作用。近年来，大量流行病学研究显示，CRP 是独立于其他危险因素的心血管风险预测因子，且可提示疾病的预后。在男性或女性、老年人或中年人、吸烟者或非吸烟者、糖尿病患者或非糖尿病患者中都可得到相似的结果。2003 年《欧洲高血压指南》将 CRP 定为影响冠心病预后的危险因素。

研究发现，CRP 水平与冠状动脉疾病相关；CRP 浓度的微幅增高被证实为冠心病或未来冠心病事件危险性的标志。CRP 水平可用于评估不稳定型心绞痛和非 ST 段抬高心肌梗死患者的预后。

(4) 病原体感染 动脉粥样硬化及冠心病发生的感染学说源于 21 世纪初，近年来的研究更进一步深入。巨细胞病毒、肺炎衣原体、幽门螺杆菌（Hp）等病原体引起的持续性感染可能是冠心病的重要病因。血清流行病学及分子生物学研究都提供了有力证据，其机制可能是病原体作为粥样硬化进程及血栓前状态的一般刺激物，通过对循环细胞素及血栓原因子如纤维蛋白原、组织型纤溶酶原激活物（t-PA）、纤溶酶原激活物抑制剂（PAI）、血小板的作用，刺激平滑肌细胞增殖、炎性细胞聚集，导致斑块生长、持续性感染及血栓前状态，引起冠状动脉阻塞，引发临床冠状动脉事件。

(5) 同型半胱氨酸 McCully 首先提出了高同型半胱氨酸血症导致动脉粥样硬化性疾病的理论，之后的临床及实验研究均证实高水平的同型半胱氨酸可引起血管损伤而出现类似动脉粥样硬化性的病理改变。

Stampfer 等追踪观察了 271 例发生心肌梗死的患者，发现他们在发病前的血浆同型半胱氨酸水平都不同程度地高于对照组，且若同型半胱氨酸浓度高于对照组的 5% 时，有 3 倍发生心肌梗死的危险性，特别多见于中青年人。3 年后，Stampfer 又发现同型半胱氨酸浓度超过正常上限时，发生心肌梗死的危险性增加 3 倍以上。

(6) 代谢综合征 代谢综合征并非指单种疾病，而是指在人群调查中共同存在的多个代谢危险因素。这些危险因素就单个而言其程度可能尚不足以引起特别注意，但当数个因素聚集在同一个体时则往往成为动脉粥样硬化性心血管疾病重要的致病原因。随着全球范围内肥胖和以静坐为主的生活方式的增加，更加容易导致同一个体中共存数种代谢性危险因素。这种危险因素的聚集有多种表达名称：X 综合征、胰岛素抵抗综合征、致命性"四重奏"和代谢综合征等。WHO 根据其与代谢的密切关系推荐使用"代谢综合征"，已为多数学者接受。

① 代谢综合征的危险因素。根据《美国胆固醇教育计划 ATPⅢ》，代谢综合征的危险因素包括：致动脉粥样硬化的血脂异常（高甘油三酯水平、LDL 水平增高、HDL 水平降低）、血压升高、胰岛素抵抗/葡萄糖耐量异常、促血栓形成状态、促炎状态等。

② 代谢综合征的临床诊断。ATPⅢ胆固醇指南提供了代谢综合征的临床诊断。根据 ATPⅢ，只要具备以下五种危险因素中的三个即可诊断代谢综合征：

　a. 腰围增加（亚太地区男性≥90cm，女性≥80cm）；

　b. 甘油三酯≥1.70mmol/L（≥150mg/dl）；

　c. HDL-C 降低（男性<1.04mmol/L 或<40mg/dl，女性<1.3mmol/L 或<50mg/dl）；

　d. 血压升高（收缩压≥130mmHg 或者舒张压≥85mmHg）或正在接受抗高血压治疗；

　e. 空腹血糖≥6.0mol/L（≥110mg/dl）或已确诊为糖尿病患者。

上述这些表现有内在联系，常可在同一个体聚集。

研究发现，将近半数冠心病患者存在糖耐量异常，伴有高胰岛素血症，后者被认为是冠心病的一个显著的独立危险因素。同时，高血压、高血脂、肥胖等冠心病的其他危险因素也与胰岛素抵抗和高胰岛素血症有关。事实上，胰岛素抵抗及其继发的高胰岛素血症本身可导致多种代谢紊乱并诱发心血管疾病，因而是代谢综合征的核心。

WHO 则认为胰岛素抵抗是代谢综合征的基本要素之一，在诊断时需要胰岛素抵抗的证据，如空腹血糖异常、糖耐量异常、确认的高血糖或高胰岛素血症。

（二）临床表现

冠心病常见的症状包括胸痛或不适或有奇怪的感觉，有时会转移到肩膀、手臂、背部、颈部或下颚。有些人可能会有胸口灼热的感觉。通常症状在运动、劳累或情绪压力下出现，持续时间不超过数分钟，且休息后会缓解。有时会伴随呼吸急促或呼吸困难，有时则毫无症状。少数人以心肌梗死为最初的表现。其他可能的并发症包括心力衰竭或心律不齐。

不常见的症状包括心率加快、胃部不适感、出汗增多。在极少数情况下，可以有"沉默"的心脏病发作，没有症状，尤其是糖尿病患者。这种"无症状"假象往往导致患者无法及时接受治疗及预防心脏病发作或死亡事件。

由于病理解剖和病理生理变化的不同，不同类型的冠心病有不同的临床表现。通常有以下几种情况：

（1）稳定型心绞痛 以发作性胸痛为主要临床表现，其特点为阵发性的前胸压榨性疼痛或憋闷感觉，主要位于胸骨后部，可放射至心前区和左上肢尺侧，常发生于劳力负荷增加时，持续数分钟，休息或用硝酸酯制剂后疼痛消失。过劳、情绪激动（如愤怒、焦急、过度兴奋等）、心理应激、暴露于寒冷环境、饱食、吸烟、心动过速、休克等均可诱发，且诱因停止后会缓解。疼痛发作的程度、频率、性质及诱发因素在数周至数月内无明显变化。

1972 年加拿大心血管学会（CCS）对稳定型心绞痛制定了分级标准，后被美国国立心肺血液研究所采用。该分级标准是根据诱发心绞痛的体力活动量而定的，较适合临床。共分 4 级，标准如下：

Ⅰ级：一般体力活动（如步行和上楼）不受限，但在紧张、快速或持续用力时引起心绞痛发作。

Ⅱ级：一般体力活动轻度受限。快走、饭后、寒冷或刮风、精神应激或仅在醒后数小时内发作心绞痛。在正常情况下平地以一般速度步行 200m 以上或上一层楼以上受限。

Ⅲ级：日常体力活动明显受限。在正常情况下平地以一般速度步行 200m，或上一层楼时可引起心绞痛发作。

Ⅳ级：轻微活动或休息时即可出现心绞痛症状。

（2）急性冠状动脉综合征

① 不稳定型心绞痛或非 ST 段抬高心肌梗死。这两者的临床表现相似但程度不同，主要不同表现为缺血严重程度以及是否导致心肌损害。非 ST 段抬高心肌梗死常因心肌严重的持续性缺血导致心肌坏死。不稳定型心绞痛患者胸部不适的性质与典型的稳定型心绞痛相似，通常程度更重，持续时间更长，可达数十分钟，胸痛在休息时也可发生。

不稳定型心绞痛的临床表现：诱发心绞痛的体力活动阈值突然或持续降低；心绞痛发生的频率、严重程度和持续时间增加；出现静息或夜间心绞痛；胸痛放射至附近的或新的部位；发作时伴有新的相关症状，如出汗、恶心、呕吐、心悸或呼吸困难。常规休息或舌下含服硝酸甘油只能暂时但不能完全缓解症状。但症状不典型者也不少见，尤其在老年女性和糖尿病患者中。

Braunwald 根据心绞痛的特点和基础病因，对不稳定型心绞痛提出以下分级（Braunwald 分级）：

Ⅰ级：严重的初发型心绞痛或恶化型心绞痛，无静息疼痛。

Ⅱ级：亚急性静息型心绞痛（一个月内发生过，但在 48h 内无发作）。

Ⅲ级：急性静息型心绞痛（在 48h 内有发作）。

② 急性 ST 段抬高心肌梗死。急性 ST 段抬高心肌梗死是指急性心肌缺血性坏死，以突然发作的持续性胸部不适为特征，常伴有大汗、呼吸困难和"濒死感"。疼痛是最先出现的症状，多发生于清晨，疼痛部位和性质与心绞痛相同，但诱因多不明显，且常发生于安静时，程度较重，持续时间较长，可达数小时或更长，休息和含用硝酸甘油片多不能缓解。患者常烦躁不安、出汗、恐惧、胸痛或有濒死感。少数患者无疼痛，一开始即表现为休克或急性心力衰竭。部分患者疼痛位于上腹部，被误认为胃穿孔、急性胰腺炎等急腹症；部分患者疼痛放射至下颌、颈部、背部上方，被误认为肩关节痛。

(3) 冠心病的其他表现形式

① 血管痉挛性心绞痛（也称变异型心绞痛）。几乎完全都在静息情况下发生，无体力劳动或情绪激动等诱因。与稳定型心绞痛相比，血管痉挛性心绞痛患者常常较为年轻，除吸烟较多外，大多数患者缺乏冠心病易患因素，发病时间多集中在午夜至上午 8 点之间。

② 无症状性心肌缺血（也称隐匿性冠心病）。这类患者与其他类型的冠心病患者的不同在于并无阳性临床症状，但又不是单纯的冠状动脉粥样硬化。因为已有心肌缺血的客观证据，所以部分患者可能是冠心病早期，可突然转化为心绞痛或心肌梗死，亦可能逐渐演变为心脏扩大，发生心力衰竭或心律失常，个别患者也可猝死。诊断此类患者，可提供较早期的治疗机会。

③ X 综合征。通常指患者具有心绞痛或类似于心绞痛的症状，运动平板试验出现 ST 段下移而冠状动脉造影无异常表现。本病以绝经期女性多见。

④ 心肌桥。先天性的冠状动脉发育异常。冠状动脉的心肌内段在收缩期可受到挤压，多在中年以后才出现缺血症状。临床上表现为类似于心绞痛的症状、心律失常，甚至心肌梗死或猝死。

四、冠心病健康风险评估

（一）冠心病高危人群的评估

动脉粥样硬化与遗传因素相关，同时与多重危险因素（吸烟、高血压、血脂异常、糖尿病、肥胖、代谢综合征等）和不良生活方式（致动脉粥样硬化饮食、慢性应激、缺乏体力活动、酗酒等）密切相关。

Interheart 研究在 52 个国家（包括中国）、262 个中心、超过 1.5 万例患者和 1.4 万例对照人群中进行的调查表明，全世界各个地区、不同年龄和性别的人群罹患心肌梗死的主要危险因素包括血脂异常、吸烟、高血压、糖尿病、向心性肥胖、心理社会压力、摄入水果和蔬菜少、酗酒、缺少规律的体力活动等 9 个方面，向心性肥胖是可以解释 90% 男性和 94%

女性心肌梗死的原因。

Framingham 心脏研究进一步分析发现，如果存在一个重要的危险因素，则后半生发生冠心病的风险男性增加 50%、女性增加 39%；如果有两个主要危险因素，则男性和女性分别增加 69% 和 50%。

1. 冠心病的高危人群

（1）年龄大于 40 岁者　40 岁以上者是冠心病的高发人群，49 岁后进展更快。近年来，临床发病年龄有年轻化趋势。女性绝经期后发病率迅速增加。年龄和性别属于不可改变的危险因素。

（2）脂质代谢异常者　脂质代谢异常是动脉粥样硬化最重要的危险因素，高胆固醇血症者是冠心病的高危人群。我国流行病学研究资料表明：血脂异常是我国冠心病发病的重要危险因素；血清总胆固醇水平增高不仅增加冠心病发病风险，也增加缺血性脑卒中发病的风险。大量的流行病学资料和大规模前瞻性临床研究证实，血浆胆固醇水平与发生冠心病风险之间成线性相关，胆固醇水平每升高 1%，冠心病风险升高 2%。

（3）高血压患者　大量国内外研究资料显示，高血压患者是发生心血管事件的高危人群。60%～70% 的冠心病患者有高血压。高血压患者患冠心病的风险较血压正常者高 3～4 倍。收缩压和舒张压升高都与冠心病密切相关。

（4）吸烟者　与不吸烟者比较，吸烟者冠心病的发病率和病死率增高 2～6 倍，且与每日吸烟的支数呈正比。被动吸烟者也是冠心病的高危人群。Interheart 研究不仅明确了吸烟是当前全球范围内心肌梗死的第二大危险因素，同时也强调吸烟对年轻人的危害。吸烟是年轻人心肌梗死的最重要的危险因素之一。与老年人相比，年轻吸烟者心肌梗死的风险增加了 400%。

（5）糖尿病和糖耐量异常者　糖尿病患者不仅冠心病发病率较非糖尿病者高出数倍，且病变进展迅速。冠心病在糖耐量减低者中十分常见。糖尿病患者多伴有高甘油三酯血症或高胆固醇血症，如再伴有高血压，则动脉粥样硬化的发病率明显增高。糖尿病患者还常有凝血因子Ⅷ的增高及血小板功能的增强，可加速动脉粥样硬化血栓形成和引起动脉管腔的闭塞。近年来的研究认为，胰岛素抵抗与动脉粥样硬化的发生有密切关系，2 型糖尿病患者常有胰岛素抵抗及高胰岛素血症伴有冠心病。

（6）肥胖者　肥胖者是发生动脉粥样硬化的高危人群。肥胖可导致血浆甘油三酯及胆固醇水平的增高，并常并发高血压或糖尿病。近年来的研究认为肥胖者常有胰岛素抵抗，导致动脉粥样硬化的发病率明显增高。

（7）有家族史者　有冠心病、糖尿病、高血压、血脂异常家族史者，冠心病的发病率增加。家族中有在年龄 <50 岁时患冠心病者，其近亲得病的机会可为没有这种情况的家族的 5 倍。常染色体显性遗传所致的家族性血脂异常是这些家族成员易患本病的原因。近年来已克隆出的与人类动脉粥样硬化危险因素相关的易感或突变基因有 200 种以上。

（8）其他高危人群

① A 型性格者。有较高的冠心病患病率，精神过度紧张、慢性应激者也易患本病。

② 口服避孕药者。长期口服避孕药可能导致血压升高、血脂异常、糖耐量异常，同时改变凝血机制，增加血栓形成的机会。

③ 高热量、高动物脂肪、高胆固醇、高糖饮食者易患冠心病。

2. 主要筛查方法

（1）实验室检查　血糖、血脂检查可了解冠心病的危险因素；胸痛明显者需查血清心肌损伤标志物包括心肌肌钙蛋白 I 和肌钙蛋白 T，肌酸激酶（CK）及其同工酶（CK-MB），以与急性冠状动脉综合征相鉴别。查血常规注意有无贫血；必要时检查甲状腺功能等。

（2）心电图检查

① 心电图是诊断冠心病最简便、常用的方法，是诊断心肌缺血最常用的无创性检查。约半数患者在静息时心电图在正常范围内，绝大多数患者可出现暂时性心肌缺血引起的 ST 段移位。心绞痛发作时，ST 段压低 $>0.1mV$，T 波平坦或倒置，发作过后数分钟内逐渐恢复。

② 心电图负荷试验，最常用的是运动负荷试验，通过增加心脏负荷以激发心肌缺血，结果阳性者为异常。通过心电图记录到 ST-T 的变化而证实心肌缺血的存在。但是禁用于怀疑有心肌梗死的患者。

③ 动态心电图检查可以连续记录并自动分析 24h 或更长时间的活动或安静状态下心电图的变化状况，以发现 ST 段和 T 波的改变、心率变化、身体运动后的数据及各种心律失常的鉴别诊断，将出现异常心电图表现的时间与患者的活动和症状相对照。胸痛发作时相应时间的缺血性 ST-T 改变有助于确定心绞痛的诊断，也可检查出无痛性心肌缺血。

（3）放射性核素心脏显像　心肌灌注显像、心室腔显像、心肌代谢显像等均有助于判断心肌缺血或坏死。心肌灌注显像常用 ^{201}TI 或 ^{99m}Tc-MIBI 静脉注射使正常心肌显像而缺血区不显像的"冷点"显像法，结合运动或药物负荷试验，还可查出静息时心肌无明显缺血的患者。

（4）超声心动图　超声心动图检查可通过观察室壁运动有无异常、心腔形态的改变、心室的射血分数等来判断心肌缺血，也可与运动或药物等负荷试验结合应用。近年来发展的心肌对比超声心动图有助于了解心肌的血流灌注情况和冠脉血流储备。

（5）冠状动脉造影　冠状动脉造影为有创性的检查手段，目前仍然是诊断冠心病较准确的方法。可发现狭窄性病变的部位并估计其程度。

（6）多层螺旋 CT 冠状动脉成像（CTA）　CTA 用于判断冠状动脉管腔狭窄程度和管壁钙化情况，对判断管壁内斑块分布的范围和性质也有一定意义。

（7）其他检查　胸部 X 射线检查可帮助鉴别诊断。磁共振成像（MRI）冠状动脉造影也可用于冠状动脉的显像。冠状动脉内血管镜的检查、冠状动脉内超声显像（IVUS）、冠状动脉内光学相干断层影像（OCT）以及冠状动脉血流储备分数测定（FFR）等也可用于冠心病的诊断并有助于指导介入或药物治疗。

（二）冠心病患者的评估

1. 稳定型心绞痛的评估

根据典型的发作特点和体征，舌下含服硝酸甘油后缓解，心电图的动态 ST-T 改变，结合年龄和存在冠心病易患因素，除外其他原因所致的心绞痛，一般即可确立临床诊断。必要时可行动态心电图或心电图负荷试验，诊断有困难时可依靠冠状动脉造影等。稳定型心绞痛一般病情稳定，在近期内无发生心肌梗死或发生致命性心律失常的危险。

2. 不稳定型心绞痛的评估

不稳定型心绞痛是介于稳定型心绞痛和急性心肌梗死之间的一组心绞痛综合征。与稳定型心绞痛相比，其预后较差，可发展成为典型的急性心肌梗死。需要对不稳定型心绞痛予以早期、恰当及综合性的干预，并应住院观察治疗，以使病情稳定、缓解，预防或降低其进一步转化为急性心肌梗死的风险。

由于不稳定型心绞痛患者的严重程度不同，其处理和预后也有很大的差别，在临床上将不稳定型心绞痛分为低危组、中危组和高危组。低危组是指新发的或是原有的劳力性心绞痛恶化加重，发作时 ST 段下移≤1mm，持续时间＜20min；中危组是指就诊前 1 个月内发作 1 次或数次（但在 48h 内未发作），静息心绞痛及梗死后心绞痛，发作时 ST 段下移＞1mm，持续时间＜20min；高危组是指就诊前 48h 内反复发作，静息心绞痛，ST 段下移＞1mm，持续时间＞20min。但无论分为何组，近期内均有发展成为心肌梗死的可能性，临床及健康管理医生都应当高度警惕。

3. 心肌梗死的评估

根据典型的临床表现、特征性的心电图改变以及实验室检查发现，诊断本病并不困难。对老年患者，突然发生严重心律失常、心源性休克、心力衰竭而原因未明，或突然发生较重而持久的胸闷或胸痛者，都应考虑本病的可能。

心肌梗死的预后常与梗死的面积及有无严重并发症有关。常见的并发症可有：心源性休克、严重心律失常、泵衰竭、急性乳头肌功能不全、心室破裂、心室壁瘤、心肌梗死后综合征等。

五、冠心病的预防和干预

WHO 专家委员会曾起草了一份预防冠心病的报告，提出预防冠心病可采用针对全人群和高危人群两种预防策略。前者是通过改变某个人群、地区或国家与冠心病危险因素有关的生活行为习惯、社会结构和经济因素，以期降低人群中危险因素的均值；后者是降低具有 1 个或 1 个以上公认的与冠心病有明确因果关系的危险因素（如高胆固醇血症、高血压、吸烟和肥胖等）水平，有效地降低冠心病的风险。如血清胆固醇水平高者的发病率虽高于较低者，但冠心病发病并不只限于少数高危者，更多的是发生在那些众多的危险因素较低的人群，因此强调全人群干预更为重要。

当然，对那些具有明确吸烟史、冠心病家族史、个人糖尿病或冠心病史者应进一步监测血压、体重以及血清胆固醇，综合多项资料及危险因素，从而对冠心病风险作出全面评估并进行有关的特殊处理。

（一）一般人群的预防和干预

冠心病一般人群的预防主要是病因学预防，消除或至少要减少危险因素。冠心病虽然不能用单一的病因来解释，但是控制已知的冠心病危险因素是可以降低冠心病的发病率和死亡率的。

冠心病一般人群的预防，也称原发性预防，是对健康人群中没有冠心病的人进行预防，防止其发生冠心病。实际上是预防发生冠状动脉粥样硬化，以防止冠心病的发生。所以冠心病一般人群的预防是全民预防，面向包括儿童在内的全体民众。由于冠状动脉粥样硬化从儿童时期即可能发生早期病变，一些预防冠心病的生活或饮食习惯从儿童时期就应该开始培养。

冠心病一般人群的预防关键是提高人们对冠心病的防治认识水平，了解冠心病的危害性及控制危险因素的可行性。冠心病的危险因素有哪些，以及如何减少或消除危险因素，这些应作为长期健康教育的重要内容。中小学的学习内容应包括一定的防治知识，从根本上来说，指导人们减少当前已知的危险因素是一般人群预防冠心病的重要内容之一。通过采取教育措施降低人群心血管危险因素水平，从而达到减少冠心病发病的目的。干预措施包括：

① 通过控制饮食，降低血清胆固醇；
② 通过减少食盐的摄入、减轻体重、增加体力活动以及应用抗高血压药物，降低血压水平；
③ 通过实施戒烟和减少新的吸烟者的规划以减少危险因素；
④ 通过减少脂肪和热量的摄入控制体重，并增加适合不同年龄的体力活动；
⑤ 控制过量饮酒；
⑥ 及时调整心态，缓解压力，调节精神-心理平衡。

一般人群的预防是对全体民众的，应该受到各有关部门和各界人士的大力支持。国外还有一些群众性的专门的有关防治冠心病的基金会或类似的慈善组织，支持冠心病的防治研究和科普宣传。他们有多种介绍冠心病知识的小册子和宣传品，简明易懂，在很多公众场所可免费得到；在一些固定场所播放有关冠心病的防治知识，社区图书馆有更多的有关冠心病的资料；宣传媒介也经常介绍有关冠心病的防治知识。通过全社区的健康干预，使整个人群受益，在整个人群范围内减少吸烟，降低血清胆固醇水平和控制高血压。

据报道，在促使美国冠心病死亡率下降的成就中，一般人群的预防效果为25%；高危人群的预防占29%；随着科学技术的进步，新的诊疗仪器的应用、新的治疗技术占46%。国外成功经验说明，如能在广大人群中进行各种形式的卫生宣传和必需的药物防治，并能持之以恒，确能使冠心病的某些危险因素下降，逐渐达到预防或延缓冠心病发病的目的。国外预防冠心病的经验值得我们借鉴。

（二）高危人群的预防和干预

冠心病的高危人群指的是已经患有冠心病的患者。许多冠心病患者早期没有症状，或症状不明显，不知道患有冠心病，我们将其称为隐性冠心病或无痛性缺血患者。这些患者因为没有去检查而使冠心病不能及时被发现，所以无法进行冠心病高危人群的预防和干预。要做好高危人群的预防，除了通过医疗机构检查发现外，还要对中老年易患人群定期体检，及早检出这一部分人中的冠心病患者，进行高危人群的预防和干预。

40岁以上者应该每年体检一次。定期体检不仅可尽早发现病变，还可以早期发现一些冠心病的危险因素。对检出的冠心病患者或危险因素（如高胆固醇血症、高血压、糖尿病等）及早进行高危人群的防治，可减少急性冠状动脉综合征的发生风险。

冠心病的干预效果需要较长时间才能显示，很多国家在对高危人群的干预中卓有成效。专门的干预方案包括改进膳食、戒烟咨询以及降血糖、降血脂及抗高血压阶梯治疗等。有防治经验介绍，对冠心病高危男子进行降低血清胆固醇、戒烟、控制血压等干预往往在数年后才能显示出冠心病防治的效果。

公认的冠心病危险因素包括40岁以上、男性、有过早发生冠心病的家族史（父母或兄弟在55岁之前患确定的心肌梗死或突然死亡）、吸烟≥10支/天、高血压、高血脂、糖尿病、有明确的脑血管或周围血管阻塞的既往史、肥胖等。其中高血压、高胆固醇血症和吸烟被认为是冠心病最主要的三个危险因素。除年龄、性别和家族史外，其他的危险因素都可以治疗或预防。根据国际已有的危险因素的干预经验及我国实际情况，提出以下重点干预内容及措施。

1. 降低血压

在美国的调查报告中，胆固醇升高联合吸烟对冠心病的诱发强度大于单纯的血压升高。而在我国人群中，血清胆固醇均值和TC/HDL-C比值目前尚处于较低水平。在高血压发病率、吸烟率较高的情况下，首先加强高血压的人群防治可能更适合我国人群。在抗高血压治疗时需同时注意控制其他危险因素，血压升高易伴有高血脂、高血糖、纤维蛋白原升高以及心电图不正常。重视高血压患者合并的其他危险因素，选择合适的降压药物，控制高血压。

2. 降低血清胆固醇

一个以4万人为观察对象、研究通过降低胆固醇水平来预防冠心病的临床试验表明，治疗组非致死性冠状动脉事件和心源性死亡事件发生率较对照组减少23%。证明冠心病危险因素的降低直接与血胆固醇水平的下降幅度和持续时间有关。在治疗时间短于4年的试验组，胆固醇水平下降10%时，冠心病的发病危险亦下降10%；在治疗时间较长的对象中，当胆固醇水平下降10%时，冠心病的发病危险却可下降近20%。

因此表明只有维持较长时间的理想胆固醇水平，才能达到更有效预防冠心病的发病和（或）减轻疾病加重的目的。为此建议在人群中开展卫生宣传工作，从主要通过非药物途径做起，联合其他方式，预防或控制血脂水平。在人群中普及健康饮食与血脂的关系、血脂水平与冠心病的关系。实际工作中引导群众学会与医生或相关的健康工作者一起管理自身的血脂数据。

表3-1显示的是美国血脂宣教规划血清胆固醇分类和防治的建议，除血清胆固醇TC水平外，LDL-C水平同样重要。已有资料证明，降低血中已增高的LDL-C水平，即可降低冠心病的发病率。理想水平是指在此范围内冠心病发病的风险最低；临界值则提示个体与医生应对此重视，并采取相应干预措施，一旦TC和HDL-C水平达到阈值，就应采取积极的有效措施实行干预。在我国如果能通过生活方式的改变，使人群中的TC水平保持在5.2mmol/L以下，将要比治疗高血脂容易得多，对健康也更为有利。

表3-1 血清胆固醇分类和防治的建议

血清胆固醇水平	TC/(mmol/L)	LDL-C/(mmol/L)	建议
理想水平	<5.2	<3.4	5年内复查
临界水平	5.2～6.19	3.4～4.09	①如无冠心病或有2个其他危险因素,采用合理膳食,每年复查一次；②如已有冠心病或有2个以上危险因素,除采用合理膳食,可考虑并用调脂药物
升高	≥6.2	≥4.1	改善膳食结构并用调脂药物

在人群中对已证明TC水平为5.2～6.19mmol/L或（和）LDL-C为3.4～4.09mmol/L

者可根据表 3-1 采取非药物的干预；对 TC 水平≥6.2mmol/L 的高胆固醇血症者应在医生的指导下采取药物和结合非药物两种方法进行降脂治疗。

3. 戒烟

烟草几乎可以损害人体的所有器官。戒烟可降低或消除吸烟导致的健康危害，能够有效阻止或延缓因吸烟引起的相关疾病的进展。任何人在任何年龄戒烟均可获益，且戒烟越早、持续时间越长，健康获益就越大。戒烟 1 年后冠心病患者死亡的风险大约可减少一半，而且随着戒烟时间的延长会继续降低；戒烟 15 年后，冠心病患者死亡的绝对风险将与从未吸烟者相似。目前已有能够明显提高长期戒烟率的有效治疗方法，包括戒烟的简短建议、药物治疗、戒烟咨询及戒烟热线。

4. 减肥

根据已有的减肥成功经验，主要是减少热量的摄入和增加运动量。根据 2017 年中国营养学会《中国居民膳食营养素参考摄入量》，对不同年龄、性别和体力活动水平者和慢性病者的膳食营养素摄入量做了规定。由于人群职业和生活习惯的不同，热量摄入也应有所调整。超重和肥胖者应减少热量的摄入。但通过极低的热量摄入或完全饥饿以达到迅速减重的方法是不可取的，应将急于求成的心理引导到平时控制体重、尽量保持理想的体重上来。规律性的体育锻炼如散步、慢跑、骑自行车或游泳等，可降低血清甘油三酯、增加高密度脂蛋白胆固醇，同时使体重下降。对中重度高血压患者，更应避免竞技性强的体育活动。

另外，无论任何类型的冠心病，都要避免诱发冠心病的危险因素。常见的诱因如下：

① 饱餐。冠心病患者，一定要适度控制膳食摄入量，平时不宜过饱，对喜爱的膳食尤其应该注意。现实生活中常常会遇到因聚会或其他原因，偶尔的一次饱餐而诱发的急性心血管事件。

② 过量饮酒。在聚会或其他场合由饮酒过量致急性心肌梗死或猝死的案例并不少见。

③ 寒冷刺激。寒冷刺激是诱发冠状动脉事件的一个重要因素。国内有多个报道，冬季是急性心肌梗死的高发季节。急性心肌梗死发病的高峰常常出现于寒流的到来和气温骤降的时候。

④ 情绪激动和（或）精神紧张。情绪激动和（或）精神紧张时交感神经兴奋、血液儿茶酚胺水平升高、血管收缩，容易导致动脉粥样硬化斑块的纤维帽破裂或发生裂隙，诱发急性冠状动脉综合征发生。

⑤ 劳累。劳累时心肌耗氧量增加，加重心脏负担。冠心病患者的冠状动脉狭窄，本来就存在心肌缺血，劳累增加了心肌的工作量，这对于已经不堪重负的心脏来说如同雪上加霜，常常导致冠状动脉事件的发生。

(三) 冠心病患者的健康指导和干预

1. 冠心病患者康复的具体内容

(1) 生活方式的改变　主要包括指导患者戒烟限酒、合理饮食、科学运动以及进行睡眠管理。

(2) "双心"健康 注重患者心脏功能的康复和心理健康的恢复。

(3) 循证用药 冠心病的康复常常需要建立在药物治疗的基础上，因此根据指南循证规范用药是心脏康复的重要组成部分。

(4) 生活质量的评估与改善 生活质量的评估与改善也是心脏康复的组成部分。冠心病康复的目的是提高患者生活质量，使患者尽可能恢复到正常或者接近正常的生活质量水平。

(5) 职业康复 冠心病康复的最终目标是使患者回归家庭、回归社会。

2. 冠心病患者的健康指导

(1) 饮食指导

① 控制总热量，维持正常的体重；

② 限制脂肪的摄入量；

③ 摄入适量的蛋白质；

④ 饮食宜清淡、低盐；

⑤ 多吃一些保护性食品；

⑥ 供给充足的维生素、无机盐和微量元素。

(2) 运动指导 运动是冠心病康复的关键部分，以有氧运动为主，制订一定运动程序，按运动处方进行。通过康复运动可以起到改善心脏储量、改善症状、增加冠状动脉血流量、促进侧支循环等作用。

① 制订运动处方的原则。

a. 安全原则。要充分了解病情，进行精确的治疗前功能评定，按不同的危险分层确定其适应证。

b. 运动方案的目标原则。回归的目标是回归家庭还是回归职业，不同目标的运动方案也不同。

c. 和临床医疗及康复方案中的其他内容相结合。

d. 以能量消耗［代谢当量（MET），或最大耗氧量的百分比（%VO_2max）］表示运动强度最合理。

e. 运动强度的选择。研究认为，高强度运动持续时间20~30min（每周3次以上，至少6~8周）与低强度运动持续时间30~60min（每周3次以上，至少6~8周）的效果相似，即延长运动持续时间可弥补运动强度的不足。

f. 根据预后的危险分级，进行相应的监护，并有妥善的急救安排（包括监护急救设备，急救措施等）。

② 制订运动处方。冠心病患者的病情及心功能状态因人而异，运动处方应个体化，为每个患者制订符合个人情况的运动方案。

a. 运动类型。常用的运动项目有走步、慢跑、游泳、踏车运动、保健操、经络锻炼法、无极桩、太极拳和瑜伽等。禁练项目有划船、双杠、举重、攀登、羽毛球等。最好采用有功率计的踏车，便于掌握运动强度。

b. 运动强度。常用的运动强度有3种表示方法。功能储量（%VO_2max）是以运动的VO_2占VO_2max的百分比表示的相对运动强度；最大心率的百分比（%HRmax），用心率作为运动强度指标；自感劳累分级法按自我感觉的劳累程度进行运动强度分级，常用的是15级分法。美国新制定的心脏康复指导方针认为，一般情况下，运动强度以70%~80%

HRmax 最为适宜。

c. 运动持续时间。冠心病患者的运动时间一般以 20～40min 为宜。病情较重者可采用间歇运动的方法。

d. 运动频率。运动频率通常是每周 3～5 次，视运动强度进行适当调整。

e. 进展速度。通常分为开始锻炼期、增强锻炼期及维持锻炼期。心绞痛患者在症状稳定后开始训练，至少要参加每周 3 次的 12 周程序，才有明显效果。

（3）用药指导　在冠心病的康复治疗过程中常同时配合药物的使用。常用的药物有扩血管药、降压药、降血脂药、抗凝药等，药物的应用既是临床治疗的延续和巩固又是康复治疗的重要手段，应注意药物治疗与其他康复治疗方法之间的相互影响并及时进行调整。如硝酸酯类药物及血管紧张素转化酶抑制剂可引起体位性低血压；β受体阻断剂、钙离子拮抗剂可引起心率减慢等。在制订运动处方时应引起注意。同时，在进行有效的康复训练时也应及时减少药物的应用。随身携带疾病卡片及急救药品，如硝酸甘油片等。遵医嘱按时、按量的坚持用药，不可随意增减药量或停药。定期门诊复查，当出现心前区不适时，如胸闷、胸痛等，应及时到医疗机构就诊。

（4）生活指导

① 生活习惯指导。少食多餐，戒烟限酒，情绪积极，适量运动，按时服药，定期复查。

② 排便指导。用力排便易使血压骤升而诱发意外，如晕厥、猝死，所以保持大便通畅尤为重要。如排便不畅，可多食用苹果、香蕉、芹菜、燕麦等富含维生素的食物，必要时使用开塞露等通便剂。

③ 睡眠指导。如果晚上睡眠不佳，可在睡觉前用温水泡脚 10～20min，或喝一杯热牛奶。保持就寝环境舒适有利于睡眠。

（5）心理指导　多数冠心病患者心理负担过重、性情烦躁易怒。如何避免情绪过分激动对于患者来说是非常重要的，心理调节对冠心病患者康复的效果是肯定的。常用的心理行为治疗方法有说理疏导法、暗示疗法、认知疗法、自我控制疗法、松弛疗法、行为矫正治疗、生物反馈疗法、音乐疗法、疏泄疗法等。

（6）健康教育指导　健康教育指导指定期或不定期地对患者进行卫生知识和康复知识的普及，其中包括通过改变不良的饮食习惯控制冠心病易患因素等。

[实训3] ▶▶ 冠心病患者的健康管理方案的制订

▶【实训案例】

王某，男，32 岁，公务员，工作强度不大，以文字工作为主。身高 175cm，体重 78kg，腰围 97cm，血压 138/83mmHg。睡眠好；嗜酒，偶有大醉；吸烟，平均每天小于 10 支；以荤菜为主的饮食习惯，喜咸辣肥腻，爱吃油条、炸鱼、红烧肉等；经常有应酬、外出就餐；偶尔打羽毛球。其父亲有高血压、冠心病史，特来寻求健康管理。

▶【实训目标】

① 能收集冠心病高危人群的信息并建立健康档案。

② 能进行冠心病风险评估。

③ 能制订冠心病干预方案。

▶【工作流程】

1. 收集健康信息及建立健康档案

（1）一般情况　王某，男，32岁，身高175cm，腰围97cm，体重78kg。汉族，已婚，大学文化程度，公务员，有公务员医保。

（2）生活方式及嗜好　嗜酒，偶有大醉；吸烟，平均每天小于10支；以荤菜为主的饮食习惯，喜咸辣肥腻，爱吃油条、炸鱼、红烧肉；经常有应酬、外出就餐；工作强度不大，以文字工作为主，睡眠好；偶尔打羽毛球。

（3）既往史及其他　既往体健。在每年一次单位组织的体检中曾测量过血压，最高为140/86mmHg，未做处理。家庭幸福，工作稳定。

（4）体检资料　今年单位组织体检，体检结果如下：

① 身高175cm，体重78kg，腰围97cm，血压138/83mmHg。内外科检查未见明显异常。

② 血常规检查正常。肝功能中谷丙转氨酶43IU/L，其余均在正常值范围内。血脂常规中总胆固醇（TC）7.8mmol/L，低密度脂蛋白（LDL）5.18mmol/L。肾功能中各项均在正常范围内。肝炎五项中乙肝表面抗体（HBsAb）阳性。血糖6.0mmol/L。尿常规、大便常规无异常。

③ 胸片及心电图检查未见明显异常。彩超提示轻度脂肪肝，胆道、脾脏、胰腺、双肾及输尿管未见异常声像。

父亲为高血压、冠心病患者，体胖，曾患脑卒中。特来寻求健康管理。

2. 健康及疾病风险性评估

（1）高血压筛检　该患者具有下列危险因素：

① 超重，体重指数（BMI）为$25.5kg/m^2$。

② 父亲患有高血压、冠心病，体胖，曾患脑卒中。

③ 嗜酒，有时大醉。

④ 吸烟，平均每天小于10支。

⑤ 以荤菜为主的饮食习惯，喜咸辣肥腻，爱吃油条、炸鱼、红烧肉，经常有应酬、外出就餐。

⑥ 体检血压138/83mmHg，为正常高值血压。

评估结果：该患者为高血压高危人群。

（2）冠心病筛检　根据陈君石、黄建始主编的《健康管理师》中成年男子危险分数表计算组合危险分数，为患冠心病危险分数评分：

吸烟小于10支，危险分数为1.07；饮酒，危险分数为1.18；有高血压家族史，危险分数为1.93；总胆固醇7.8mmol/L，危险分数为1.41；收缩压138mmHg，舒张压83mmHg，危险分数为0.88；体重指数（BMI）为$25.5kg/m^2$，危险分数为2.31；参加体育锻炼，危险分数为0.7；无糖尿病，危险分数为0.99。

组合危险分数如下：

$0.88×0.7×0.99+(1.07-1)+(1.18-1)+(1.93-1)+(1.41-1)+(2.31-1)=3.5$。

存在的死亡危险：冠心病的平均死亡率×3.5

评估结果：易患冠心病。该患者因发生冠心病而死亡的危险是当地同龄男性人群的3.5倍。

3. 制订健康干预方案

(1) 生活方式管理

① 该患者偶尔参加体育锻炼，鼓励坚持，并作出详细指导。

② 该患者体力活动太少，超重，腰围大于95cm，应减少由膳食摄入的能量，加强体力活动以增加能量消耗。控制能量平衡是保持健康的基本条件。计划每月减重1.3kg，逐渐达到理想体重70kg。

③ 该患者外出就餐时间较多，建议减少外出就餐次数，尽量在家中就餐。

④ 控制饮酒的次数和量。控制吸烟的数量，减至每天6支，渐减停。

⑤ 针对该患者口味重，爱吃油条、炸鱼、红烧肉等饮食习惯，建议每天将食用油的量控制在25g内，盐的量控制在6g内。减少油条的量，减少炸鱼、红烧肉等荤菜的摄入量，增加蔬菜、水果的摄入量。

(2) 饮食指导

① 该患者身高175cm，标准体重为70kg；工作强度为轻体力劳动，单位标准体重能量需要量30kcal/kg，每天所需热量为70×30＝2100（kcal）。

② 养成记膳食日记的习惯，指导患者进行自我监测。前一个星期由健康管理师每天查看，调整食物结构和分量，其后每周查看一次膳食日记，后改为半月一次，直至客户自己能熟练掌握膳食搭配方法为止。

③ 指导该患者三餐热量供应分配为早餐30%、午餐40%、晚餐30%。减慢进食速度，避免吃零食和宵夜。烹饪以植物油为主，以花生油、玉米油、葵花籽油为佳，限盐限油。建立节食意识，每餐不要过饱；避免暴饮暴食。

④ 指导该患者使用食物热量含量表、食物等量交换表、膳食平衡宝塔等。该患者主动寻求健康管理，而且文化程度较高，具有较强的自我学习能力，鼓励该患者主动学习更有利于健康管理。

⑤ 注意食物搭配，合理安排食物中三大营养素成分，使糖类占55%～60%、脂肪占20%～25%、蛋白质占15%～20%，保证质和量。注意奶类、肉类、淀粉类及蔬果的合理搭配，粗细适宜。培养良好的就餐习惯，例如每餐前先喝汤，能增加饱腹感，减少食物的摄入量等。

(3) 运动干预

① 建议每天散步或慢跑，结合其他运动项目，并逐步适当增加运动量，程度以运动后感觉轻松、有轻度疲劳感、情绪饱满、精力旺盛、食欲正常、睡眠好等最合适。

② 该患者静坐时间过长，指导其做工间操。

③ 鼓励进行家庭活动或社团活动，有家人或朋友的参与，可以相互鼓励、相互督促，较能坚持。

(4) 心理支持

① 定期随访，对坚持健康管理方案予以肯定并鼓励。

② 介绍该患者认识同类型管理对象，组成自我管理小组，交流健康管理心得，分享健康管理成果。

③ 在取得阶段性成果后，可以邀请他加入健康管理中来，在一些健康教育讲座中介绍健康管理经验。

④ 鼓励家属参与，提高家人健康意识，增进健康行为。

4. 效果评价

① 经过 6 个月的健康管理，患者体重下降至 70kg，平均每月减重 1.3kg，腰围减少至 90cm。接近管理目标，嘱咐坚持。

② 饮食习惯改变良好，能控制饮酒，减少吸烟，能坚持记膳食日记，能有意识地安排健康菜谱。

③ 接受管理 6 个月后体检情况与接受管理前的对比见表 3-2。

表 3-2　接受管理前与接受管理后 6 个月体检情况的对比

项目	健康管理前	健康管理后
体重/kg	78	70
腰围/cm	97	90
血压/mmHg	138/83	130/82
血糖/(mmol/L)	6.0	5.5
谷丙转氨酶/(IU/L)	43	38
总胆固醇/(mmol/L)	7.8	7.0
低密度脂蛋白/(mmol/L)	5.18	4.66

④ 坚持打羽毛球，每周 2～3 次。每天和家人散步或慢跑；每天做工间操每次 15min，每天 2～3 次。

⑤ 在接受健康管理后，该患者学习了大量预防冠心病的知识，并养成了良好的生活方式，降低了危险因素。该患者表示会坚持这种健康的生活方式并向周围的人传播健康的知识，达到了健康管理的目的。

▶【案例总结】

本案例中，根据该患者的体检资料及健康信息，对其进行冠心病的风险性评估，评估结果显示该患者为易患冠心病者。

根据该患者的具体情况，为其制订健康干预方案，包括生活方式管理、饮食指导、运动干预、心理支持等。定期跟踪随访历时 6 个月，并对该患者的健康管理进行效果评价。

该患者在接受健康管理后，减少了冠心病的危险因素，达到了健康管理的目的。

（曾小耘）

项目四　恶性肿瘤的健康管理

驱动目标

1. 掌握恶性肿瘤的危险因素。
2. 能够对恶性肿瘤高危人群进行识别、风险评估及健康促进。

PPT 课件

3. 熟悉恶性肿瘤健康信息的收集、临床表现及健康指导。
4. 熟悉恶性肿瘤的预防方法。

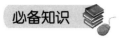

一、恶性肿瘤概述

肿瘤大致可以分成良性肿瘤和恶性肿瘤。良性肿瘤的生长速度缓慢，并不侵入邻近的正常组织内。除非长在要害部位，良性肿瘤一般不会致命，大多数可被完全切除，很少复发。恶性肿瘤是机体在各种因素作用下，局部组织的细胞在基因水平上失去对其生长的正常调控导致其克隆性异常增生与分化而形成的新生物。新生物一旦形成，其生长就不受正常机体的生理调节，不因病因消除而停止生长，最终破坏正常组织与器官。与良性肿瘤相比，恶性肿瘤生长速度快，呈浸润性生长，易发生出血、坏死、溃疡等，并常有远处转移，造成人体乏力、消瘦、贫血、食欲不振、发热以及严重的脏器功能受损等，最终造成患者死亡。

恶性肿瘤从组织学上分为上皮性的癌和非上皮性的肉瘤及血液癌。起源于上皮组织的恶性肿瘤统称为癌，是恶性肿瘤中最常见的一类；起源于间叶组织的恶性肿瘤统称为肉瘤。有少数恶性肿瘤不按上述原则命名，如肾母细胞瘤、恶性畸胎瘤等。

（一）全球癌症报告

2018年世界卫生组织（WHO）癌症研究机构发布了《全球癌症报告》，内容涵盖全世界癌症的流行和癌症导致的死亡人数。

在所有癌症数据中，男性的癌症发病率比女性高20%，但是女性的癌症死亡率比男性要高出50%。在男性中，肺癌是最常见的，占14.5%，女性的肺癌病例占全部癌症患者的8.4%。在男性中，主要的癌症杀手是肺癌、前列腺癌、结直肠癌、肝癌和胃癌；在女性中，头号癌症杀手仍然是乳腺癌，其次是肺癌、结直肠癌和宫颈癌。在28个国家，包括北美、北欧和西欧地区以及中国、澳大利亚和新西兰，肺癌仍然是头号杀手；其中匈牙利死于肺癌的妇女人数最多。吸烟是肺癌最常见的危险因素。

研究数据显示，患癌人数持续上升有多种因素：全球人数不断增长，人口基数越大意味着患癌的人也会越多；并且，世界人口老龄化也是患癌人数上升的原因之一，随着年龄的增长，患癌的概率也会逐渐增大；由于医疗水平的提高，不少国家死于脑卒中和心脏病的人数在不断下降，老年人口基数增大，变相地增大了潜在患癌人口基数。

（二）我国癌症报告

2019年1月我国国家癌症中心发布全国癌症统计数据。本次发布的数据为全国肿瘤登记中心收集汇总全国肿瘤登记处2015年登记资料。

1. 恶性肿瘤发病总体情况

随着人口增长和老龄化程度加剧，我国肿瘤患者发病率和死亡率持续走高。2015年，全国共新发恶性肿瘤约392.9万例（男性约215.1万例，女性约177.8万例），发病率为285.83/10万，中标发病率为190.64/10万，世标发病率为186.39/10万，0~74岁累积发病率为21.44%。因恶性肿瘤死亡占居民全部死因的23.91%，且近十几年来恶性肿瘤的发病和死亡均呈持续上升态势。近10多年来，恶性肿瘤发病率每年保持约3.9%的增幅，死亡率每年保持2.5%的增幅，目前每年新增肿瘤患病人数已突破400万人。

2. 恶性肿瘤的发病与死亡存在地区性差异

2015年恶性肿瘤发病率由高到低依次为东部、中部、西部地区，调整人口结构后地区间发病率差距减小。各地区年龄别发病率趋势相似，常见肿瘤种类有所不同。

恶性肿瘤死亡率由高到低依次为东部、中部、西部地区，调整人口结构后，中部地区死亡率高于东、西部地区。各地区年龄别死亡率趋势相似，主要恶性肿瘤死因大致相同。

3. 主要恶性肿瘤发病情况

按发病例数顺次排位，肺癌是我国最常见的恶性肿瘤，2015年发病例数约为78.7万例，其后依次为胃癌（40.3万例）、结直肠癌（38.8万例）、肝癌（37.0万例）和乳腺癌（30.4万例）。男性最常见的恶性肿瘤为肺癌（52.0万例），女性最常见的恶性肿瘤为乳腺癌（30.4万例）。

4. 分年龄段发病率

各地区0～30岁组恶性肿瘤发病率均较低，30岁以上人群发病率快速增高，80岁以上组达到高峰，之后有所下降。各地区20～50岁组女性发病率均略高于男性，50岁以上人群男性发病率显著高于女性。30岁以上年龄组发病人数快速增长，60～64岁组的发病人数最多，其后发病人数有所下降。总体而言，各地区男性、女性年龄别发病率变化趋势相似。

二、恶性肿瘤健康信息收集

建立详尽的个人健康信息档案，主要内容包括年龄、性别、体重、从事职业、现患疾病、家族史、使用药物、过敏史、饮食特点、不良嗜好、运动情况、家庭和睦状况、心理状态、月经情况、生育情况、生活习惯、实验室和器械检查等。

通过建立健康档案，发现恶性肿瘤的相关危险因素，如遗传、运动、饮酒、吸烟等各种危险因子暴露量和乙肝病史等。

三、恶性肿瘤健康信息监测

（一）危险因素

1. 行为及生活方式

（1）吸烟　吸烟与肺癌的关系已经得到了大量事实证明。肺癌的发病率与吸烟有关：吸烟年龄越早、数量越多，发生肺癌的机会越大，两者有明显相关性。戒烟后患癌危险度渐趋下降，5年后可保持在比一般人略高的水平。据Hammond等44个月的调查发现，每天吸烟半包至1包、1包至2包及2包以上者的鳞癌死亡率比不吸烟者的分别增高8.4倍、18倍和21倍。

长期吸烟者的肺癌发病率比不吸烟者高10～20倍，喉癌发病率高6～10倍，食管癌发病率高4～10倍，胰腺癌发病率高2～3倍，膀胱癌发病率高3倍，血癌危险性增加1.78倍。吸烟者在戒烟后发生有益变化，5年内肺癌死亡率比一般吸烟者（每天一包）下降或近于不吸烟者，口腔、呼吸道、食管癌发病率降到吸烟者发病率的一半；10年内，癌前细胞被健康的细胞代替；10年以上肺癌发病率大致降到和不吸烟者相同。

(2) 饮酒　口腔癌、咽癌、喉癌、食管癌、直肠癌、肝癌、胃癌、乳腺癌与饮酒有关，称为"酒精相关癌症"。酒精导致癌症的具体机制因癌症种类不同而不同，例如在肝癌中，会先引起肝硬化；而在上消化道肿瘤中，则主要是因为乙醇在唾液中转化为乙醛，使唾液中乙醛的浓度达到血液中的10～100倍，从而导致上消化道癌变。

除了直接致癌作用以外，酒精也可在细胞色素P-450的作用下促进氧自由基的大量生成，从而造成DNA的广泛突变以及组蛋白的甲基化与乙酰化。同时，酒精能使视黄酸浓度降低，从而导致细胞过度增生、分化，因此更易于发生癌变。酒精还可以影响激素的效果，比如提升雌二醇水平，这也是女性生殖系统癌症如乳腺癌的发生原因之一。

(3) 饮食　肿瘤病因学的研究发现，许多肿瘤的发生与饮食有关。饮食致癌的可能途径、方式大约有以下几种。

① 天然食物或食品添加剂中存在致癌物。如腌制食品、霉变食品中含有亚硝基化合物，该物质对多数动物有很强的致癌作用。食用色素中具致癌性的有对二甲氨基偶氮苯（致肝、胆管、皮肤、膀胱癌）、邻氨基偶氮甲苯（致肝、肺、膀胱癌和肉瘤）、碱基菊橙（致肝癌、白血病、网状细胞肉瘤）等。香料及调味剂中具致癌作用的有黄樟素（致肝、肺、食管癌）、单宁酸（致肝癌、肉瘤）及甘素（即N-苯乙基脲，致肝癌）。

② 食物受致癌物污染。发霉的米、麦、高粱、玉米、花生、大豆含有大量的黄曲霉毒素。黄曲霉毒素被世界卫生组织划定为1类致癌物，毒性比砒霜大68倍，仅次于肉毒毒素，是目前已知霉菌中毒性最强的。据悉，黄曲霉毒素的危害性在于对人及动物肝脏组织有破坏作用，严重时可导致肝癌甚至死亡。在天然污染的食品中以黄曲霉毒素B_1最为多见，其毒性和致癌性也最强。长时间食用含低浓度黄曲霉毒素的食物被认为是导致肝癌、胃癌、肠癌等疾病的主要原因。

③ 食物在加工或烹调过程中产生致癌物。烟熏、炙烤及高温烹煮食物时由于蛋白质热解，特别在烧焦的肉中可产生有致突变和致癌性的多环有机化合物。油被连续和重复加热及添加到未加热的油中都会促进致癌物及辅癌物生成。因此，多次或长时间使用过热的油都有引起恶性肿瘤的危险。

④ 食物成分在胃肠道内形成致癌物。当胃肠道中细菌多时，细菌的代谢作用与硝酸盐的还原能力均加强（细菌的硝酸盐还原酶适于在中性环境中发挥作用），故胃酸减少或缺乏时，胃内亚硝酸盐浓度高，出现适于亚硝胺形成的胃内环境。

⑤ 营养缺乏时的间接致癌作用。进食粗糙的食物、长期缺铁、营养不足时发生食管癌和胃癌的危险性增加。硒的平均摄入量、血硒水平、饮食中硒的浓度均与发生恶性肿瘤的危险性呈负相关。长期缺碘或碘过多与甲状腺癌的发生有关。

⑥ 过多营养的间接致癌作用。食物热量过高、纤维素过少，特别是脂肪总摄入量过高，可使乳腺癌、结肠癌、前列腺癌的发病率增加。动物实验表明，高脂肪膳食又缺乏胆碱、叶酸、维生素B_1及甲硫氨酸时，可增强各种化学致癌物的致癌性。高脂肪饮食和膳食纤维不足是引发大肠癌的重要因素。

⑦ 不良的饮食习惯。饮食习惯不良（三餐不定时、暴饮暴食、进食快、喜烫食等）为食管癌、胃癌的危险因素。如果饮食习惯不良，容易使胃的负担过重，造成机械的胃黏膜损伤以及胃液的分泌紊乱，久之导致慢性胃病的发生。而慢性胃病，尤其是萎缩性胃炎，会使胃黏膜的保护和屏障作用遭到破坏，增加致癌物的致癌风险。

2. 环境理化因素

(1) 化学致癌　世界卫生组织指出，人类恶性肿瘤的 80%～90% 与环境因素有关，其中最主要的是与环境中化学致癌因素有关。煤焦油中具有致癌作用的物质是多环芳烃化合物，如 3,4-苯并芘和 3-甲基胆蒽等，这些物质小剂量即可使实验动物发生恶性肿瘤（如皮肤癌和肺癌），工厂排出的煤烟、汽车排出的废气、燃烧的纸烟均含有这些物质。

(2) 电离辐射　电离辐射可诱发人类癌症。在日本广岛和长崎 1945 年 8 月原子弹爆炸事件后的幸存者中，白血病发病率明显增高，1950～1954 年达到高峰，而且距爆炸中心越近，接受辐射剂量越大者，白血病发病率越高。

3. 社会心理因素

儿童时期父母早亡、离异、不和睦、长期分离，成年后再遭挫折、丧偶、事业失败、理想破灭、难以宣泄的悲哀、生活中的巨大精神刺激和持续紧张、压力导致绝望都是导致癌症的重要社会心理因素。性格特征与恶性肿瘤有一定关系。

我国学者研究发现具有下列性格特点者易患癌症。

① 多愁善感、精神抑郁者；
② 易躁易怒、忍耐性差者；
③ 沉默寡言、对事物态度冷淡者；
④ 性格孤僻、脾气古怪者。

长期处于孤独、矛盾、失望、压抑状态，是促进恶性肿瘤生长的重要因素。

4. 药物因素

有些药物长期使用会致癌。

(1) 雄激素类药　研究发现，雄激素类药物对肝脏具有一定的损害作用，长期或大量地使用这类药物，可诱发肝癌。

(2) 抗癫痫药　致癌的药物主要有苯巴比妥和苯妥英钠。苯巴比妥具有一定的致畸、致癌作用，患者若长期、过量地服用该药，可诱发恶性脑瘤或肝癌。

(3) 解热镇痛药　研究发现，长期或过量地使用此类药物，可诱发肾盂癌、胃癌、肝癌和膀胱癌等。

(4) 抗肿瘤药　研究表明，长期应用环磷酰胺，可诱发膀胱癌、淋巴癌及急性白血病。甲氨蝶呤主要用于治疗各种恶性肿瘤、银屑病及自身免疫性疾病等。研究表明，白血病及银屑病患者若长期使用甲氨蝶呤，可能诱发皮肤癌、鼻咽癌和乳腺癌。

(5) 黄体酮　研究发现，女性若长期应用黄体酮，可诱发宫颈癌。

(6) 己烯雌酚　研究表明，女性长期应用该药，可增加患子宫内膜癌的概率。此外，男性若连续数年应用己烯雌酚，有可能诱发肾上腺癌。

(7) 氯霉素　研究发现，氯霉素可抑制骨髓的造血功能，导致白细胞减少。患者若长期应用该药，可能导致再生障碍性贫血或诱发急性白血病。

5. 职业因素

有些职业工种经常接触致癌物，如砷化合物、石棉、双氯甲醚与工业品氯甲醚、甲醚、镉的氧化物、铬（铬酸盐生产工业）、赤铁矿采矿（氡）、芥子气、镍（镍精炼）、多环芳烃（烟炱）、沥青焦油、矿物油、煤焦油煤气、4-氨基联苯、联苯胺、β-萘胺、氯乙烯、苯、异丙基油、镍和镍化合物等，会增加致癌的风险。

6. 微生物感染

目前认为与人类肿瘤可能有密切关系的是乙型肝炎病毒（原发性肝细胞癌）、EB病毒（Burkitt淋巴瘤、鼻咽癌）和单纯性疱疹病毒Ⅱ型（宫颈癌）。应考虑宿主的基因组和一些协同因素（化学致癌物、激素、免疫缺陷等）可能在病毒致癌中的作用。在一定条件下，病毒基因组可部分或全部整合到宿主细胞染色体中，从而导致细胞恶变。

7. 内分泌失调

很多和激素有关的器官和组织，如乳腺、卵巢、子宫内膜、前列腺和甲状腺等，在长期内分泌失调时易发生癌症。

8. 生物学因素

生物学因素主要是病毒。另外，幽门螺杆菌是胃癌的致病因子。病毒因素主要包括：

（1）RNA致瘤病毒　RNA致瘤病毒是通过转导或插入突变这两种机制将其遗传物质整合到宿主细胞DNA中，并使宿主细胞分生转化的。

人类T细胞白血病/淋巴瘤病毒1（human T-cell leukemia/lymhoma virus 1，HTLV-1）是与人类肿瘤发生密切相关的一种RNA病毒，与T细胞白血病/淋巴瘤有关。HTLV-1病毒与艾滋病（AIDS）病毒一样，转化的靶细胞是$CD4^+$的T细胞亚群（辅助T细胞）。HTLV-1在人类是通过性交、血液制品和哺乳传播的。受染人群发生白血病的概率为1%。

（2）DNA致瘤病毒

① 人类乳头状瘤病毒（human papilloma virus，HPV）。HPV的高危亚型（如16、18型）的DNA序列已在75%～100%的宫颈癌病例的癌细胞中发现。HPV的致癌机制还不完全清楚。近年来发现HPV的16、18和31高危亚型的早期病毒基因产物E6和E7蛋白，极易与Rb和$p53$基因的产物结合并中和其抑制细胞生长的功能。在体外，Rb和$p53$基因产物的失活能使人类棘细胞转化并且长期存活，但不形成肿瘤。这时如果再转染一个突变的ras基因，就会引起完全的恶性转化。这说明HPV在致癌时不是单独作用的，而是需要环境因素的协同。

② 乙型肝炎病毒和丙型肝炎病毒。这两种肝炎病毒是发生原发性肝细胞癌的原因之一。HBV导致的慢性肝损伤使肝细胞不断再生，这使另外的致癌因素（如黄曲霉毒素B_1）的致突变作用容易发生。HBV可能编码一种称为X蛋白的调节成分，使受染肝细胞的几种原癌基因激活。对某些患者来说，HBV的整合可导致$p53$基因的失活。通过上述机制导致肝细胞性肝癌的发生。

③ EB病毒。与之有关的人类肿瘤是Burkitt淋巴瘤和鼻咽癌。

（二）临床表现

恶性肿瘤的临床表现因其所在的器官、部位以及发展程度不同而有所差异。但恶性肿瘤早期多无明显症状，即便有症状也常无特征性；等患者出现特征性症状时，肿瘤常属于中晚期。一般将癌症的临床表现分为局部表现和全身症状两个方面。

1. 局部表现

（1）肿块　肿块是由癌细胞恶性增殖所形成的，可用手在体表或深部触摸到，常是患者就诊的主要原因，也是诊断肿瘤的重要依据。甲状腺、腮腺或乳腺的肿块，可在皮下较浅部位触摸到。肿瘤转移到淋巴结，可导致淋巴结肿大，某些表浅淋巴结（如颈部淋巴结和腋窝淋巴结）容易触摸到。至于在身体较深部位的肿瘤，一般较难发现。当肿瘤引起压迫、阻塞或破坏所在器官而出现症状时，可通过进一步检查发现。

恶性肿瘤肿块生长迅速、表面不平滑、不易推动；良性肿瘤则一般表面平滑，像鸡蛋和乒乓球一样容易滑动。肺部等胸腔器官的肿瘤无法直接触摸到，但在胸片或CT上可以看到相应的肿块，或在锁骨上等部位触摸到转移的淋巴结肿块。

（2）疼痛　肿瘤的膨胀性生长或破溃、感染等使末梢神经或神经干受刺激或压迫，可出现局部疼痛，为恶性肿瘤常见症状之一。开始时多为隐痛、钝痛，夜间明显，逐渐加重，变为疼痛难忍、昼夜不休。出现疼痛往往提示癌症已进入中、晚期，一般止痛药效果差。

（3）溃疡　体表或胃肠道的肿瘤，若生长过快，可因供血不足出现组织坏死或因继发感染而形成溃烂。如某些乳腺癌可在乳房处出现火山口样或菜花样溃疡，分泌血性分泌物，并发感染时可有恶臭味。胃、结肠癌形成的溃疡一般只有通过胃镜、结肠镜才可观察到。

（4）出血　出血是由癌组织侵犯血管或癌组织小血管破裂而造成的。如肺癌患者可出现咯血或痰中带血；胃癌、食管癌、结肠癌则可出现呕血或便血；尿道肿瘤可出现血尿；宫颈癌可有阴道流血；肝癌破裂可引起腹腔内出血。

（5）梗阻　恶性肿瘤都可能影响呼吸道、胃肠道、胆道或尿道的通畅性，引起呼吸困难、腹胀、呕吐、黄疸或尿潴留等。例如，当梗阻部位在呼吸道即可发生呼吸困难、肺不张；食管癌梗阻食管则吞咽困难；胆道部位的癌可以阻塞胆总管而发生黄疸；膀胱癌阻塞尿道而出现排尿困难等；胃癌伴幽门梗阻可引起餐后上腹饱胀、呕吐等。总之，癌症因梗阻的部位不同而出现不同的症状。

（6）其他　颅内肿瘤可引起视力障碍（压迫视神经）、面瘫（压迫面神经）等多种神经系统症状；骨肿瘤侵犯骨骼可导致骨折；肝癌引起血浆白蛋白减少而致腹水等。肿瘤转移可以出现相应的症状，如区域淋巴结肿大、肺癌胸膜转移引起的恶性胸腔积液等。

2. 全身症状

早期恶性肿瘤多无明显全身症状。恶性肿瘤患者常见的非特异性全身症状有体重减轻、食欲缺乏、发热、恶病质、大量出汗（夜间盗汗）、贫血、乏力等。

四、恶性肿瘤健康风险评估

（一）恶性肿瘤高危人群的评估

在肿瘤的高危人群中，发生肿瘤的可能性远远高于一般人群。高危人群的界定是相对的，不同的肿瘤、不同的地区，其高危人群可能有很大不同。

例如，从未生育或首次妊娠在35岁以后的妇女、寡居妇女、年龄在35岁以上的妇女，有良性乳腺疾病的肥胖妇女以及母亲或姐妹中有患乳腺癌者，均属乳腺癌高危人群；多年吸烟的男性老年人，对于肺癌来说即是高危人群；再如肝癌的高危人群在我国是以乙型肝炎病毒感染者为准，而在日本则已考虑将曾有输血史的丙型肝炎病毒感染者列入高危人群中。

1. 肺癌的高危人群

与肺癌的发生有关的因素：第一是年龄，第二是吸烟，第三是职业。肺癌的高发因素归结为环境因素、职业接触、吸烟、家庭烹调、绿色蔬菜摄入量不足、呼吸道慢性疾病和遗传因素等。一般来讲，大于 55 岁以上者的肺癌发病率会逐渐上升，到了 75 岁达到最高峰。

吸烟是患肺癌的首要因素，85%~90%的肺癌都是由吸烟引起的，而且男性吸烟者肺癌的死亡率是不吸烟者的 8~20 倍。吸烟时间越早，吸烟量越大，风险就越大。吸烟 20 年以上的、20 岁以下开始吸烟的、每天吸烟 20 支以上的，三个"20"只要有一条，都非常容易得上肺癌。吸烟指数（吸烟年数×平均每天吸烟支数）超过 400 是一个危险信号。

《美国国立综合癌症网络（NCCN）指南》中提出的肺癌筛查风险评估因素包括吸烟史（现在和既往）、氡暴露史、职业史、患癌史、肺癌家族史、疾病史（慢性阻塞性肺疾病或肺结核）、烟雾接触史（被动吸烟暴露）。

风险状态分 3 组：

① 高危组：年龄 55~74 岁，吸烟史≥30 包/年，戒烟史＜15 年（1 类）；或年龄≥50 岁，吸烟史≥20 包/年，另外具有被动吸烟除外的其他危险因素（2B 类）。

② 中危组：年龄≥50 岁，吸烟史或被动吸烟接触史≥20 包/年，无其他危险因素。

③ 低危组：年龄＜50 岁，吸烟史＜20 包/年。

NCCN 指南建议高危组进行肺癌筛查，不建议低危组和中危组进行筛查。

2. 肝癌的高危人群

流行病学资料表明，几乎所有地区的男性肝癌患者均多于女性，男女之比约为 2∶1，肝癌高发区男女患者比例高于 3∶1。因此，从性别上来说，男性是肝癌的高危人群。

从年龄上来说，肝癌多发生于 35 岁以上的人群。调查资料表明，在肝癌发病率高的地区，青壮年的肝癌发病率较高，而在肝癌发病率低的地区，60 岁以上年龄的老年人发病率较高，即高发区肝癌多发生于青壮年，低发区肝癌多发生于中老年。

从微生物感染上来说，乙型肝炎病毒（HBV）与肝癌有密切、特定的因果关系，乙型肝炎病毒是仅次于烟草第二种已知的人类致癌物。所有 HBsAg 携带者，如果生存时间足够长，不因其他原因死亡，最终将发生肝癌。40%以上的持续感染者成年后因肝癌或肝硬化死亡。

除此之外，肝癌存在一定的家族聚集倾向。已有研究结果提示，某些遗传缺陷患者发生肝癌的危险性增加。因此亲属中曾有肝癌患者的人群亦属肝癌的高危人群。

最后，在许多欧洲国家、美国及澳大利亚，饮酒是慢性肝病的重要因素。饮酒与肝癌的危险性增加有关。

研究发现，年龄在 35~55 岁之间，有乙型肝炎病史或乙型肝炎标志物阳性的人为主要的肝癌高危人群。对于这些人每年进行两次肝癌普查，对早期发现肝癌具有重要意义。

高危人群包括以下对象：

① 乙型肝炎表面抗原阳性者。

② 有乙型肝炎或丙型肝炎病史者。

③ 有肝癌家族史者。

④ 有长期大量饮酒史者。

⑤ 甲胎蛋白（AFP）低浓度持续阳性者。AFP 高浓度持续阳性以及渐增性升高或波动性升高者大部分属于肝癌，而 AFP 低浓度持续阳性者则应警惕亚临床肝癌，需定期复查并进行影像学检查监控。

3. 乳腺癌的高危人群

第一代亲属中（母亲、姐妹等）中，如果有乳腺癌发病，这个家族就属于高危人群，但高危不等于遗传。现已发现，如果患者血液或组织中含有 BRCA-1 基因，同时其子女中如果也能查到 BRCA-1 基因，那么其子女就处于比较高危险的状态。一个含有 BRCA-1 遗传突变基因的人，一生中发生乳腺癌的机会大于 80%，并且发病的年龄比较早，往往在 50 岁以前，同时伴有发生卵巢肿瘤的机会。

如果母亲是在绝经后发生乳腺癌的，那么其子女发生乳腺癌的机会增加 20%。但如果母亲是在绝经前发生乳腺癌的，那么其子女发生乳腺癌机会会增加 2 倍。另外，如果母亲单侧发生乳腺癌，那么其子女发生乳腺癌的机会比常人会增加 1 倍。但如果母亲绝经前发生，又是双侧乳腺癌，那么其子女发生乳腺癌的机会会增加 7~8 倍，这种情况下的这些人群往往有基因突变。

以下人群是发生乳腺癌的高危人群：

① 月经初潮年龄小于 12 岁或绝经年龄大于 50 岁者。

② 第一胎的生育年龄大于 35 岁，或未生育、产后未哺乳者。

③ 母亲与姐妹有乳腺癌史者。

④ 对侧乳房曾有癌症史者。

⑤ 曾长期或一次大剂量接受电离辐射者。

⑥ 有口服避孕药物史者。

4. 宫颈癌的高危人群

① 性生活过早、混乱者。性生活过早（指 18 岁前即有性生活）的妇女，其宫颈癌的发病率较 18 岁以后开始性生活的要高 4 倍。15 岁以前开始性生活或有 6 个以上性伴侣者，其宫颈癌的发病率增加 10 倍。妇女性生活开始早且患有梅毒、淋病等性传播性疾病，则其宫颈癌的发病率较正常妇女高 6 倍。现已证实，若妇女与多个男子发生性关系，其发生宫颈癌的机会增加，处女则很少患宫颈癌。

② 早婚和多产者。18 岁以前结婚比 25 岁以后结婚者宫颈癌的患病率高 13.3 倍。未婚及未产妇女患宫颈癌的机会极少；多次结婚的妇女宫颈癌的发病率较高。多次分娩也会增加宫颈癌的发病率，分娩 7 次以上者宫颈癌的发病率明显增高。

③ 配偶有高危因素者。有人认为丈夫包皮过长或包茎者其妻子发生宫颈癌的相对危险性较大。患有阴茎癌或前列腺癌或其前妻患宫颈癌，以及有多个性对象的男性，其妻子患宫颈癌的机会增加。

④ 有病毒或真菌感染者。单纯疱疹病毒Ⅱ型、人乳头瘤病毒（HPV）、人巨细胞病毒以及真菌感染可能与宫颈癌的发生有关。目前已知与宫颈癌发病关系密切的是 HPV-16 和 HPV-18。

⑤ 社会经济地位低及吸烟者。宫颈癌多发生在社会经济地位低下的妇女。吸烟的妇女患宫颈癌的机会比不吸烟者增加2倍。另外，不同的地区、不同的生活习惯也可能影响宫颈癌的发病率。妇女免疫功能低下、不良的精神因素都与宫颈癌的发生有关。

⑥ 有慢性宫颈炎、宫颈上皮内瘤样病变的女性。

⑦ 家族中有多人患有宫颈癌的女性。

5. 口腔癌的高危人群

① 吸烟、饮酒者。吸烟与口腔癌发病显著相关，吸烟越早、烟龄越长，发病风险越高。每天吸烟15支+饮酒100g，口腔癌发病率可增加7.28倍。

② 口腔卫生不良者。口腔卫生差，细菌和霉菌滋生、繁殖形成亚硝胺及其前体，致癌。口腔炎时细胞处于增殖状态，对致癌物敏感性增强。维生素A、微量元素（如锌）缺乏，可能导致黏膜上皮损伤、角化过度。

③ 有长期、持续的口腔不良刺激者。WHO国际癌症研究中心明确指出槟榔为一级致癌物，嚼食槟榔与致癌之间有因果关系。嚼食槟榔、槟榔混合物，可使口腔黏膜上皮基底细胞分裂活动增加，进而继发口腔癌。牙齿残根、锐利牙齿、不合适的牙托或假牙长期刺激口腔黏膜，形成慢性溃疡，久之可致癌变。

④ 梅毒感染者。

⑤ 紫外线照射的户外工作者及接受放疗者。

6. 前列腺癌的高危人群

① 有前列腺癌家族史者。

② 长期前列腺发炎者。

③ 嗜食高脂肪、高热量食物者。

④ 吸烟者。

⑤ 年龄大者。前列腺癌在小于45岁的男性中非常少见，绝大多数前列腺癌患者的年龄大于65岁。基本上，在40岁以后年龄每增加10岁，前列腺癌的发病率就几乎加倍。50～59岁男性患前列腺癌的危险性为10%，而80～89岁男性患前列腺癌的危险性陡增至70%。

7. 胰腺癌的高危人群

① 年龄大于40岁，有上腹部非特异性不适者。

② 有胰腺癌家族史者。

③ 突发糖尿病，特别是不典型糖尿病，年龄在60岁以上，缺乏家族史，无肥胖，很快形成胰岛素抵抗者。40%的胰腺癌患者在确诊时伴有糖尿病。

④ 慢性胰腺炎患者。目前认为慢性胰腺炎在小部分患者中是一个重要的癌前病变，特别是慢性家族性胰腺炎和慢性钙化性胰腺炎。

⑤ 导管内乳头状黏液瘤亦属癌前病变。

⑥ 患有家族性腺瘤息肉病者。

⑦ 良性病变行远端胃大部切除者，特别是术后20年以上的人群。

⑧ 长期吸烟、大量饮酒，以及长期接触有害化学物质者等。

⑨ 处于石油、矿工、煤气、铝金属工作环境中者。

8. 结直肠癌

① 在有血缘关系的亲属中，有患胃癌、结肠癌或结肠息肉者。

② 有结肠癌病史，大肠癌、大肠腺瘤或息肉术后人群。

③ 糖尿病患者。

④ 超重和肥胖人群。

⑤ 患妇科恶性肿瘤并接受过盆腔放疗的女性。

⑥ 有长期吸烟、酗酒等不良生活及饮食习惯者。

⑦ 长期患有炎症性肠病的患者。

⑧ 胆囊切除术后10年以上者、出现不明原因排便习惯改变或粪便形状异常者、反复出现贫血者。

⑨ 有慢性萎缩性胃炎、胃溃疡、胃息肉或做过胃部手术者，幽门螺杆菌感染者。

⑩ 经常食用高热量、高蛋白、高脂肪、低纤维素的食物者，经常食用腌制食物和烟熏鱼肉者。

⑪ 长期在含有大量烟尘、石棉和镍环境中工作者。

⑫ 久坐不动人群，反复减肥人群，乱用营养品、保健品者。

⑬ 作息紊乱、时常熬夜、爱吃夜餐的人群。

9. 胃癌的高危险人群

① 患有胃癌癌前病变的患者。胃癌癌前病变是指具有胃癌易变倾向的良性疾病，常见的有如下几种：

a. 慢性萎缩性胃炎，是最常见的一种癌前病变，其发生胃癌的概率可以高达10%；

b. 慢性胃溃疡，癌变率一般不足3%。若近期溃疡症状有规律性改变、程度加重，并出现食欲减退、呕吐、进行性消瘦，应注意是否发生癌变；

c. 胃息肉。一般认为，直径＞2cm，多发且基底较宽的息肉癌变率高；

d. 胃部分切除术后。大量资料表明，胃部分切除术后残胃发生癌变的危险性增加，可达0.3%～10%；

e. 其他癌前病变，如巨大胃黏膜肥厚症、疣状胃炎等。

② 有幽门螺杆菌感染者。研究表明，幽门螺杆菌感染率与胃癌死亡率明显呈正相关。感染幽门螺杆菌的人群发生胃癌的危险性是未感染人群的4倍。

③ 有不良饮食习惯者。如饮食不规律、吃霉变食物、吃饭速度快、喜食腌制食品、喜食熏制食品、高盐饮食、少食新鲜蔬菜者。常食用霉变食物可导致胃液中出现杂色曲霉、黄曲霉、镰刀菌等霉菌感染，产生的杂色曲霉毒素、黄曲霉毒素是强烈的致癌物质。另外，腌制、熏制的食物中含有大量致癌物质，久食可导致胃癌发病概率增高。高盐饮食也与胃癌的发生呈正相关，例如：美国、新西兰等国家每天每人摄入食盐量为10g，其胃癌的发病率很低；食盐摄入量为每天12～15g的国家，其胃癌发病率较高；日本、芬兰及多数东欧国家胃癌发病率很高，他们每人每天摄入的食盐量超过15g。目前认为，食盐本身并不致癌，可能由于其造成了胃黏膜损伤，与其他致癌因素协同使人更易患胃癌。

④ 长期酗酒及吸烟者。酒精可以刺激胃黏膜，使黏膜细胞发生改变而导致胃癌的发生。吸烟与胃癌的关系也得到了肯定，并且吸烟可能是一项很强的危险因素。吸烟者患胃癌的危

险性不仅与吸烟量有关，而且也与开始吸烟时的年龄有关，以青少年时期就开始吸烟的危险性最大。值得注意的是，饮酒、吸烟既可独立影响胃癌的发生，也可以产生相乘作用，使胃癌发生的危险性大幅提高。

⑤ 精神受刺激和爱生闷气者。在胃癌危险因素的调查分析中，发现爱生闷气、精神受刺激、长期抑郁者胃癌发生的危险性明显升高。

⑥ 有胃癌或食管癌家族史者。胃癌存在家族聚集性现象，据报道胃癌患者家属中胃癌的发病率比正常人群高 2~3 倍。亦有弥漫型胃癌与 A 型血有关的报道。但遗传因素在胃癌的发生中如何发挥作用目前仍不十分清楚。

⑦ 某些特殊职业者。研究表明，暴露于硫酸尘雾、铅、石棉、除草剂环境中的工人，以及金属行业的工人，胃癌发生的危险性明显升高。

（二）恶性肿瘤患者的评估

某个体是否存在恶性肿瘤，应详细询问病史，进行体格检查，随后根据病史资料进行如 X 射线、B 超、CT 等影像学检查，肿瘤标志物检查和病理学检查，综合判断。

随着医学科学的发展，现代医学诊断恶性肿瘤有许多方法，如血液学检查、影像学检查和细胞学及组织病理学检查等。

1. 肿瘤标志物

肿瘤标志物是癌细胞分泌或脱落到体液或组织中的物质，或人体对体内新生物（癌）的反应而产生并进入体液或组织中的物质。这些物质有的不存在于正常人体内，只存在于胚胎中；有的在正常人体内的含量很低，而在肿瘤患者体内才出现高表达，含量超过正常人。如甲胎蛋白、癌胚抗原等。通过检查血液中的这些物质可以早期发现、辅助诊断，也可对疗效评价及有无复发提供参考，简便易行，非常适合体检和重点人群的普查。

常用肿瘤标志物如下：

（1）甲胎蛋白（AFP）

① 80% 原发肝癌 AFP>400ng/ml，近 20% AFP 正常。AFP 可早于影像学 6~12 个月出现异常，为肝癌的早期诊断提供重要依据，建议肝硬化患者定期复查 AFP。

② 病毒性肝炎、绝大部分肝硬化 AFP<400ng/ml。

③ 内胚层癌、畸胎瘤、睾丸癌、卵巢癌、胃癌等伴肝转移者，AFP 可升高。

④ 妇女妊娠 3 个月后，AFP 开始升高，7~8 个月时达高峰，一般在 400ng/ml 以下，分娩后 3 周恢复正常。妊娠期 AFP 异常升高，要排除胎儿神经管缺损、畸形的可能。

（2）癌胚抗原（CEA）

① CEA 升高主要见于结直肠癌、胃癌、肝癌、肺癌、胰腺癌、乳腺癌、卵巢癌、子宫内膜癌及宫颈癌、尿道肿瘤等，其他恶性肿瘤也有不同程度的阳性率。

② 肝硬化、肝炎、肺气肿、肠道憩室、直肠息肉、结肠炎等良性病的 CEA 可升高。

③ 癌症越晚期，CEA 越高，阳性率越高；腺癌最敏感，其次是鳞癌和低分化癌，分化程度越高，阳性率越高。

④ 正常人中吸烟者的 CEA 升高。

⑤ 癌症患者的胸腔积液、腹水、消化液、分泌物中的 CEA 常升高。

（3）糖类抗原 125（CA125）

① 卵巢癌血清 CA125 升高，阳性率 61.4%；治疗有效，CA125 下降；复发，CA125 升高先于症状。CA125 是判断疗效和复发的良好指标。

② 其他非卵巢恶性肿瘤也有一定的阳性率，如宫颈癌、子宫内膜癌 43%，胰腺癌 50%，肺癌 41%，胃癌 47%，结直肠癌 34%，乳腺癌 40%。

③ 其他非恶性肿瘤，也有不同程度的升高，但阳性率较低，如子宫内膜异位症、盆腔炎、卵巢囊肿、胰腺炎、肝炎、肝硬化等。

④ 在许多良性和恶性胸腔积液、腹水中发现 CA125 升高。

⑤ 妊娠早期，也有 CA125 的升高。

（4）糖类抗原 15-3（CA15-3）

① 乳腺癌患者 CA15-3 升高，乳腺癌初期的敏感性为 60%，乳腺癌晚期的敏感性为 80%。

② 其他恶性肿瘤也有一定的阳性率，如肺癌、结肠癌、胰腺癌、卵巢癌、宫颈癌、原发性肝癌等。

③ 肝脏、胃肠道、肺、乳腺、卵巢等非恶性肿瘤性疾病，阳性率一般<10%。

（5）糖类抗原 19-9（CA19-9）

① 胰腺癌、胆囊癌、胆管壶腹癌的 CA19-9 明显升高，尤其胰腺癌晚期的阳性率可达 75%，是重要的辅助诊断指标，但早期诊断价值不大。

② 胃癌的阳性率为 50%；结直肠癌的阳性率为 60%；肝癌的阳性率为 65%。

③ 其他恶性肿瘤也有一定的阳性率，如乳腺癌、卵巢癌、肺癌等。

④ 某些消化道炎症的 CA19-9 也有不同程度的升高，如急性胰腺炎、胆囊炎、胆汁淤积性胆管炎、肝炎、肝硬化等。

（6）糖类抗原 72-4（CA72-4）

① 胃癌的阳性率为 65%～70%，有转移者更高。

② 结直肠癌、胰腺癌、肝癌、肺癌、乳腺癌、卵巢癌也有一定的阳性率。

（7）前列腺特异抗原（PSA）

PSA 是目前广泛应用于前列腺癌的肿瘤标志物。良性前列腺增生（BPH）时，血清 PSA 可增高，在前列腺癌诊断中的敏感性和特异性仍有待提高。虽然女性没有前列腺器官，但 PSA 也存在于几种女性组织和体液中，具有临床应用价值。PSA 阳性乳腺癌患者治愈率较高。乳头溢液中 PSA 的水平提示患乳腺癌的危险性。

① 前列腺癌血清 PSA 升高，阳性率在 50%～80%。

② 前列腺增生、前列腺炎、泌尿生殖系统的疾病也可见血清 PSA 升高；良性前列腺增生血清中游离 PSA 的比例是显著增高的。

③ PSA 水平随年龄的增加而增加，一般以每年 $0.04\mu g/L$ 的速度递增。

④ PSA 水平与前列腺的体积有关，但两者并不具有相关性。

⑤ 有关前列腺损伤的各种检查均可引起 PSA 的明显升高。

2. 影像学检查

影像学检查是一种非常重要的检查方法，如 B 超检查可实时、多侧面对肝、胆、脾、胰、肾等进行检查。对患者无创伤，使患者无痛苦，可重复进行，较经济实惠，是应用得比较多的方法之一。多排螺旋 CT 对人体进行检查可达到每隔 1mm 一个断层，可从上、下、前、后、左、右各个方向进行断层扫描，还可进行仿真内镜检查，使小癌肿的早期发现成为可能。磁共振对人体管道和软组织显示得好。还有同位素显影、数字减影血管造影、各种造影剂造影等，各有所长。

3. 内镜检查

目前已有多种内镜，如胃镜、十二指肠镜、结肠镜、膀胱镜、支气管镜、纵隔镜等，几乎能对人体的管道直接观察，并可以采取活组织检查及实施治疗。只是检查时患者有痛苦，但诊断价值高，可以活检行病理学检查。

4. 细胞学及组织病理学检查

细胞学及组织病理学检查也称为金标准的确诊性检查。可对痰、食管等脱落细胞，以及血液、腹水中的细胞进行检查；可对手术切除组织、穿刺取得的组织进行病理学检查。观察细胞形态，确定病变性质，提供诊断依据。

恶性肿瘤的诊断讲究早期发现、早期诊断，其中早期诊断对于提高治疗效果具有重要意义。应充分重视提高人民群众的保健意识和保健能力，掌握一些防癌治癌的常识，提倡经常自我检查、定期体检。发现问题后及时、正确、恰当地选择现代化检查方法，早期明确诊断是完全可能的。

五、恶性肿瘤的预防和干预

随着人类对恶性肿瘤认识的不断深化，逐渐意识到预防是抗击癌症最有效的武器。许多科学研究及有效控制活动表明，癌症在有些情况下是可以避免的。将癌症预防与控制纳入人们日常生活及工作议事日程中，才能真正起到预防作用。癌症预防的最终目的，就是降低癌症的发生率和死亡率。

（一）一般人群的癌症预防措施

主要是病因学预防，对一般人群消除或降低致癌因素，促进健康，防患于未然。有效的预防措施包括戒烟、节制饮酒、免疫接种、防止职业性肿瘤、合理膳食、作息规律、保持健康的心理、进行健康教育。

《中国居民膳食指南》（2016 年版）针对 2 岁以上的健康人群提出 6 条建议，分别为：食物多样，谷类为主；吃动平衡，健康体重；多吃蔬果、奶类、大豆；适量吃鱼、禽、蛋、瘦肉；少盐少油，控糖限酒；杜绝浪费，兴新食尚。

具体解读如下：

① 食物多样，谷类为主。每天的膳食应包括谷薯类、蔬菜水果类、畜禽鱼蛋奶类、大豆坚果类等食物。平均每天摄入 12 种以上食物，每周 25 种以上。每天摄入谷薯类食物 250～400g，其中全谷物和杂豆类 50～150g，薯类 50～100g。食物多样、谷类为主是平衡膳食模式的重要特征。

② 吃动平衡，健康体重。各年龄段人群都应天天运动、保持健康体重；食不过量，控制总能量摄入，保持能量平衡。坚持日常身体活动，每周至少进行 5 天中等强度身体活动，累计 150min 以上；主动身体活动最好每天 6000 步；减少久坐时间，每小时起来动一动。

③ 多吃蔬果、奶类、大豆。蔬菜水果是平衡膳食的重要组成部分；奶类富含钙；大豆

富含优质蛋白质。餐餐有蔬菜，保证每天摄入 300～500g 蔬菜，其中深色蔬菜应占 1/2。天天吃水果，保证每天摄入 200～350g 新鲜水果，不能以果汁代替鲜果。吃各种各样的奶制品，相当于每天摄入液态奶 300g。经常吃豆制品，适量吃坚果。

④ 适量吃鱼、禽、蛋、瘦肉。鱼、禽、蛋和瘦肉的摄入要适量。每周吃鱼 280～525g、畜禽肉 280～525g、蛋类 280～350g，平均每天摄入总量为 120～200g。优先选择鱼和禽；吃鸡蛋不弃蛋黄；少吃肥肉、烟熏和腌制肉制品。

⑤ 少盐少油，控糖限酒。培养清淡的饮食习惯，少吃高盐和油炸食品。成人每天食盐的摄入量不超过 6g，每天烹调用油为 25～30g。控制添加糖的摄入量，每天不超过 50g，最好控制在 25g 以下。每日反式脂肪酸的摄入量不超过 2g。足量饮水，成年人每天 7～8 杯 (1500～1700ml)；提倡饮用白开水和茶水，不喝或少喝含糖饮料。儿童、孕妇、乳母不应饮酒。成人如饮酒，男性一天饮用酒的酒精含量不超过 25g，女性不超过 15g。

⑥ 杜绝浪费，兴新食尚。珍惜食物，按需备餐，提倡分餐不浪费；选择新鲜卫生的食物和适宜的烹调方式；食物制备生熟分开，熟食二次加热要热透；学会阅读食品标签，合理选择食品；多回家吃饭，享受食物和亲情；传承优良文化，兴饮食文明新风。

(二) 高危人群的癌症筛查

高危人群的健康指导与干预是指在致癌因子虽已侵入人体，但肿瘤尚未形成或尚未临床发作时阻断肿瘤发生、发展进程的措施。早发现、早诊断、早治疗是肿瘤二级预防的策略核心。

针对高危人群，从降低危险因素入手，社区登记、定期随访或督促可疑病例安排进一步检查，直至排除或确诊，一旦确诊即进行有效的专科治疗。同时，对于高危险人群应加强自查训练，以期尽早发现可能存在的恶性肿瘤。

癌症如能早发现、早诊断、早治疗，则疗效好、远期生存率高，大多数可以获得根治。因此，及时体检是一种有效而经济的健康投资。40 岁以上的成年人应该每年体检一次。

世界卫生组织专家提出了恶性肿瘤的"十个"早期征兆以提醒公众注意。例如，身体出现硬结或肿块、食管有异物感、持续性消化不良、干咳或痰中带血、原因不明的大便带血、无痛性血尿、不规则阴道出血、久治不愈的溃疡、原因不明的体重减轻或低热等都是癌症的早期信号，如发生这些症状应高度警惕，立刻检查治疗。

留心自身发出的"报警信号"同样可以达到"早"发现。对于特定高风险人群筛查癌前病变或早期肿瘤病例，其措施包括筛查和干预试验。

1. 肺癌的主要筛查方法

早期肺癌缺乏特异性的症状，很难被发现。由于早期肺癌病灶较小，对周围脏器的侵犯不重，也未发生远处转移，因此根治性切除可能性大，预后也较好。

有症状的肺癌多属中晚期，80% 发现时已不能手术。在就诊的肺癌患者中，早期肺癌患者仅占 7% 左右，其原因就是早期无症状或症状不典型。因此，早期发现和诊断，是提高肺癌治疗效果的关键。40 岁后，特别是吸烟者，每半年或 1 年检查一次胸部 X 射线片或 CT。

肺癌的筛查方法如下：

(1) 胸部 X 射线片检查　胸部 X 射线片是肺癌筛查的首选方法。在敏感度更高的影像学技术发展的今天，胸部 X 射线片仍然位于发现肺癌的第一线，费用低、易被患者接受。

胸片对肺癌的敏感性为 80% 左右,特异性为 89%~99%。但其常因肋骨、心脏等脏器的遮蔽,难发现隐匿部位的病灶,对于小结节灶,需达 0.6cm 左右才能被发现。

(2) 胸部 CT 检查 胸部 CT 检查能发现胸部 X 射线片检查所不能发现的肺内微小病灶,并通过图像可对病灶进行形态学上的分类和影像定性,还可以判断有无淋巴结转移,从而了解肺癌的进展程度。

(3) 痰细胞学检查 支气管管腔内的早期肺癌,往往在胸部 X 射线片尚无可疑病灶时,痰中已能找到癌细胞。这说明痰细胞学检查要比胸部 X 射线片检查发现得早。痰检阳性率的高低与取痰方法是否正确和取痰次数有关。应让患者用力咳嗽,一般取在早晨醒来后第一口痰为好。

一次检查阴性不能否定肺癌的存在,以送检 4~6 次为妥。连续送检 3 次,阳性检出率可达 70%~80%。近年来一些新的诊断技术应用于痰细胞学检查,如检查基因及某些基因产物表达的异常,可提高痰细胞学检查的阳性率。

(4) PET-CT 检查 正电子发射计算机断层(PET)是目前影像学技术中最有前途的显像技术之一,对肺部单发结节具有很高的敏感性、特异性及准确性。但 PET-CT 检查费用高,对于经济条件好的人群可以考虑。

(5) 纤维或电子支气管镜检查 该检查一般不用于肺癌早期筛查,但对高危人群,尤其是痰细胞学检查发现有中、重度不典型增生而 X 射线检查阴性者,应进行支气管镜检查。

(6) 经皮肺穿刺或胸腔镜检查 对于胸部 CT 检查发现的肺部异常,在怀疑有肺癌可能性时,应进一步做经皮肺穿刺或胸腔镜检查。这两种检查手段均属于微创性检查方法,尤其是 CT 引导下经皮肺穿刺可以反复操作,对人体创伤性小。

(7) 血清肿瘤标志物检查 一般不用于诊断,常用于疾病的随访,对疾病诊断有一定辅助价值。

2. 肝癌的主要筛查方法

对于肝癌的筛查,目前公认的筛查方法包括血清甲胎蛋白(AFP)测定及肝脏超声。对于高危人群,一般是每隔 6 个月进行一次检查。AFP 测定是用免疫方法测定产生的胚胎性抗原,为目前诊断肝细胞癌特异性最高的方法之一,对诊断肝细胞癌具有相对专一性。超声检查可显示肿瘤的大小、形态、所在部位以及肝静脉或门静脉内有无癌栓等,其诊断符合率可达 84%,能发现直径 2cm 的占位病变,是目前较好的有定位价值的非侵入性检查方法。

专家推荐对 AFP>400μg/L 而超声检查未发现肝脏占位者,应注意排除妊娠、活动性肝病以及生殖腺胚胎源性肿瘤;如未能排除,应进行腹部增强 CT 和(或)磁共振成像(MRI)等检查。

如 AFP 出现升高但并未达到诊断水平,除了应该排除上述可能引起 AFP 增高的情况外,还应密切追踪 AFP 的动态变化,将超声检查间隔缩短至 1~2 个月,需要时进行 CT 和(或)MRI 检查。若高度怀疑肝癌,则建议进行数字减影血管造影(DSA)肝动脉碘油造影检查。

3. 乳腺癌的主要筛查方法

根据《中国抗癌协会乳腺癌诊治指南与规范》(2013 年版),乳腺癌的主要筛查内容如下:

(1) 乳腺癌筛查的定义、目的以及分类

① 肿瘤筛查，或称作普查，是针对无症状人群的一种人群防癌措施。针对有症状人群的医学检查称作诊断。

② 乳腺癌筛查是通过有效、简便、经济的乳腺检查措施，对无症状女性开展筛查，以期早期发现、早期诊断及早期治疗。其最终目的是要降低人群乳腺癌的死亡率。

③ 筛查分为机会性筛查和群体普查两种。机会性筛查是妇女个体主动或自愿到提供乳腺筛查的医疗机构进行相关检查；群体普查是社区或单位实体有组织地为适龄妇女提供乳腺筛查。

(2) 女性参加乳腺癌筛查的起始年龄

① 机会性筛查一般建议从40周岁开始，但对于一些乳腺癌高危人群可将筛查起始年龄提前到20周岁。

② 群体普查暂无推荐年龄。目前国内开展的任何群体普查均属于研究阶段，缺乏不同年龄成本效益分析的数据。卫健委开展的农村妇女免费乳腺癌检查年龄为35～65岁，以超声检查为主，补充乳腺X射线检查。

(3) 用于乳腺癌筛查的措施

① 乳腺X射线检查。乳腺X射线检查对降低40岁以上妇女乳腺癌死亡率的作用已经得到了国外大多数学者的认可。乳腺X射线筛查对40岁以上亚洲妇女准确性高。但X射线对年轻致密的乳腺组织穿透力差，故一般不建议对40岁以下、无明确乳腺癌高危因素或临床体检未发现异常的女性进行乳腺X射线检查。常规乳腺X射线检查的射线剂量低，不会危害女性健康，但正常女性无须在短期内反复进行乳腺X射线检查。

② 乳腺临床体检。乳腺临床体检单独作为乳腺癌筛查的方法效果不佳，尚无证据显示该方法可以提高乳腺癌早期诊断率和降低死亡率。一般建议将体检作为乳腺筛查的联合检查措施，可能弥补乳腺X射线筛查的遗漏。由临床医师进行，全面检查乳房及局部淋巴结情况。

③ 乳腺自我检查。乳腺自我检查为每月1次自己检查乳腺的方法。绝经前妇女应建议选择月经来潮后7～10天进行。

④ 乳腺超声检查。乳腺超声检查可以作为乳腺X射线筛查的联合检查措施或乳腺X射线筛查结果为BI-RADS0级者的补充检查措施。鉴于中国人乳腺癌发病高峰较靠前，绝经前患者比例高，乳腺相对致密，超声可作为乳腺筛查的辅助手段。

⑤ 乳腺磁共振（MRI）检查。乳腺MRI检查可作为对乳腺X射线检查、乳腺临床体检或乳腺超声检查发现的疑似病例的补充检查措施。此方法对设备要求高，价格昂贵，检查费时，需静脉注射增强剂。乳腺MRI检查可与乳腺X射线联合用于某些乳腺癌高危人群的乳腺癌筛查。

(4) 一般女性人群乳腺癌筛查指南

① 年龄在20～39周岁女性乳腺癌筛查指南：不推荐对非高危人群进行乳腺筛查。

② 年龄在40～49周岁女性乳腺癌筛查指南：适合机会性筛查；每年进行1次乳腺X射线检查；推荐与临床体检联合；对致密型乳腺推荐与B超检查联合。

③ 年龄在50～69周岁女性乳腺癌筛查指南：适合机会性筛查和人群普查；每1～2年进行1次乳腺X射线检查；推荐与临床体检联合；对致密型乳腺推荐与B超检查联合。

④ 年龄在70周岁或以上女性乳腺癌筛查指南：适合机会性筛查；每2年进行1次乳腺

X射线检查；推荐与临床体检联合；对致密型乳腺推荐与B超检查联合。

（5）乳腺癌高危人群筛查意见　建议对乳腺癌高危人群提前进行筛查（40岁前），筛查频率推荐每半年1次，筛查手段除了应用一般人群常用的乳腺临床体检、乳腺B超检查、乳腺X射线检查之外，还可以应用MRI等新的影像学手段。

4. 宫颈癌的主要筛查方法

（1）细胞学检查（即宫颈刮片）　细胞学检查是目前临床应用最广泛的筛查宫颈癌的主要方法，是发现宫颈癌前期病变和早期宫颈癌的主要方法。但要注意取材部位正确及镜检仔细，可有5%~10%的假阴性率。因此，均应结合临床情况，并定期检查，以此方法做筛选。

（2）碘试验　正常宫颈或阴道鳞状上皮含有丰富的糖原，可被碘液染为棕色，而宫颈管柱状上皮、宫颈糜烂及异常鳞状上皮区（包括鳞状上皮化生、不典型增生、原位癌及浸润癌区）均无糖原存在，故不着色。临床上用窥阴器暴露宫颈后，擦去表面黏液，以碘液涂抹宫颈及穹窿，如发现不正常碘阴性区即可在此区处取活检送病理检查。

（3）液基薄层细胞学检测（TCT）　医生将采集到的细胞放入装有细胞保存液的标本瓶中送达实验室，制片过程由计算机程序控制。病理医生可以一目了然，使宫颈癌尤其是癌前病变的诊断率显著提高。

（4）HPV DNA检测　HPV DNA检测是一种基因检测方式，根据HPV的分型来预测宫颈癌发生的风险。方法：用特制小毛刷在宫颈处采集细胞，患者无损伤和痛苦。该方法的准确率相当高，但因费用较高，通常只在高危人群中使用。

（5）阴道镜检查　阴道镜是介于肉眼和低倍显微镜之间的放大内窥镜，通过放大直接观察宫颈表面血管上皮的形态结构作出诊断，是一种临床诊断法。当宫颈细胞学涂片检查发现异常时，就需做阴道镜检查以确定病变，必要时取若干块组织送病理检查，为手术治疗提供依据。

5. 前列腺癌的主要筛查方法

（1）直肠指检　直肠指检对前列腺癌的早期诊断和分期都有重要价值。

（2）前列腺特异性抗原（PSA）检查

① 对50岁以上有下尿路症状的男性，常规进行PSA和直肠指诊的检查。

② 对于有前列腺癌家族史的男性人群，应该从45岁开始定期检查、随访。

③ 对直肠指检异常、有临床征象（如骨痛、骨折等）或影像学异常（B超/核磁异常）等的男性应进行PSA检查。

PSA筛查多主张每2年进行一次，也有专家建议：对于PSA≤2.0ng/ml的人群，可每2年检查一次；对于PSA≥2.0ng/ml的人群，可每年复查一次。目前前列腺癌随机筛查年龄的上限是74岁，但若预期寿命超过15年，仍然可进行筛查。

（3）其他的筛查方法　如经直肠超声（TRUS）检查、前列腺MRI检查、TRUS引导下经直肠前列腺穿刺活检等，往往是在直肠指检或PSA检查发现异常时，进行的进一步检查，以明确诊断。

6. 结直肠癌的主要筛查方法

对年龄达到50岁者，从早期诊断角度来说，每年定期检查和筛查是最佳选择。2011年中华医学会消化病学会《中国大肠肿瘤筛查、早诊早治和综合预防共识意见》提出，将筛查分成通过初筛确定高危人群、对高危人群进行全结肠镜诊断性筛查。筛查方法应包括粪便隐血检测、基于高危因素的问卷调查、全结肠镜或乙状结肠镜检查等。

7. 胃癌的主要筛查方法

《2014中国早期胃癌筛查及内镜诊治共识意见》推荐胃癌的筛查方法如下：

（1）血清胃蛋白酶原（PG）检测　根据血清PG检测和HPylori抗体检测结果可以有效对患者的胃癌患病风险进行分级，并决定进一步的检查策略。根据胃癌风险分级：

A级：PG（−）、Hp（−）患者可不行内镜检查。

B级：PG（−）、Hp（＋）患者至少每3年行1次内镜检查。

C级：PG（＋）、Hp（＋）患者至少每2年行1次内镜检查。

D级：PG（＋）、Hp（−）患者应每年行1次内镜检查。

（2）胃泌素17（G-17）　可反映胃窦部黏膜萎缩情况。血清G-17水平取决于胃内酸度及胃窦部G细胞数量。因此，高胃酸以及胃窦部萎缩患者的空腹血清G-17浓度较低。血清G-17浓度检测可以诊断胃窦（G-17水平降低）或仅局限于胃体（G-17水平升高）的萎缩性胃炎。因此，建议联合检测血清G-17、PGⅠ、PGⅠ/PGⅡ比值及HP抗体，以增加评估胃黏膜萎缩范围及程度的准确性。

（3）上消化道钡餐　如果X射线钡餐检查发现可疑病变如胃腔直径减小、狭窄、变形、僵硬、压迹、龛影、充盈缺损、黏膜褶皱变化等则行进一步内镜检查。然而，随着内镜技术的快速发展，内镜检查已基本取代X射线钡餐检查，成为最常用的胃癌检查手段。在我国，结合医院实际情况，也可酌情考虑使用上消化道X射线钡餐检查进行筛查。

（4）内镜筛查　内镜及内镜下活检是目前诊断胃癌的金标准，尤其是对平坦性和非溃疡性胃癌的检出率高于X射线钡餐等方法。但是内镜检查依赖设备和内镜医师资源，并且费用相对较高、具有一定痛苦，患者接受程度较差，即使对于日本等发达国家而言，也尚未采用内镜进行大规模胃癌筛查。因此，采用非侵入性诊断方法筛选出胃癌高危人群，继而进行有目的的内镜下精查是较为可行的诊断策略。

（三）恶性肿瘤患者的健康指导和干预要点

主要是康复性预防，是指以延长生存及提高生活质量为目进行积极综合治疗，并预防癌症复发和转移，防止并发症和后遗症。即对已经确诊的癌症患者进行积极的医学治疗，争取获得最佳疗效。即使是晚期患者，也可以帮助他们减轻痛苦、改善生活质量、延长生存期。

1. 树立明确的生活目标

对事业、家庭未来的规划建设，对生活、学习的安排打算，甚至是上网、看电影等，对生活充满渴望和追求，并从不断的追求中获得幸福和乐趣，体会到人生的价值和美好，形成积极乐观的心态，对身心健康大有裨益。

2. 改变生活方式

从病因学上来看，与高血压、冠心病、糖尿病等一样，肿瘤也是一种生活方式疾病。与肿瘤发生有关的不良生活方式有吸烟、酗酒、过食、偏食、缺少运动等，因此改变不良生活方式也是一个不容忽视的康复措施。要戒烟、戒酒，避免过食，注意饮食的合理搭配，加强体育锻炼，注意劳逸结合，养成规律的生活作息方式，保证足够的睡眠。

3. 进行康复锻炼

（1）肿瘤患者进行康复锻炼的必要性

① 改善和预防因卧床休息时间过长而出现肌肉萎缩、关节强直、组织器官功能退化等并发症；

② 改善身体成分，提高机体抗氧化能力，调节免疫状态，减轻放化疗对骨髓的抑制作用；

③ 改善心肺功能，提高消化功能，增进食欲，恢复体力，有利于机体创伤的修复；

④ 改善神经系统功能，解除紧张和焦虑，有助于休息和睡眠；

⑤ 提高生活自主性，改善负性情绪，增强战胜癌症的信心。

（2）肿瘤康复目标　最大程度地提高患者的生存质量，并使其具有最理想的社会功能。处在康复阶段的每一个肿瘤患者，都不应该把自己看作患者而整天在家"养病"，要及时转变角色，尽早参加一些社会活动和工作，重新融入家庭和社会，实现自己的人生价值。

[实训4] ▶▶ 恶性肿瘤高危人群的健康管理方案的制订

▶▶【实训案例】

李某某，男，55岁，采煤工人。吸烟25年，平均每天吸烟1包，夜间喜欢打麻将，熬夜较多，爱吃油腻的食物。性格内向、孤僻、固执、多抑郁，从来没有做过体检。其父亲因肺癌死亡。近来出现咳嗽、胸痛。

▶▶【实训目标】

① 能对该患者的健康信息进行收集。
② 能识别恶性肿瘤的高危因素。
③ 能制订该患者的健康管理方案。

▶▶【工作流程】

1. 收集健康信息及建立健康档案

收集患者性别、年龄、职业、血压、生活方式、饮食情况、性格特点、家族史等相关指标信息和数据，有针对性地建议客户进行胸部X射线检查、腹部和血管B超等影像学检查，以及血常规、血脂、血糖、肝肾功能、肿瘤标志物等检查，建立健康档案。

2. 健康信息监测

通过收集健康信息，了解患者潜在的发病高危因素。

通过检查，该患者胸部X射线片提示右下肺有肿块影，肿瘤标志物癌胚抗原（CEA）升高。

3. 进行数据分析及风险评估（健康评估）

分析收集到的健康数据，对客户的健康状况进行风险评估：

① 患者有肺癌家族史，吸烟 25 年，平均每天吸烟 1 包，其肺癌的发生风险比正常人高 25 倍。今检查发现胸部 X 射线片提示右下肺有肿块影，肿瘤标志物癌胚抗原升高，肺癌的可能性比较高，需要进一步行病理活检及 CT 等检查。

② 还要了解患者的血压、血糖、血脂是否偏高，血管是否硬化、狭窄，是否存在冠心病、糖尿病、高血压等。

4. 制订健康干预计划并实施方案（健康干预）

① 采取行动纠正不良的生活方式和习惯，控制健康危险因素，戒烟，规律作息，不熬夜，保证充足的睡眠和良好的精力。饮食清淡，适当锻炼，多参加社交活动，改善抑郁，改变工作环境。同时根据检查结果，制订进一步的健康干预方案。

② 尽快到医院做进一步检查，如胸部 CT、纤支镜等，了解肺部肿物性质，以早诊断、早治疗。

③ 定期体检，及早发现疾病的高危因素，并给予纠正。

5. 对健康改善的状态进行跟踪随访并进行健康教育与指导

通过随访及体检，评估管理对象的身体状况，反馈指导干预措施的改进。

主要随访内容有：

① 测评患者对恶性肿瘤危险因素的掌握程度；

② 了解危险因子暴露量的变化，包括预防接种情况、吸烟、饮酒、运动、心理状态等；

③ 进行体温、脉搏、呼吸、血压、身高、体重、腰围、皮肤、浅表淋巴结、心脏、肺部、腹部等常规体格检查；

④ 对高危人群特别注意浅表淋巴结是否肿大；可进行必要的影像学检查、病理活检以及肿瘤标志物筛查；

⑤ 对恶性肿瘤生存者应了解其营养与运动状况、目前症状以及患者服药情况，鼓励患者正确面对疾病，建立信心，配合医生、积极治疗。

▶【案例总结】

本例中，该客户胸部 X 射线片检查提示右肺肿物，癌胚抗原升高，有肺癌家族史，长期吸烟。对该客户的健康管理重点首先是对肺部肿物尽快明确诊断，以早期诊断、早期治疗；其次，该客户饮食和生活方式不健康，性格抑郁，有很大的发病风险，因此，制订个体化的健康干预方案，目标为减少危险因子的暴露；最后是制订相应的健康教育与指导方案，并定期跟踪随访。

（黎壮伟）

项目五　骨质疏松症的健康管理

PPT 课件

驱动目标

1. 掌握骨质疏松症的危险因素。

2. 能够对骨质疏松症高危人群进行识别、风险评估及健康促进。
3. 熟悉骨质疏松症健康信息的收集、临床表现及健康指导。
4. 熟悉骨质疏松症的预防方法。

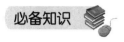

一、骨质疏松症概述

骨质疏松症（osteoporosis，OP）是一种以低骨量和骨组织微结构破坏为特征，导致骨质脆性增加和易于骨折的全身性骨代谢性疾病。

本病常见于老年人，但各年龄时期均可发病。骨质疏松症可分为原发性和继发性两类。原发性骨质疏松症系指不伴引起本病的其他疾患；继发性骨质疏松症则是由于各种全身性或内分泌代谢性疾病引起的骨组织量减少。此外，按发生部位亦可分为局限性或泛发性骨质疏松症。

骨质疏松性骨折是可防、可治的。尽早预防可避免骨质疏松及骨折；即使发生过骨折，只要进行适当合理的治疗仍可有效降低再次骨折的风险。

二、骨质疏松症健康信息收集

建立详尽的个人健康信息档案，主要内容包括年龄、性别、体重、从事职业、现患疾病、使用药物、过敏史、饮食特点、不良嗜好、运动情况、家庭和睦状况、心理状态、月经情况、生育情况及实验室和器械检查等。

通过建立健康档案，发现骨质疏松症的相关危险因素，如遗传、营养、饮酒、吸烟等各种危险因子暴露量和相关慢性疾病病史等。

三、骨质疏松症健康信息监测

（一）危险因素

骨质疏松症的主要的危险因素是年龄、性别、缺乏运动、低钙高磷饮食以及维生素 D 摄入不足等。

1. 年龄

65 岁以上人群为高危人群。在 20 岁以前是骨骼的生长阶段，在这个阶段中能获得 90% 以上的骨量，在其后 10 余年中，骨骼不再纵向生长，但骨量仍缓慢增加。

35 岁左右，全身及局部骨骼单位体积的骨量达到顶峰，称为峰值骨量。骨量通常以某个骨骼部位的骨矿含量和骨矿密度来表示。在获得峰值骨量并相对稳定一定时间后，骨骼进入老化期。骨质疏松症的发生率随着年龄的增大而增加。

自 40~45 岁开始，骨量随年龄增长而减少，称为增龄性骨丢失，主要是由于随年龄增加钙调节激素的分泌失调致使骨代谢紊乱。

人体有两种钙调节激素，即降钙素（CT）、甲状旁腺激素（PTH）。CT 是由甲状旁腺所分泌的，作用主要是促进成骨细胞活跃，使骨盐沉积于骨质，并抑制胃肠道和肾小管吸收钙离子，使血钙浓度降低。PTH是由甲状旁腺所分泌的，作用是使破骨细胞活跃，骨质溶解，骨钙释放入血，增加血钙浓度。老年人肾功能下降、肌酐清除率降低，导致血磷升高，继发性地使甲状旁腺激素上升、骨吸收增加、骨钙下降。甲状旁腺功能衰退、降钙素分泌减少、骨形成下降等都是导致骨质疏松症的重要原因。

2. 性别

女性比男性骨量低30%，患病率高2～8倍，且发生时间也较早。女性骨质疏松症的高发可能与雌激素的作用有关。雌激素的作用包括两个方面：

① 对破骨细胞的作用：直接抑制破骨细胞。雌激素缺乏，破骨细胞活跃，骨骼的吸收（被破坏）作用加强。

② 对成骨细胞的作用：雌激素缺乏，成骨细胞的活性下降（已证实成骨细胞上有雌激素的受体），骨形成量减少。另外，绝经或卵巢切除致使雌激素下降，肠钙吸收下降，也是引起骨质疏松症的重要原因。

3. 种族

北欧妇女和身材瘦小的亚洲人相对易患。尼格罗人种比欧罗巴人种骨量高10%，尼格罗人种、蒙古人种比欧罗巴人种发病率低。

4. 遗传因素

有骨质疏松症家族史者易患。可能有关的基因包括维生素D受体基因、雌激素受体基因、Ⅰ型胶原基因等。

5. 营养因素

（1）矿物质

① 钙。钙与骨质疏松症有直接关系，长期低钙饮食（每日钙的摄入量小于600mg）是骨质疏松症的重要危险因素之一。当体内的钙丢失量多于摄入量时，骨骼就会脱钙，从而导致骨质疏松症。钙在体内的分布对骨质疏松症有着明显的影响。在肠道中吸收、在骨骼中沉积、在血液中转移、从尿中排出是体内钙代谢的4个主要环节，每一个环节的异常都会引起骨质疏松症。例如，由于低钙饮食、低维生素D饮食、高磷饮食、日照不足和长期卧床等造成钙吸收下降，从而造成血钙水平降低，使甲状旁腺激素（PTH）分泌增多，造成破骨细胞活性增强、骨吸收加速、骨钙溶出，骨吸收超过骨形成，从而促发骨质疏松症。

② 磷。磷促进骨基质的合成和矿物质的沉积。高磷膳食影响钙的吸收，低钙高磷膳食对骨质疏松症的影响更为严重。值得注意的是我国居民膳食多属于低钙高磷膳食。

③ 钠。钠的摄入量增加会使尿中钙的排出量增加，导致骨密度降低。

④ 氟。氟对骨质的生长和钙化起重要的作用。适量的氟能促进钙和磷在骨基质上沉积，有利于骨钙化、骨密度增加。如果饮水和食物中氟水平低，使氟摄入量减少，会导致骨质疏松症；摄入过多的氟则会导致钙伴随氟大量沉积于骨骼，造成血钙下降，甲状旁腺激素分泌升高，又会导致骨钙丢失。

⑤ 锌。缺锌会导致骨骼发育异常，如长骨变短、增厚，不利于胶原形成，使骨钙化过

程减弱、生长迟缓。

（2）蛋白质

① 蛋白质摄入不足。膳食蛋白质不足会阻碍骨形成。蛋白质缺乏对人体骨质的影响随年龄而变，对生长发育期尤其是儿童期的影响最为严重。蛋白质缺乏的程度不同，机体的反应也不同。轻度蛋白质缺乏对骨骼不会产生严重的损害，不会使儿童骨骼的密度与强度有明显变化，但会使其因生长不良而短小，使儿童身高受到影响。

② 蛋白质摄入过多。高蛋白膳食是骨质疏松症的危险因素。高蛋白质膳食导致高钙尿，持续的高钙尿会引发负钙平衡，而且增加钙的摄入量往往不能有效地纠正负钙平衡。动物蛋白质诱导高钙尿的能力大于植物蛋白质。动物蛋白质的来源不同，诱导高钙尿的能力也不同，例如，乳清蛋白＞鸡蛋蛋白＞酪蛋白＞明胶。

（3）维生素

① 维生素D。维生素D是钙磷代谢的重要因素之一。维生素D缺乏对不同年龄的人有不同的影响，儿童时期会导致佝偻病，主要表现为骨骼不能正常钙化、变软、易弯曲和畸形；6个月以内的婴儿以急性佝偻病多见，以骨质软化为主；在较大的儿童中以亚急性佝偻病多见，以骨质增生为主；成人表现为骨质疏松症，特别是妊娠和哺乳期的妇女以及老年人容易发生。

② 维生素K。维生素K参与并影响骨形成及代谢过程。骨有机质中20%为骨钙蛋白。在骨钙蛋白形成过程中，维生素K为重要辅酶。维生素K可以促进成骨细胞合成骨钙蛋白，同时促进其γ-羧基谷氨酸化，从而促进羟基磷灰石向骨内沉积；维生素K可直接抑制破骨细胞活性，从而抑制骨吸收；维生素K有促进骨胶原蛋白合成的功能，不仅影响骨胶原蛋白合成的量，而且影响骨胶原蛋白合成的质。若将维生素K与雌激素及钙剂联合应用，其抗骨质疏松的作用明显增加，效果明显优于单一用药，表现出药物协同作用。将维生素K、维生素D、雌激素及钙剂联合作用，可减少雌激素用量。骨组织对钙的有效利用依赖于骨胶原蛋白，骨组织中钙的流失是从骨胶原蛋白的流失开始的。

③ 维生素C。维生素C参与胶原的合成，如果维生素C摄入不足，则会影响骨胶原蛋白的合成，造成人体骨组织中骨胶原蛋白不足，加快骨质中钙的丢失，导致或加重骨质疏松症。

6. 缺乏运动

适当的运动与年轻阶段的骨峰值的形成有关。户外运动的减少也是老年人易患骨质疏松症的重要原因。研究表明，身体负荷可以增加骨转换率，刺激成骨细胞生物活性，增加骨的重建和骨量的积累。

另外，老年人行动不便，户外运动及日照减少，使维生素D合成降低，60岁以上老年人血中维生素D的含量比20岁青年人的下降30%，维生素D的减少可使肠道钙磷的吸收下降，使骨形成量及骨钙化量降低。

7. 吸烟、酗酒

长期大量吸烟可直接导致骨量丢失加速。酗酒者和长期中等量饮酒者骨密度较低和骨折的危险性增加。且酗酒者跌倒的机会增加，更增加了骨折的危险性。

8. 相关的慢性疾病

糖尿病、肾功能不全等是发生骨质疏松症的危险因素。

9. 其他

过度饮用咖啡、浓茶，长期应用糖皮质激素、巴比妥、苯妥英钠、肝素等药物，宇航员等所处失重环境影响，以上因素均可影响钙质吸收，导致机体钙负平衡。

（二）临床表现

骨质疏松症的主要临床表现为疼痛、身高缩短、驼背、脆性骨折及呼吸受限等。

1. 疼痛

疼痛是骨质疏松症最常见的、最主要的症状。其原因主要是骨转换率高，骨吸收增加。在骨吸收过程中，骨小梁的破坏、消失，骨膜下皮质骨的破坏等，均会引起全身性骨痛，以腰背痛最为多见。

另一个引起疼痛的重要原因是骨折，即受外力压迫或非外力性压迫使脊椎压缩性骨折，扁平椎、楔椎和鱼椎样变形而引起的腰背痛。因为疼痛，患者常常卧床、运动减少，导致随后出现全身乏力感，并加速骨量丢失。

2. 身高缩短、驼背

在无声无息中身高缩短，或者驼背是继腰背痛后出现的重要临床体征之一，有时身高缩短 5～20cm 不等。因此骨质疏松症常被称为"静悄悄的疾病"。

骨质疏松症是老年人，尤其是绝经后老年妇女的常见病、多发病。

3. 脆性骨折

骨质疏松症患者的骨骼脆而弱、骨强度降低，骨折阈值明显下降，因此，受轻微的外力作用就容易发生骨折。骨折是骨质疏松症最严重的后果，严重影响患者的生活质量，甚至缩短寿命。好发部位为胸腰段椎体、桡骨远端、肱骨近端、股骨近端、踝关节等。

各种骨折的发生，分别与年龄、女性绝经时间长短及骨质疏松的程度有一定的关系。有些脆性骨折通过 X 射线检查可发现；有些脆性骨折产生的是微骨折，X 射线检查难以发现，磁共振检查往往可见骨挫伤表现。

4. 呼吸受限

严重骨质疏松症所致胸、腰椎压缩性骨折，常常导致脊柱后凸、胸廓畸形，胸腔容量明显下降，有时可引起多个脏器的功能变化，其中呼吸系统的表现尤为突出。

脆性骨折引起的疼痛，常常导致胸廓运动能力下降，也造成呼吸功能下降。虽然临床上胸闷、气短、呼吸困难及发绀等症状较为少见，但通过肺功能测定可发现呼吸功能受限程度。

5. 峰值骨量

女性 28 岁、男性 32 岁以前是骨量增长的年龄段，随后 7～8 年为骨量峰值年龄段。

峰值骨量主要取决于遗传因素，但也受后天营养、运动、光照、生活方式等其他因素的影响。如体育锻炼多、饮食营养丰富，骨量可能增加；某些疾病（例如糖尿病、肝肾功能不全、甲状腺功能亢进症）、不良生活嗜好（如过量酗酒、吸烟）对骨量有负面影响。在骨骼成熟期达到的峰值时，骨密度水平低，对其后的骨量有决定性影响，容易患上骨质疏松症。

青春期是骨量快速增长的时期，30岁左右达到峰值骨量，绝经后女性骨量快速下降，因此，在青少年快速增长期和绝经后的快速丢失期都应该适当干预使其骨量向正面变化。

四、骨质疏松症健康风险评估

（一）骨质疏松症高危人群的评估

符合以下条件之一者视为高危人群，建议进行骨密度测定：
① 女性65岁以上和男性70岁以上，无论是否有其他骨质疏松症的危险因素；
② 女性65岁以下和男性70岁以下，有一个或多个骨质疏松症的危险因素；
③ 有脆性骨折史或（和）脆性骨折家族史的男、女成年人；
④ 各种原因引起的性激素水平低下的男、女成年人；
⑤ X射线片提示已有骨质疏松改变者；
⑥ 接受骨质疏松症治疗、进行疗效监测者；
⑦ 有影响骨代谢的疾病或使用影响骨代谢的药物史；
⑧ 国际骨质疏松症基金会骨质疏松症风险一分钟测试题回答结果阳性者；
⑨ 亚洲人骨质疏松自我筛查工具（OSTA）指数结果≤－1。

（二）骨质疏松症患者的评估

1. 骨质疏松症的风险评估

评估骨质疏松症风险的方法较多，这里推荐两种敏感性较高且操作方便的简易评估方法作为筛查工具。

（1）国际骨质疏松症基金会骨质疏松症风险一分钟测试题
① 您是否曾经因为轻微的碰撞或者跌倒就会伤到自己的骨骼？
② 您父母有没有过因为轻微碰撞或跌倒就发生髋部骨折？
③ 您是否经常连续3个月以上服用可的松、泼尼松等激素类药物？
④ 您的身高是否比年轻时降低了3cm以上？
⑤ 您经常大量饮酒吗？
⑥ 您每天吸烟超过20支吗？
⑦ 您经常腹泻（消化道疾病或肠炎引起）吗？
⑧ 女士回答：您是否在45岁以前就绝经了？
⑨ 女士回答：您是否曾经有过连续12个月以上没有月经（除了怀孕期间）？
⑩ 男士回答：您是否有过阳痿或性欲缺乏这些症状？
以上内容只要其中有1题回答结果"是"，即为阳性。

（2）亚洲人骨质疏松自我筛查工具（OSTA）

$$OSTA 指数 =（体重-年龄）\times 0.2$$

风险级别分为低危、中危和高危，对应的 OSTA 指数分别为 >-1、$-4\sim-1$ 和 <-4。

2. 骨质疏松症的评估

发生脆性骨折及（或）骨密度低下是诊断骨质疏松症的通用标准。目前尚缺乏直接测定骨强度的临床手段，因此，骨密度和骨矿含量测定是骨质疏松症临床诊断以及评价疾病程度客观的量化指标。

（1）脆性骨折　指由非外伤或轻微外伤造成的骨折，这是骨强度下降的明确体现，也是骨质疏松症的最终结果和并发症。发生了脆性骨折，临床上即可诊断为骨质疏松症。

（2）诊断标准（基于骨密度测定）　骨质疏松性骨折的发生与骨强度的下降有关，而骨强度是由骨密度及骨量所决定的。骨密度约反映 70% 的骨强度，若骨密度低同时伴有其他危险因素会增加骨折的危险性。

因目前尚缺乏较为理想的骨强度直接测量或评估方法，临床上采用骨密度（BMD）测量作为诊断骨质疏松症、预测骨质疏松性骨折风险、监测自然病程及评价药物干预疗效的最佳定量标准。骨密度是指单位体积（体积密度）或单位面积（面积密度）的骨量，二者通过无创技术对活体进行测量。

骨密度及骨测量的方法较多，临床上常用的有双能 X 射线吸收测定法（DXA），DXA 测量值是目前国际学术界公认的骨质疏松症诊断的金标准。

五、骨质疏松症的预防和干预

（一）一般人群的预防和干预

骨质疏松症的一级预防针对一般人群。通过健康教育，提高全人群对骨质疏松症的认识。提倡预防从儿童、青少年时期开始，注意合理、营养膳食，避免不良的饮食习惯和生活方式，坚持体育锻炼。将峰值骨量提高到最大值并将骨峰值的时间延长是预防老年时期骨质疏松症的最佳措施。

（二）高危人群的预防和干预

骨质疏松症的二级预防针对高危人群，即早发现、早预防、早治疗。中年时期，应每年进行一次骨密度检查，积极采取骨质疏松症的防治措施，预防和治疗与骨质疏松症发生有关的疾病。适量运动能够增加骨骼中钙的沉积，有利于改善和维持骨结构、预防骨质疏松症的发生。主要措施包括：

1. 健康教育

对高危人群实施系统的健康教育，提高其知识水平和自我管理能力，降低危险因素的暴露，改善生活方式，鼓励其定期参与筛查，及时发现早期病变并采取积极防治措施。

2. 合理膳食

（1）每天饮用奶类　我国居民的膳食普遍缺钙，属于低钙高磷膳食。我国成人膳食中钙摄入量约 400~500mg/天。在天然食物中，牛奶的钙含量高，而且容易被吸收，被认为是最好的钙源。建议每天至少饮用500ml鲜牛奶。

补钙的同时要注意补充维生素D，尤其对于户外活动少的人群尤为必要。长期摄入足够的牛奶是保证人体足够的钙摄入、预防骨质疏松症的重要膳食措施。

此外，牛奶预防骨质疏松症的作用与激素的作用机制不同。牛奶会降低骨转换率，这对防治女性绝经后的骨质疏松症有重要意义。

（2）每天吃大豆及其制品　大豆及其制品含钙量较多，是物美价廉的补钙食品。大豆中金雀异黄酮的含量较高，它是具有类似雌激素作用的生物活性物质，可减轻女性更年期综合征，对预防骨质疏松症有一定的作用。

（3）经常吃适量的动物性食品　动物性食品是优质蛋白质的良好来源。适量进食动物性食品是保证人体蛋白质需要的重要措施，但高蛋白的摄入是骨质疏松症的膳食危险因素，而且动物蛋白质诱导高尿钙的作用大于植物蛋白质。所以，过量进食动物性食品不利于保持钙的平衡、不利于防治骨质疏松症。

（4）多吃蔬菜、水果　多吃蔬菜、水果不但有利于防治骨质疏松症，而且有利于促进人体健康。但是，一些蔬菜（如菠菜、空心菜、茭白、冬笋等）含草酸较多，能与钙结合形成不溶解的草酸钙，影响和阻止机体对钙的吸收，因此在食用它们之前，先用水煮一下，以去除蔬菜中的草酸。

（5）吃清淡少盐的食品　钠的摄入量与骨质疏松症有密切关系，不宜过多摄入酱油、咸菜、味精等高钠食品。脂肪摄入过多导致游离脂肪酸过多，与钙结合成不溶性的钙皂，可从粪便中排出。

（6）其他　饮酒应限量，少喝碳酸饮料和咖啡等。

3. 加强身体活动

运动干预已被认为是一种十分重要的骨质疏松症预防手段。年轻时期的体育锻炼可提高骨质的峰值，各种活动都能使骨钙密度增加，其机制包括调节性激素、增加骨血流量、对骨产生机械应力、促进骨发育、提高骨钙阈值、促进钙的吸收和利用及其在骨的沉积、增加肌肉力量等。

4. 多晒太阳

每天晒1h的太阳。人皮肤中含有7-脱氢胆固醇，只有经紫外线的照射后，才能转化为维生素D_3。维生素D_3有促进钙在小肠的吸收的作用。多接受阳光照射，可促进维生素D_3的合成，从而增加钙在小肠的吸收。晒太阳要尽量使皮肤直接与阳光接触，不能隔着玻璃晒太阳。

5. 钙和维生素D

钙、活性维生素D等能调节骨代谢，我国营养学会的推荐剂量分别为每日800mg和200IU，绝经后妇女和老年人日需1000mg、400～800IU。

维生素D缺乏会引起继发性甲状旁腺功能亢进症，增加骨吸收，从而引起和加重骨质疏松症。建议检测25-(OH)-VitD的血浓度，以了解患者维生素D的营养状态。

国际骨质疏松基金会建议老年人血清25-(OH)-VitD水平等于或高于30ng/ml（75nmol/L）

以降低跌倒和骨折的风险。

6. 其他

鼓励戒烟,尽量避免应用糖皮质激素、巴比妥、苯妥英钠、肝素等药物。

7. 定期筛查

定期进行骨密度检测,并应用评估工具评估风险,以期达到骨质疏松症的早发现、早诊断、早治疗。

(三) 骨质疏松症患者的健康指导和干预

对骨质疏松症患者,应在改善生活方式的基础上,通过使用抑制骨吸收药物(雌激素、降钙素、钙制剂)、促进骨钙形成药物(活性维生素D)等药物治疗,预防骨折。

1. 健康教育

通过健康教育,提高患者对骨质疏松症的认识,积极主动地采取各种防治措施;了解骨质疏松性骨折存在的各种危险,预防骨质疏松性骨折。

2. 改善生活方式

对于患者,合理的膳食、适度的身体活动等是改善骨质疏松症的基础,具体方案可参照高危人群措施制订。

3. 药物治疗

(1) 考虑药物治疗的人群　具备以下情况之一者,需考虑药物治疗:

① 确诊有骨质疏松症者(骨密度 T≤-2.5),无论是否有过骨折;

② 骨量低下患者(骨密度-2.5<T≤-1.0),并存在一项以上骨质疏松症的危险因素,无论是否有过骨折;

③ 无骨密度测定条件时,具备以下情况之一者,也需考虑药物治疗:已发生过脆性骨折;OSTA 筛查为高风险;骨折风险预测简易工具(FRAX)计算出髋部骨折概率≥3%,或任何重要的骨质疏松性骨折发生概率≥20%。

(2) 常用药物

① 钙和维生素 D。

② 抑制骨吸收的药物。

a. 雌激素。雌激素与黄体酮可预防与治疗骨质疏松症。如果没有子宫,则不需黄体酮。

b. 选择性雌激素受体调节剂(雷洛昔芬)。每日 60~120mg。

c. 阿伦膦酸盐。具有抑制破骨细胞的作用,同时具有预防与治疗骨质疏松症的效果。

d. 降钙素。对于停经 5 年以上的骨质疏松症妇女有效。不良反应有食欲减退、脸潮红、起疹子、恶心与头昏。鲑鱼降钙素鼻喷剂(密钙息)、依降钙素注射液(益钙宁)等是人工合成的鲑鱼降钙素。不过,只要停止药物治疗,骨质流失速度会加快,因此须长期治疗。

e. 伊普拉芬。又称 7-异丙氧基异黄酮。天然伊普拉芬存在于苜蓿类的金花菜中,新合成的产品由日本首先研发成功。此药能抑制破骨细胞的活性、促进骨形成、改善骨痛效果，疗程1～2年以上。

③ 促进骨形成的药物。主要是单氟磷酸钠、特乐定等氟化物，以及甲状旁腺激素（PTH）。

4. 老年人跌倒的预防

① 从各种导致跌倒的相对危险度分析，改善肌力能够显著减少患者跌倒事件的发生。对步态和平衡功能异常的患者进行体育锻炼和康复治疗、增加肌力和平衡训练、选择合适的助步装置能够有效预防老年人跌倒发生。

② 定期进行认知功能、抑郁症筛查，一旦发现，及时与患者及其家属或生活照料者沟通，检查居住环境，注意灯光、地面（地毯）、扶手、坐便器等可能与跌倒有关的每个环节。

③ 对患有原发性高血压、周围血管粥样硬化、缺血性脑卒中等严重心脑血管疾病的患者还应根据眩晕和晕厥发生史，仔细寻找病因，并做出相应处理。

[实训5] ▶▶ 骨质疏松患者健康干预方案的制订

▶【实训案例】

董某某，女，66岁，退休干部。绝经10年，体重60kg，平时不喜运动，无不良生活嗜好，不嗜烟酒。平时口味偏重，喜欢吃比较咸和甜的食物。既往有高血压病史5年，规律服用降压药物，无其他疾病家族史。近来反复腰背疼痛，活动后加重，休息后好转，身高降低5cm。

▶【实训目标】

① 能对该患者进行健康信息收集及风险评估。
② 能为该患者制订健康干预方案。

▶【工作流程】

1. 收集健康信息及建立健康档案

收集患者性别、年龄、血压、生活方式、饮食情况、家族史、服药史等相关指标信息和数据，有针对性地建议患者进行胸部和腰椎X射线、双能X射线吸收法、骨密度检测等影像学检查，检测尿羟脯氨酸水平，抽血检查血清钙磷、血镁、骨钙素等水平，建立健康档案。

2. 健康信息监测

通过收集健康信息，了解患者潜在的发病高危因素。

通过检查，该患者胸部和腰椎X射线片提示光密度增加，骨密度降低，骨小梁减少、稀疏，血清钙、镁下降，骨钙素升高。

3. 进行数据分析及风险评估（健康评估）

分析收集到的健康数据，对患者的健康状况进行风险评估：

① 患者年龄大于 65 岁。体重 60kg，OSTA 指数=(体重-年龄)×0.2；OSTA 指数为 -1.2，为骨质疏松症中危级别。近来反复腰背疼痛，活动后加重，休息后好转，身高降低 5cm，说明客户骨质疏松的情况明显。

② 还要了解患者服用的降压药物是否为影响骨代谢的利尿剂；了解肾功能、尿常规是否正常，是否有慢性肾病；了解是否服用影响骨代谢的其他药物；了解是否有视力差、行动障碍等可致跌倒的危险因素。

4. 制订健康干预计划并实施方案（健康干预）

① 进行健康教育，提高其知识水平和自我管理能力，降低危险因素的暴露。

② 合理膳食，每天饮用奶类；纠正不良的饮食习惯，清淡饮食；

③ 控制健康危险因素，适当锻炼，每周最好运动 3~5 次，每次运动（特别是在户外）时间为 40~60min；多晒太阳。同时根据检验检查结果，制订进一步的健康干预方案。

④ 尽快到医院做进一步检查，如需药物治疗，遵循医嘱进行钙和维生素 D 等药物治疗。

⑤ 定期体检，及早发现发病的高危因素，并给予纠正。

5. 对健康改善的状态进行跟踪随访并进行健康指导

采取措施进行干预后，应定期追踪随访。随访内容包括：

① 健康教育的实施效果；

② 膳食、运动等生活方式的改善情况；

③ 实验室检查：血、尿常规；肝、肾功能；钙、磷、碱性磷酸酶、血清蛋白电泳等；

④ 每 6~12 个月复查中轴骨密度的变化，有助于评价干预的疗效。

▶【案例总结】

本例中，该患者 X 射线片检查提示光密度增加、骨密度降低，血清钙、镁下降，骨钙素升高；老年女性，身高降低，反复腰背疼痛。对该患者健康管理的重点首先是在明确骨质疏松症的诊断基础上对其进行健康教育，提高患者对骨质疏松症的认知水平；其次，该患者生活方式不健康，饮食口味偏重，不喜欢运动，有较大的发病风险，因此，制订个体化的健康干预方案，目标为减少危险因子的暴露；最后是定期跟踪随访。

（蔡琳）

项目六 高血压的健康管理

驱动目标

1. 掌握高血压的危险因素。
2. 能够对高血压高危人群进行识别、风险评估及健康促进。
3. 熟悉高血压健康信息的收集、临床表现及健康指导。
4. 熟悉高血压的预防方法。

PPT 课件

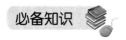

一、高血压概述

高血压是以体循环动脉压升高为主要特点的临床综合征,指未接受抗高血压药物治疗者其收缩压(SBP)≥140mmHg和(或)舒张压(DBP)≥90mmHg。高血压由多基因遗传、环境及多种危险因素相互作用所致,是心血管领域中最常见的疾病之一。

现代医学将高血压分为原发性高血压(高血压病)和继发性高血压(症状性高血压)两大类。原发性高血压占高血压的95%以上,其病因尚未十分明确,一般我们所说的高血压病均指原发性高血压。继发性高血压患者病因明确,血压升高是某些疾病的一部分表现,其中肾脏疾病占70%以上。本节主要讨论原发性高血压。

《中国高血压防治指南2018年修订版》显示,我国人群高血压的患病率仍呈升高趋势。高血压流行有两个比较显著的特点:从南方到北方,高血压患病率递增;不同民族之间高血压患病率存在差异。我国高血压患者的知晓率、治疗率和控制率(粗率)近年来有明显提高,但总体仍处于较低的水平,分别达51.5%、46.1%和16.9%。2018年国家心血管病中心发布的《全国高血压控制状况调查》显示,我国高血压患病率已高达23.2%,控制率仅为15.3%。

因此,控制高血压从而减轻心血管疾病的危害是一项重大的社会公共卫生问题。

二、高血压健康信息收集

建立详尽的个人健康信息档案,完整、准确地收集个人和群体健康信息为健康管理的后续步骤提供基础条件。除血压外,应尽可能全面地收集个体的健康信息,特别是心血管病危险因素的相关信息。

高血压健康信息主要内容包括个人一般情况(性别、年龄等)、疾病家族史、生活方式(膳食、体力活动、吸烟、饮酒等)、体格检查(身高、体重等)、目前健康状况、药物使用情况、心理社会因素(包括家庭情况、工作环境、文化程度及有无精神创伤史等)、体检数据(如血脂、血糖等实验室检查以及心电图检查结果等)。

通过建立健康档案,发现高血压的相关危险因素,如遗传、饮食、压力、心血管疾病史、缺乏运动等各种危险因子暴露量等。

三、高血压健康信息监测

(一)危险因素

1. 遗传因素

流行病学研究提示,原发性高血压发病有明显的家族聚集性。据估计,人群中个体间血压水平变异的30%~50%由遗传因素决定。父母无原发性高血压,其子女发病率约为3%;而父母中一方有或者双方均有该病,其子女的发病率增至28%和46%。目前认为,高血压发病是由众多微效基因参与、涉及基因-基因和基因-环境因素交互作用的复杂过程。

2. 饮食因素

高钠低钾饮食是我国大多数高血压患者发病最主要的危险因素。相关研究显示，人群钠盐（氯化钠）摄入量和血压水平与高血压患病率呈正相关，而钾盐水平与血压水平呈负相关。饮食钠/钾比值与血压的相关性更强。限盐、限酒是防治高血压病的有效措施。

盐是与高血压发生发展密切相关的危险因素。我国14组人群研究显示，钠盐摄入量平均每人每天增加2g，收缩压和舒张压分别升高2.0mmHg及1.2mmHg。当盐摄入量低时，人群的平均血压也低，且血压随年龄增长而升高的幅度小。多数高血压患者在限盐后血压下降。

我国大部分地区，人均每天盐的摄入量在12～15g，而世界卫生组织提倡每人每天的食盐摄入量不超过6g。

3. 超重和肥胖

超重和肥胖是高血压的独立危险因素。随着体重的增加，高血压患病率增高。

我国24万人群数据汇总分析显示，BMI$\geqslant$24kg/m² 者患高血压的风险是体重正常者的3～4倍。BMI$\geqslant$28kg/m² 的肥胖者中90%以上患高血压、糖尿病，或有危险因素聚集。

向心性肥胖增加了高血压的患病风险，男性腰围$\geqslant$85cm、女性腰围$\geqslant$80cm者患高血压的风险为腰围低于此界限者的3.5倍。控制体重可降低血压水平，肥胖者应有效减轻体重。合理补充营养、注意膳食平衡有利于保持理想体重。

4. 饮酒

过量饮酒是高血压发生的重要危险因素。按每周至少饮酒一次为饮酒计算，我国中年男性人群饮酒率为30%～66%，女性为2%～7%。酒精摄入量与血压水平呈线性相关，男性持续饮酒者比不饮酒者4年内高血压发生的危险增加40%。

5. 精神压力与心理因素

研究表明，精神心理因素与原发性高血压之间存在着共同的病理生理学机制。长期精神紧张、焦虑者高血压发病率明显增高。情绪激动、脾气暴躁、恼怒、嫉妒、生气、精神压力过大等均可使血压骤然升高。减轻精神压力、保持心理平衡、坦然处世、保持心胸宽广有利于血压稳定。

6. 其他危险因素

血压易受环境、活动、情绪及用药不规则等多种因素影响而发生波动。此外，生活行为习惯，如缺乏体育锻炼、睡眠时间不足、生活不规律等不良行为习惯与血压升高呈正相关。

处于拥挤、噪声、气温骤降的恶劣环境以及遭受灾害等，可使血压升高；舒适安静的环境有利于血压的控制。剧烈运动、危险作业、工作过度繁忙、紧张劳累、性生活过度等均可使血压升高。适度活动、劳逸结合有利于血压的调节。

血脂异常者高血压的发生风险也明显增高。睡眠呼吸暂停综合征（SAHS）与高血压呈正相关。口服避孕药也常会引起轻度可逆的血压升高。

(二) 临床表现

高血压多见于中、老年人,但近年来趋于年轻化。中老年人的心脑血管病大多起源于青年时期的轻度高血压。

1. 一般表现

① 大多起病隐匿,病情发展缓慢,多数高血压患者是在体检或因其他病就诊时偶然发现;

② 早期常无感觉,没有特异的自觉症状。大约 1/5 的患者无症状,而且患者的主观感觉和血压升高的程度并不一致,容易被忽略;

③ 初期血压常呈波动性,时高时低,受精神情绪、生活变化影响明显。血压持续高水平可有头痛、头晕眼花、头颈疼痛等症状;

④ 可能有精神情绪变化、失眠、耳鸣、日常生活能力下降、生活懒散、易疲劳、厌倦外出和体育活动、易怒、神经质,但并不一定与血压水平相关;

⑤ 临床上也有少部分高血压起病急、进展快,表现为高血压脑病、高血压危象等。

高血压直到出现严重的临床表现才被重视,往往悄然起病而造成突发事件,这时已造成心脑血管损害,被公认为"无声杀手"。只有测量血压,才能心中有数。由于无明显的症状,许多高血压患者拒绝降压治疗或不能规律服用降压药,从而导致心脑血管事件的发生。

2. 并发症

高血压一般在开始几年或十几年没有明显症状,但会使全身动脉长期处于紧张和高负荷状态,由此引起小动脉硬化,导致脑、心、肾等靶器官损害。

(1) 脑损害 脑血管病变是高血压的主要并发症。长期高血压可形成小动脉的微动脉瘤,血压骤然升高可引起破裂而致脑出血。高血压也会促进脑动脉粥样硬化的发生,可引起脑血栓形成和短暂性脑缺血发作。血压极度升高可发生高血压脑病,表现为严重头痛、恶心、呕吐及不同程度的意识障碍,血压降低后可恢复。

(2) 心脏损害 血压长期升高可增加左心室负担,使左心室因代偿而逐渐肥厚、扩张,形成高血压性心脏病。高血压性心脏病的临床症状多发生在高血压起病数年至十余年之后。由于高血压可促进动脉粥样硬化,部分患者可因合并冠状动脉粥样硬化性心脏病而有心绞痛、心肌梗死的表现。

(3) 肾脏损害 长期血压升高可导致进行性肾硬化,并加速肾动脉硬化的发生,可出现蛋白尿、肾功能损害,但肾衰竭不常见。

(4) 眼底损害 长期高血压可致眼底动脉硬化,严重时可出现眼底出血、视盘水肿等。

(5) 周围血管损害 严重高血压可促使形成主动脉夹层并破裂,常可致命。

四、高血压健康风险评估

测量血压值是高血压评估、诊断与分类的主要手段。目前临床上常用的测量方法是测量个人上臂肱动脉的血压值。

为保证测量的准确性,应至少 3 次在非同日静息状态下测得血压升高时方可诊断为高血压,而血压值应以连续测量 3 次的平均值计。

需注意情绪激动、体力活动时会引起一时性的血压升高。被测者手臂周径大于35cm时、有明显动脉粥样硬化者气袖法测得的血压可高于实际血压。

除此外，还应综合评估其他相关高危因素或检查方法。

（一）高血压高危人群的评估

1. 高血压高危人群识别标准

具有下列一项及以上危险因素者，视为高血压高危人群：

① 收缩压介于120～139mmHg和（或）舒张压介于80～89mmHg；
② 超重或肥胖［BMI≥24kg/m² 和（或）腰围男性≥85cm、女性≥80cm］；
③ 有高血压家族史（一、二级亲属有高血压患者）；
④ 长期过量饮酒（每次饮白酒≥100ml，且每周饮酒≥4次）；
⑤ 长期高盐膳食（摄食盐的量为10g/天）。

2. 高血压高危人群的筛查

健康管理单位及各级医疗机构应对全部辖区内成人特别是35岁以上的人群测量血压。

对高血压高危易患人群，应重点筛查识别，以便早发现、早诊断、早治疗。建议每半年测量血压1次。

（二）高血压患者的诊断与评估

测量高血压是高血压患者诊断与评估的主要方法。详细询问病史和体格检查是作出高血压正确诊断的基础，根据病史资料进行X射线、B超、CT等影像学检查可进一步明确高血压的情况。

在未服用降压药物的情况下，非同日3次测量血压，收缩压≥140mmHg和（或）舒张压≥90mmHg可诊断为高血压。患者既往有高血压史，目前正在使用降压药物，血压虽然低于140/90mmHg，也可诊断为高血压。

1. 血压不同水平的定义和分级

根据2018年版《中国高血压病防治指南》，18岁及以上成人的血压不同水平的定义和分级见表6-1：

表6-1 血压水平的定义和分级

级别	收缩压(SBP)/mmHg		舒张压(DBP)/mmHg
正常血压	<120	和	<80
正常高值血压	120～139	和(或)	80～89
高血压	≥140	和(或)	≥90
1级高血压（轻度）	140～159	和(或)	90～99
2级高血压（中度）	160～179	和(或)	100～109
3级高血压（重度）	≥180	和(或)	≥110
单纯收缩期高血压	≥140	和	<90

注：若患者的收缩压和舒张压分属不同级别，则以较高的分级为准。单纯收缩期高血压病也可按照收缩压水平分为1级、2级、3级。

2. 按心血管风险水平分层

大部分高血压患者有血压升高以外的心血管危险因素。高血压病患者的心血管危险绝对水平分层是根据其他危险因素的存在情况、靶器官的损害情况和并存的临床情况等来确定的。根据2018年指南的分层原则和基本内容，将高血压患者按心血管风险水平分为低危、中危、高危和很高危4个层次，见表6-2和表6-3。

表6-2 高血压患者心血管风险水平分层

其他心血管危险因素和疾病史	血压/mmHg			
	SBP 130～139和（或）DBP 85～89	SBP 140～159和（或）DBP 90～99	SBP 160～179和（或）DBP 100～109	SBP≥180和（或）DBP≥110
无		低危	中危	高危
1～2个其他危险因素	低危	中危	中/高危	很高危
≥3个其他危险因素，靶器官损害，或CKD3期，无并发症的糖尿病	中/高危	高危	高危	很高危
临床并发症，或CKD≥4期，有并发症的糖尿病	高/很高危	很高危	很高危	很高危

注：CKD为慢性肾脏疾病。

表6-3 影响高血压患者心血管预后的重要因素

心血管危险因素	靶器官损害	伴发临床疾病

收缩压（1～3级）
男性>55岁；女性>65岁
吸烟或被动吸烟
糖尿量受损（2小时血糖7.8～11.0mmol/L）和（或）空腹血糖异常（6.1～6.9mmol/L）
血脂异常
  TC≥5.2mmol/L或
  LDL-C>3.4mmol/L或
  HDL-C<1.0 mmol/L
早发心血管病家族史
  （一级亲属发病年龄<50岁）
腹型肥胖（腰围：男性≥90cm；女性≥85cm）或肥胖（BMI≥28kg/m²）
高同型半胱氨酸血症（≥15μmol/L）
	左心室肥厚
	  心电图：Sokolow-Lyon>3.8mV或Cornell乘积>244mV·ms
	  超声心动图LVMI：
	  男≥115g/m²，女≥95g/m²
	颈动脉超声 IMT≥0.9mm或动脉粥样硬化斑块颈-股动脉脉搏波速度≥12m/s
	  （*选择使用）
	踝/臂血压指数<0.9
	  （*选择使用）
	估计的肾小球滤过率降低（eGFR30～59ml·min⁻¹·1.73m⁻²）或血清肌酐轻度升高：男115～133μmol/L；女107～124μmol/L
	微量白蛋白尿：30～300mg/(24h)或白蛋白/肌酐比：≥30mg/g
		脑血管病
		  脑出血，缺血性脑卒中，短暂性脑缺血发作
		心脏疾病
		  心肌梗死史，心绞痛，冠状动脉血运重建，慢性心力衰竭，心房颤动
		肾功能损害
		  糖尿病肾病
		  肾功能受损包括eGFR<30ml·min⁻¹·1.73m⁻²
		  血肌酐升高
		    男>133μmol/L；
		    女>124μmol/L
		  尿蛋白≥300mg/(24h)
		外周血管疾病
		视网膜病变
		  出血或渗出，视乳头水肿
		糖尿病
		  新诊断：空腹血糖≥7.0mmol/L，餐后血糖≥11.1mmol/L
		  已治疗但未控制：糖化血红蛋白（HbA1c）≥6.5%

注：TC为总胆固醇；LDL-C为低密度脂蛋白胆固醇；HDL-C为高密度脂蛋白胆固醇；LVMI为左心室质量指数；IMT为颈动脉内膜中层厚度；BMI为体重指数。

3. 排除继发性高血压

常见的继发性高血压有肾脏病、肾动脉狭窄、原发性醛固酮增多症、嗜铬细胞瘤、皮质醇增多症、大动脉疾病、睡眠呼吸暂停综合征、药物引起的高血压等。

以下几种情况应警惕继发性高血压的可能，应及时转上级医院做进一步检查以确诊：

① 发病年龄<30岁；

② 重度高血压（高血压3级以上）；

③ 血压升高伴肢体肌无力或麻痹，常呈周期性发作，或伴自发性低血钾；

④ 夜尿增多，出现血尿、泡沫尿，或有肾脏疾病史；

⑤ 阵发性高血压，发作时伴头痛、心悸、皮肤苍白及多汗等；

⑥ 下肢血压明显低于上肢，双侧上肢血压相差>20mmHg，股动脉等搏动减弱或不能触及；

⑦ 夜间睡眠时打鼾并出现呼吸暂停；

⑧ 长期口服避孕药；

⑨ 降压效果差，不易控制。

五、高血压的预防和干预

高血压的预防和干预主要针对的是一般人群、高危人群和无严重并发症的高血压患者。以预防为主，三级预防并重，针对不同人群开展评估→干预→再评估→再干预的循环过程，最终达到防治高血压的目的。

从控制危险因素水平、早诊断、早治疗和患者的规范化管理三个环节入手，构筑高血压防治的全面战线。努力提高高血压的知晓率、治疗率和控制率，以防止或延缓心脑血管疾病的发生。

（一）一般人群的预防和干预

一般人群的健康指导与干预的主要措施是健康教育和健康促进。通过定期随访，了解并提高居民对高血压及其危险因素相关知识的掌握情况。

在高血压的病因学预防方面，消除或减少可能导致高血压的危险因素，防止高血压的发生。例如，减少高钠饮食、限制饮酒、控制体重、坚持锻炼身体、保持乐观的情绪、降低个体危险因素的暴露程度，从而降低高血压发病率。

（二）高危人群的预防和干预

1. 健康教育

正确面对高血压疾病，乐观积极，保证心理平衡，切勿焦虑、暴躁等。正确测量血压。控制体重，改变不良的生活方式。保持一定的运动量。戒烟限酒。

2. 膳食平衡

(1) 减少钠盐的摄入　我国各地居民的钠盐摄入量均明显高于世界卫生组织<6g/天的推荐，而钾盐的摄入则严重不足。因此，高血压高危人群及高血压患者均应采取各种措施，尽可能减少钠盐的摄入量。主要措施包括：

① 尽可能减少烹调用盐，建议使用可定量的盐勺；

② 减少味精、酱油等含钠盐调味品的用量；

③ 少食或不食含钠盐量较高的各类加工食品，如咸菜、香肠等。

(2) 控制膳食总能量　控制膳食总能量的目的是控制体重。减轻10%体重可使高血压的发病率减少20%~40%。对肥胖患者，总能量可根据其理想体重确定，每日能量摄入比平时减少500~1000kcal。能量减少采取循序渐进的方式。

(3) 调整能量结构　在控制总能量的情况下，合理安排蛋白质、脂肪、糖类的比例，蛋白质占总能量的15%~20%，脂肪占20%~25%，糖类占55%~65%。

限制动物性脂肪的摄入，增加不饱和脂肪酸的比例。有流行病学资料显示，即使不减少膳食中的钠盐和不减体重,如能将膳食脂肪控制在占总能量的 25% 以下,连续 40 天可使男性收缩压和舒张压下降 12%、女性下降 5%。限制胆固醇的摄入量在 300mg/天以下。注意将动物蛋白质的摄入量控制在总蛋白质摄入量的 20%,适量食用动物性食品,多吃豆类及其制品。

(4) 限酒戒烟 高血压高危人群应尽早戒酒。建议每日饮酒量应为少量,即对于男性,葡萄酒小于 100～150ml,或啤酒小于 250～500ml,或白酒小于 25～50ml;女性则减半量。不提倡饮高度烈性酒。戒烟对预防高血压来说也很重要。应提倡全人群戒烟,高血压高危人群更应强调戒烟。

3. 控制体重

体重控制的目标为 BMI<24kg/m^2,男性腰围<85cm,女性腰围<80cm。肥胖者若非药物治疗效果不理想,可考虑辅助用减肥药物。

4. 适量运动

合理的体育运动可以使血压下降,并可降低体重、改善心肺功能、提高机体抵抗力和对外界环境的应激能力,对高血压的预防有重要意义。运动的种类可以根据自己的爱好灵活选择,如散步、快走、慢跑、游泳、练气功、打太极拳等项目均可。

运动的强度可通过心率来反映,一般认为,运动后最大心率(170～180 次/min)减去年龄为适宜的运动强度。如 50 岁的人运动时,心率为 120～130 次/min 为适宜的运动强度。也可以最大心率的 55%～80% 作为运动适宜心率。

运动频度一般要求每周 3～5 次,每次持续 30～60min。应注意量力而行,循序渐进。典型的运动计划包括 3 个阶段:

① 5～10min 的准备;
② 30～60min 的有氧运动或抗阻运动;
③ 放松阶段,约 5min,逐渐减少用力,使心脑血管系统的反应和身体产热功能逐渐稳定下来。

5. 减轻精神压力,保持心理平衡

长期精神压力和心情抑郁是引起高血压的重要原因之一,可明显增加高血压的发病率。对有精神压力和心理不平衡的人,应积极倡导其正确对待自己、他人和社会,多参加社会和集体活动。

6. 定期筛查

对高危人群定期监测血压,以早期发现高血压患者,并予早期干预。

(三) 高血压患者的健康指导和干预

对于存在以下情况的高血压者,应尽早进行医疗干预:
① 有未经治疗的高血压或血压未得到控制;
② 继发性高血压,如肾实质病变、肾动脉狭窄、原发性醛固酮增多症、嗜铬细胞瘤等引起的高血压;
③ 血压超过 180/110mmHg、高血压危象或急进性高血压;

④ 高血压合并严重并发症，如心力衰竭、不稳定型心绞痛、严重的心律失常、视网膜出血、脑卒中急性期；

⑤ 合并其他需要医疗干预的情况。

对已确诊高血压者，通过健康教育，促进患者高血压防治知识和技能的提高。鼓励监测血压，不断改善生活方式，定期服药并进行规范化治疗；同时监测其他心血管疾病的危险因素，不断改善，以降低暴露量，达到良好地控制血压、延缓并发症出现、提高生活质量的目的。要树立患者对自己健康负责的信念，强调在高血压患者管理中患者自我管理的作用，通过建立管理目标和治疗计划，获得最佳管理效果。主要干预措施如下：

1. 健康教育

了解常用抗高血压药的种类、用法、注意事项、不良反应、禁忌证，高血压病的非药物治疗内容。对高血压病患者定期随访。高血压病患者每月至少监测 1 次血压。

2. 改善生活方式

改善生活方式是高血压预防与治疗的基础，需要长期坚持。高血压患者改善生活的方式包括：

（1）饮食干预　减少钠盐的摄入，适当增加食物中钾盐的摄入量，饮食宜清淡。

（2）控制体重　最有效的减肥措施是控制能量摄入和增加体力活动。在饮食方面遵循平衡膳食的原则，控制高热量食物的摄入，适当控制主食即糖类的用量。在运动方面，以规律的、中等强度的有氧运动为主。减肥的速度因人而异，一般以每周减重 0.5～1kg 为宜。

（3）戒烟限酒　限制饮酒可明显降低高血压的发病风险。每日酒精摄入量男性不应超过 25g，女性不应超过 15g。高血压患者应尽早戒烟，必要时需用药物辅助戒烟。对戒烟者进行随访和监督，以避免其复吸。

（4）体育运动　定期体育锻炼可增加能量消耗、降低血压、改善糖代谢等。建议每天进行适当的 30min 左右的体力活动，运动强度从低强度开始，循序渐进，避免因运动时血压升高可能造成的不良后果；每周应有 1 次以上的有氧运动，如步行、慢跑、游泳、跳舞等。运动形式及运动量应根据个人的身体情况而定。

注意事项：高血压患者在开始运动前，应在健康管理师或医师指导下进行全面体检。对于重度高血压和并发严重心血管病的患者，运动强度应严格控制。气候寒冷时，高血压患者运动应该在下午 4～5 时为宜，不主张清晨锻炼。冷水有可能引起血压骤升，故高血压患者不宜进行冬泳。

（5）减轻精神压力，保持平衡心态　应及时预防和缓解精神压力，必要时寻求专业心理辅导或治疗。

3. 药物治疗与管理

长期、合理的药物治疗以使血压达标是高血压治疗的重要措施。目前常用药物如利尿剂、β-受体阻滞剂、血管紧张素转换酶抑制剂、钙拮抗剂、血管紧张素受体拮抗剂及低剂量复方制剂均可作为降压治疗的起始药和维持药。根据患者具体情况选择用药，凡能有效控制血压并适宜长期治疗的药物就是合理的选择，但应注意并发症。

一般高血压患者的降压目标是＜140/90mmHg；65 岁以上老年人的降压目标是＜150/

90mmHg，如果能耐受还可进一步降低至<140/90mmHg；合并糖尿病、肾病和冠状动脉性心脏病患者的降压目标为<130/80mmHg。

4. 分级管理

健康管理师应协助临床医师对高血压患者进行临床评估，根据心血管危险水平分层纳入不同的管理级别。将低危、中危、高危患者分为一、二、三级管理。

根据不同级别，定期进行随访和监测。随访的主要指标是血压，基本目标是血压达标，并根据血压水平和心血管危险控制情况调整治疗措施。根据需要来确定实验室辅助检测的频率。如心肌缺血、血脂异常、糖尿病或肾病者，可根据病情增加相应指标检测次数。健康管理师对管理的患者根据随访记录情况（全年血压记录、危险因素变化）确定新的管理级别。

一般情况下，因伴心脑肾疾病、糖尿病者而归为高危的，管理级别长期不变。对仅根据血压水平和（或）1~2个可改变的危险因素而分为中危或少数高危的分级管理者，在管理1年后视实际情况而调整管理级别。

对血压长期（连续6个月）控制好的，可谨慎降低管理级别；对新发生心脑血管病或肾病及糖尿病者，及时升高管理级别。

[实训6] ▶▶ 高血压患者的风险评估及健康指导

▶▶【实训案例】

高某，男性，47岁，企业高管。口味偏咸，体重超重，经常饮酒，工作繁忙压力大，熬夜较多，很少运动。其母亲为高血压患者。近来出现晨起头晕的症状。

▶▶【实训目标】

① 能通过对健康信息的收集，开展高血压风险评估。
② 能根据患者的健康情况，提出针对性的健康干预方法和健康指导。

▶▶【工作流程】

1. 收集健康信息及建立健康档案

收集患者性别、年龄、生活方式、饮食情况、家族史、职业等相关指标信息和数据，有针对性地建议客户进行血压测量、动态血压监测，以及超声心动图、心电图、胸部X射线、眼底等影像学检查，血尿常规（包括蛋白、糖和尿沉渣镜检）、肾功能、血糖、血脂、血钾等检查，建立健康档案。

2. 健康信息监测

通过收集健康信息，了解患者潜在的高血压高危因素。
通过对客户的血压（收缩压与舒张压）进行测量，记录血压值，发现血压升高。

3. 进行数据分析及风险评估（健康评估）

分析收集到的健康数据，对患者的健康状况进行风险评估。
① 患者有高血压家族史、口味偏咸（高钠饮食）、体重超重、经常饮酒、工作繁忙压力

大、熬夜较多、很少运动等，具备了多项高血压危险因素，高血压发病风险明显高于正常人。如果检查发现血压值高于正常者，结合近来晨起头晕，患高血压的可能性比较高。

② 还要了解该客户血脂是否偏高，血管是否硬化、狭窄，是否存在高脂血症、糖尿病等。

4. 制订健康干预计划并实施方案（健康干预）

① 采取行动控制健康危险因素，减少钠盐的摄入，控制体重，限制饮酒，作息规律，不熬夜，保证充足的睡眠和良好的精力。饮食清淡，适当运动锻炼，减轻压力，改变工作环境。同时根据检查结果，制订进一步的健康干预方案。

② 尽快到医院做进一步检查，如测量血压、动态血压、B超等，了解高血压的情况、等级及水平，早诊断，早治疗。

③ 定期体检，及早发现发病的高危因素，并给予纠正。

5. 对健康改善的状态进行跟踪随访并进行健康指导

通过随访及体检，评估管理对象的身体状况，反馈指导干预措施的改进。主要随访内容有：

① 测评患者对高血压危险因素的掌握程度。

② 了解危险因子暴露量的变化，包括吸烟、饮酒、运动、心理状态等。

③ 进行体温、脉搏、呼吸、血压、身高、体重、腰围、心脏、肺部、腹部等常规体格检查。

④ 对高危人群，特别注意有无头晕等表现；对高盐饮食、体重超重或肥胖、嗜酒者，或精神压力较大的职业人群，可进行定期血压测量及血脂等指标筛查。

⑤ 对高血压患者应了解其营养与运动状况、目前症状以及患者服药情况。

▶【案例总结】

本例中，该患者近来头晕，口味偏咸，体重超重，经常饮酒，工作繁忙压力大，熬夜较多，很少运动，有高血压家族史。对该患者的健康管理重点首先是对血压水平及分级程度尽快明确，以早期诊断、早期治疗；其次，该患者饮食和生活方式不健康，有口味偏咸、体重超重、经常饮酒等诸多因素，有很大的高血压发生风险；因此，应制订个体化的健康干预方案，采取饮食清淡、控制体重、限制饮酒等多种方式干预，减少高血压危险因子的暴露；最后是制订相应的健康教育与指导方案，并定期跟踪随访。

（王笑丹）

项目七　慢性阻塞性肺疾病的健康管理

驱动目标

1. 掌握慢性阻塞性肺疾病患者发病危险因素。
2. 掌握慢性阻塞性肺疾病患者常见临床表现及其鉴别诊断。

PPT课件

3. 能够对慢性阻塞性肺疾病患者及其高危人群进行风险评估及干预措施。

4. 了解不同的治疗药物的常见不良反应及处理对策。

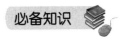

一、慢性阻塞性肺疾病概述

慢性阻塞性肺疾病（chronic obstructive pulmonary disease，COPD，简称慢阻肺）是一种常见的以持续性气流受限为特征的可以预防和治疗的呼吸系统疾病，其气流受限通常呈进展性，与气道和肺脏对有毒颗粒或气体的慢性炎性反应增强相关。

随着社会经济的发展，环境污染问题的加重、人们生活习惯的改变等因素使得慢性阻塞性肺疾病的发病率呈逐年上升趋势，并逐渐成为威胁人类健康最重要的疾病之一。慢阻肺是一种慢性疾病，主要累及肺脏，长期的气道损害可使肺通气和气体交换能力发生障碍，导致低氧血症及高碳酸血症，也可引起全身（或称肺外）的不良效应，引起多种并发症，促使疾病的恶化。

二、慢性阻塞性肺疾病健康信息收集

建立个人健康信息档案，主要内容包括年龄、性别、体重、从事职业、现患疾病、使用药物、过敏史、吸烟史、饮食特点、不良嗜好、运动情况、实验室及肺通气功能检查等。

通过建立健康档案，有助于评估慢阻肺发病危险性和病情程度，对该类患者进行尽早干预以防止其快速加重和进展。

三、慢性阻塞性肺疾病健康信息监测

（一）危险因素

目前医学对于慢阻肺的病因尚不完全明确，通常认为与肺部对环境中香烟、烟雾等有害气体或有害颗粒的异常炎症反应，以及感染和遗传等因素有关。

1. 环境因素

（1）吸烟　吸烟是慢阻肺发病的最重要的环境因素之一。

烟草中含有焦油、尼古丁等化学物质，吸烟时这些有害的物质进入呼吸道，引起黏液腺的增生，分泌黏液增多；还可损伤气道上皮细胞，使纤毛变短、排列不规则、运动障碍，导致支气管树上黏液聚集从而降低气道局部抵抗力，分泌物在呼吸道内积聚，包裹已黏附在气道的病原微生物，导致病原微生物不能被有效地清除，此种环境促使病原微生物繁殖，更易发生感染，引起气道水肿。同时吸烟还可以刺激黏膜下感受器，使副交感神经功能亢进、支气管平滑肌收缩，引起支气管痉挛，致气道阻力增加。

与不吸烟者相比，吸烟者出现呼吸道症状和肺功能异常的概率更高，每年第1秒用力呼气容积（FEV1）下降的速度更快，COPD的死亡率更高。吸烟量越大、时间越长、吸烟时烟草吸入气道越深、开始吸烟的年龄越小，COPD的发生率越高。

WHO调查显示，吸烟者中有10%~20%最终会患上COPD；COPD患者中80%~90%由吸烟引起；吸入二手烟的成人比没有吸烟或没有吸二手烟的人患COPD的概率高出

10%～43%；吸烟的 COPD 患者死亡率比不吸烟者高 10 倍之多。

有人认为戒烟肯定会使肺功能有所恢复，并可以减少 COPD 急性加重的频率。也有人认为戒烟对于进展期的 COPD 患者是有益的，至少可以减缓肺功能的进一步恶化，减少急性加重的次数。但也有人认为既往吸烟者气道内的炎症会持续存在，并且与持续吸烟的患者相比，其炎症程度相似。

（2）空气污染与职业粉尘　随着科技和生活质量的提高，我们日常工作与生活中的工业、交通、运输、生活炉灶等排出的烟尘、氮硫化合物、有机化合物等，给大气造成了严重的污染。然而，大气中的这些有害物质可损伤气道黏膜上皮，引起肺纤维组织增生，使纤毛清除功能下降，为病原微生物繁殖及感染创造了有利条件。研究发现，当空气中的烟尘或二氧化硫明显增加时，COPD 急性发作患者显著增多。另外，有研究发现我国农村地区慢阻肺高发是由烧柴引起的。

2. 感染

呼吸道感染是患者发病和病情进展的另一主要因素。大量研究表明，COPD 是一种慢性炎症过程。感染后，支气管壁及细支气管壁被炎症细胞浸润，炎症细胞主要以中性粒细胞、巨噬细胞、T 淋巴细胞等淋巴细胞为主，这些炎症细胞释放的蛋白酶、炎性介质和氧化物导致了腺体增生和高分泌，分泌的大量黏液蓄积在管腔中造成持续的气流受限、反复的气道感染，严重影响了患者的生活质量与疾病的预后。感染可使黏膜下毛细血管通透性增加，使该区域组织水肿，导致支气管上皮通透性增加、炎性介质进入呼吸道，使呼吸道阻力增加，从而促使 COPD 的发生。

大部分学者认为细菌感染是慢性阻塞性肺疾病急性加重期（AECOPD）的一个重要诱因，有三条证据支持这观点：第一，超过 50% 的 AECOPD 患者痰培养呈阳性，尤其是那些有脓性痰者，主要病原菌为流感嗜血杆菌、肺炎链球菌、卡他莫拉菌；第二，AECOPD 患者气道分泌物中细菌的存在与气道炎症加重有关，抗菌治疗可以降低 AECOPD 患者的一些炎症参数水平；第三，抗菌治疗可以明显改善 AECOPD 的临床疗效。

3. 遗传因素

现研究最为深入的遗传易感因素为 α1-抗胰蛋白酶的缺乏。α1-抗胰蛋白酶是人血浆中含有最丰富的抑制因子的一种含有碳水化合物单链糖蛋白，其具有对抗白细胞及纤维弹性蛋白酶的重要生理意义。α1-抗胰蛋白酶缺乏，肺泡中的弹性蛋白被弹性蛋白酶进行性破坏，弹性蛋白酶增加并分解弹性纤维，造成肺气肿。另外，气道高反应性、肺脏发育和生长不良及家族聚集倾向均与 COPD 的发生密切相关。

4. 其他

（1）性别与年龄因素　随着年龄的增长，机体的抵抗能力逐渐减退，就容易患病。最近我国的 COPD 流行病学调查显示，年老者较年轻者患 COPD 的危险性增加，70 岁以上人群患 COPD 的危险性为 40～49 岁人群的 9.94 倍。

（2）社会经济地位　慢阻肺是气流受限不完全可逆、呈进行性发展的慢性疾病。其需要长期治疗和用药，经济消耗大。因此，社会经济地位较低的人群，由于付不起医药费，导致慢阻肺发生的概率较大，而且可能与其居住处的室外空气、环境及自身营养差等有关。

（二）临床表现

慢阻肺以慢性咳嗽、咳痰、气短和喘息等为主要临床表现，参照《慢性阻塞性肺疾病诊治指南》任何有呼吸困难、慢性咳嗽或咳痰，并有慢阻肺危险因素暴露史的患者均应考虑诊断为慢阻肺。

1. 症状

（1）**慢性咳嗽** 通常为首发症状。初起咳嗽呈间歇性，早晨较重，以后早晚或整日均有咳嗽，但夜间咳嗽并不显著。少数病例咳嗽不伴咳痰。也有部分病例虽有明显气流受限但无咳嗽症状。

（2）**咳痰** 咳嗽后通常咳少量黏液性痰，部分患者在清晨较多；合并感染时痰量增多，常有脓性痰。

（3）**气短或呼吸困难** 这是慢阻肺的标志性症状，是使患者焦虑不安的主要原因，早期仅于劳力时出现，后逐渐加重，以致日常活动甚至休息时也感气短。

（4）**喘息和胸闷** 不是慢阻肺的特异性症状。部分患者特别是重度患者有喘息症状。胸部紧闷感通常于劳力后发生，与呼吸费力、肋间肌等容性收缩有关。

（5）**全身性症状** 在疾病的临床过程中，特别是病情较重的患者，可能会发生全身性症状，如体重下降、食欲减退、外周肌肉萎缩和功能障碍、精神抑郁和（或）焦虑等。合并感染时可咳血痰或咯血。

2. 病史特征

慢阻肺患病过程应有以下特征：

① 吸烟史。多有长期较大量吸烟史。
② 职业性或环境有害物质接触史。如较长期粉尘、烟雾、有害颗粒或有害气体接触史。
③ 家族史。COPD 有家族聚集倾向。
④ 发病年龄及好发季节。多于中年以后发病，症状好发于秋冬寒冷季节，常有反复呼吸道感染及急性加重史。随病情进展，急性加重愈渐频繁。
⑤ 慢性肺源性心脏病史。COPD 后期出现低氧血症和（或）高碳酸血症，可并发慢性肺源性心脏病和右心衰竭。

四、慢阻肺健康风险评估

（一）慢阻肺高危人群的评估

1. COPD 的诊断

若年龄 > 40 岁的患者出现以下任一表现，可考虑 COPD，并行肺功能检查。但这些临床表现并不能确诊 COPD，但同时出现多个临床表现则提示 COPD。肺功能检查是确诊 COPD 的必备条件。

① 呼吸困难。渐进性（随着时间加重），典型表现为劳力时加重，持续存在。
② 慢性咳嗽。间歇性，或为干咳。
③ 慢性咳痰。任何形式的慢性咳嗽均可提示 COPD。

④ 危险因素暴露史。吸烟（包括当地盛行的水烟），吸入烹饪和取暖燃料产生的烟雾，吸入职业性粉尘和化学药物。

⑤ COPD家族史。有慢阻肺家族史者，若长期慢性咳嗽，应考虑本病。

2. 主要筛查方法

肺功能检查是确诊COPD的必备条件。使用支气管舒张剂后，FEV1/FVC＜0.70确定存在持续性气流阻塞，即COPD。所有的医务工作者在对COPD患者进行诊治时，应参肺功能检查结果。

（二）慢阻肺患者的评估

慢阻肺的主要特征为呼气时的气流受限，系慢性气流阻塞，并呈进行性发展，其主要诱发因素为吸烟，有害粉尘、烟雾及气体接触等。该类患者多有较大量吸烟史，较长期粉尘、烟雾或有害气体接触史；在发病过程中，常有反复呼吸道感染史；冬季发病多；随着疾病进展，急性加重变得频繁；慢阻肺后期发生低氧血症及高碳酸血症，并可发生肺源性心脏病。临床结合患者不同的症状和肺通气功能指标进行不同的病情分期和严重程度分级。

1. 病情分期

（1）稳定期　患者咳嗽、咳痰、气短等症状稳定或症状较轻。

（2）急性加重期　在疾病过程中，病情出现超越正常状况的持续恶化，并需改变日常基础用药。通常指患者短期内咳嗽、咳痰、气短和（或）喘息加重，痰量增多、呈脓性或黏液脓性，可伴发热等炎症明显加重的表现。

2. 严重程度分级

慢阻肺严重程度分级，见表7-1。

表7-1　慢阻肺严重程度分级表（基于使用支气管舒张剂后的FEV1）

分级	特征
GOLD1 轻度COPD	FEV1/FVC＜70%，FEV1%预计值≥80%
GOLD2 中度COPD	FEV1/FVC＜70%，50%≤FEV1%预计值＜80%
GOLD3 重度COPD	FEV1/FVC＜70%，30%≤FEV1%预计值＜50%
GOLD4 极重度COPD	FEV1/FVC＜70%，FEV1%预计值＜30%

五、慢阻肺的预防和干预

（一）一般人群的预防和干预

慢阻肺属于可防可控的慢性病，患者家属和本人应该正确对待，关键在于积极防治，延缓病情进展。对于非慢阻肺患者的普通人群或者慢阻肺低危易感人群，通常建议首先通过科普教育提高患者及其家属对本病的认识，其次劝导其戒烟、坚持规律和科学的体育运动以锻炼肺功能等。

1. 祛除病因和诱因

避免接触各种致病因素，尤其是吸烟、环境污染等，避免粉尘、刺激性气体的吸入；注意保暖，改变不良的生活方式，有条件者改善生活环境。

2. 戒烟

吸烟者（包括主动和被动吸烟）慢阻肺的发病率明显高于不吸烟者，戒烟是减少慢阻肺发生并阻碍其发展的最有效、最经济的独立干预措施。综合的控烟政策和计划包括公众教育、大众媒体宣传、创建无烟环境以及为健康专业人员提供戒烟技巧等。

3. 体育锻炼

规律的体育运动可以锻炼肺功能，减少慢阻肺的发生，如游泳、慢跑、打太极拳等舒缓的体育运动，这些运动对于中老年也较为适宜。

（二）高危人群的预防和干预

慢阻肺的高危人群是指中老年长期慢性咳嗽患者（病程大于8周），晨起咳较多泡沫痰，活动后气促，伴或不伴有胸闷，有慢阻肺家族史、长期吸烟史，既往有慢性支气管炎病史或者肺气肿病史。

对于具有上述影响因素和特质的咳嗽患者应常规检查和定期复查肺通气功能，了解气道气流有无受限；同时对于该类患者进行健康生活方式教育并积极治疗现有呼吸系统疾病。

（三）慢阻肺患者的健康指导和干预

对于慢阻肺患者的指导和治疗措施归纳为药物和非药物治疗两个方面。

1. 药物治疗

（1）支气管舒张剂　支气管舒张剂作用于呼吸道的平滑肌，起松弛平滑肌、促进肺排空的作用，是目前临床治疗本病最基本、最广泛的用药。临床常用的有β-受体激动剂、抗胆碱能药物及茶碱类药物。

（2）糖皮质激素　当患者有反复病情恶化史，肺功能指标提示 $FEV1 < 50\%$ 预计值时具有运用本类药物的指征。糖皮质激素主要是通过改善阻塞气流流速达到缓解呼吸困难、改善通气功能的目的。临床根据患者病情具体情况采用静脉、口服及吸入等不同的给药方法。

（3）磷酸二酯酶-4（PDE-4）抑制剂　本药物可以有效减轻气道的炎症反应。但部分药物如罗氟司特，也存在诸如恶心、食欲下降、睡眠差等不良反应。

（4）祛痰镇咳药物　由于慢阻肺发病者多为老年患者，病程较久，肺功能明显下降，急性感染时由于机体腺体分泌亢进，会出现痰多质稠等症状。本类药物可以有效改善患者这方面的症状，保持气道通畅。

（5）抗氧化剂　本类药物的作用机制也是通过减轻患者气道炎症反应来达到治疗疾病的目的的，临床证实其可明显减少疾病反复发作的次数，运用较广泛的主要有乙酰半胱氨酸等。

(6) 他汀类药物　他汀类药物目前仅限于实验研究，临床运用有待进一步考证。

(7) 免疫调节剂　本类药物主要用于免疫力严重低下的患者，通过增强患者免疫力，减少疾病加重的次数及严重程度。

(8) 疫苗　疫苗接种并非常规治疗手段，临床适用于中老年易感人群。目前指南推荐对于符合疫苗接种标准的患者应该每5年注射一次，可以明显减少患者疾病急性加重的频率。

2. 非药物治疗

(1) 康复治疗　康复治疗包括健康教育、运动锻炼、营养支持、心理治疗等各方面措施，提倡从生理和心理全方面治疗慢阻肺。

(2) 长期氧疗　长期氧疗需要患者积极配合，需对患者提前做好教育及指导工作，具体疗效依赖于患者的依从性，但因其疗效显著，仍作为临床最为推荐的治疗手段之一。

(3) 通气支持　适用于肺功能分级为极重度的慢阻肺患者，但也有研究认为此方法在改善患者生存率的同时可能需以降低患者生活质量作为代价，应用价值评价不一。

(4) 外科手术治疗　但考虑目前关于本病的手术治疗指征尚不明确，且治疗费用昂贵、危险性高，临床难以推广，有待进一步研究与探讨。

(5) 教育及管理　通过提高患者及其家属对本病的认识，有利于更好地配合医生治疗方案的实际实施。具体方式包括专业慢阻肺的知识教育、劝导患者戒烟、鼓励患者掌握一般或某些特殊的治疗方法、定期医院随访等。

综上所述，治疗本病过程中除了要针对患者的具体病情灵活选择用药方案，还要注重对患者生活方式的监督及心理情绪的疏导，这对药物治疗与非药物治疗都发挥了不可替代的作用。

[实训7] ▶▶ 慢阻肺患者的健康管理方案的制订

▶▶【实训案例】

张某，男，62岁，因"反复咳嗽15年余，加重1周"就诊，吸烟史30多年，平均每天吸烟1包。从来没有做过体检。

▶▶【实训目标】

① 学会建立慢阻肺患者健康档案。
② 能对慢阻肺患者进行健康风险评估。
③ 能对慢阻肺患者进行健康干预及健康指导。
④ 能制订慢阻肺患者戒烟计划。

▶▶【工作流程】

1. 收集健康信息及建立健康档案

收集患者性别、年龄、现病史、既往疾病史、家族史等相关指标信息和数据，有针对性地建议患者进行胸部X射线、肺通气功能、肝肾功能、肿瘤标志物等检查，建立健康档案。

2. 健康信息监测

通过收集健康信息，了解患者潜在的发病高危因素。

通过相关检查，患者胸片提示"肺气肿征"，肺通气功能检查提示"中重度气道阻塞性通气功能障碍，支气管舒张试验阴性"。

3. 进行数据分析及风险评估（健康评估）

分析收集到的健康数据，对患者的健康状况进行风险评估。

① 患者有多年吸烟史，每天吸烟一包，超过30年，慢阻肺的发病风险比正常人高，此次肺功能检查提示"气道阻塞性通气功能障碍"，说明患者已经出现了慢阻肺的特征性气流受限。

② 还要了解患者是否存在因服用治疗高血压或者其他疾病的药物而引起的咳嗽。

4. 制订健康干预计划并实施方案（健康干预）

① 健康教育。嘱托患者戒烟，控制健康危险因素，作息规律，适当锻炼。

② 药物治疗。结合患者检查结果和患者病情分级选择适合患者的治疗方案以尽早规范化治疗，控制和延缓肺功能的进一步丧失。

③ 定期去医院专科门诊随诊并复查肺通气功能，了解病情控制程度。

5. 对健康改善的状态进行跟踪随访并进行健康指导

通过随访及体检，评估管理对象的身体状况，反馈指导干预措施的改进。

主要随访内容有：

① 测评患者对慢阻肺的了解程度；

② 患者戒烟的执行情况；

③ 患者有无坚持规律性的治疗；

④ 患者肺通气功能的变化情况和慢阻肺的发作程度。

▶【案例总结】

本例中，该患者为老年男性，有多年咳嗽病史，症状反复发作。对该类患者的健康管理重点首先是明确其咳嗽病因，排除其他呼吸系统恶性疾病引起的咳嗽，或者其他系统疾病治疗药物引起的反应性咳嗽，以早期诊断、早期治疗；其次，该患者常年吸烟，有很大的慢阻肺发生风险，因此，劝导患者戒烟，进行肺功能评估后行规范化控制性治疗延缓病情的进展，对于患者的预后十分重要。

（刘红宇）

项目八　肥胖症的健康管理

驱动目标

1. 掌握肥胖症的评价指标。
2. 能够对肥胖症高危人群进行识别、风险评估及健康促进。

PPT 课件

3. 熟悉肥胖症健康信息的收集、临床表现及健康指导。
4. 熟悉肥胖症的预防方法。

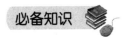

一、超重和肥胖症概述

肥胖症是指体内脂肪堆积过多和（或）分布异常、体重增加，是一种由多因素所致的慢性代谢性疾病。脂肪占体重的14%~19%。脂肪过多不仅会引起容貌外观的变化，还可能造成社会适应不良、心理障碍和生理功能受损，是一种疾病状态。

肥胖的定义目前由多种标准来判定，主要由体重指数（body mass index，BMI）、标准体重、腰臀比和体脂率等来评估体脂分布。

（一）成人体重指数（BMI）

BMI与体脂肪率与体脂肪总量都密切相关。儿童的健康体重因性别与年龄的不同而有不同的标准，因此儿童与青少年的肥胖并没有单一的标准，而是通过与同年龄、性别的其他孩子（常模）比较来决定。

体重指数的定义是体重（以千克计）除以身高（以米计）的平方，其评价标准详见表8-1。

表8-1 成人BMI评价标准

分级	WHO成人BMI标准/(kg/m^2)	中国成人BMI标准/(kg/m^2)
体重过低	<18.5	<18.5
正常范围	18.5~24.9	18.5~23.9
超重	25.0~29.9	24.0~27.9
肥胖	≥30	≥28

（二）腰围和腰臀比

对于BMI大于35kg/m^{2}的患者，腹部脂肪含量直接影响机体的健康。腹部或者内脏脂肪与心血管疾病具有强相关性。腰臀比和腰围与死亡率之间的相关性较BMI与死亡率的相关性更为密切。

腰围（男性≥85cm，女性≥80cm）或者腰臀比（男性>0.9，女性>0.85）是向心性肥胖的诊断标准。

（三）标准体重

目前国内标准体重的计算方法有两种。

1. Broca改良公式

$$标准体重(kg) = 身高(cm) - 105$$

2. 平田公式

$$标准体重(kg) = [身高(cm) - 100] \times 0.9$$

① 轻度肥胖：超过标准体重 20%～30%。
② 中度肥胖：超过标准体重 40%～50%。
③ 重度肥胖：超过标准体重 50% 以上。

（四）体脂肪率

体脂肪率是脂肪含量占总体重的百分比。一般认为男性体脂肪率＞25%、女性体脂肪率＞33% 是诊断肥胖的标准。体脂肪率可通过以下公式用 BMI 的数值进行计算：

$$体脂肪率 = 1.2 \times BMI + 0.23 \times 年龄 - 5.4 - 10.8 \times 性别$$

其中男性性别取值为 1，女性取值为 0。

二、肥胖症健康信息收集

（一）体脂含量的测定及评估

全身和局部体脂含量测定及评估的方法很多，一般流行病学调查或大样本研究的估测方法较多使用体重指数（BMI）、腰围、臀围、腰臀围比值等。也常用生物电阻测定来估算身体脂肪组织含量百分比。

（二）个人健康档案的建立

收集个体全面的健康信息将有助于肥胖症的健康风险评价。除上述身高、体重等指标外，内容还应包括：
① 一般情况，如年龄、性别。
② 家族史、疾病史。
③ 膳食调查。详细了解患者的膳食史，包括食欲、食量、食物种类、餐次等。
④ 生活方式调查。详细了解患者的生活特点、规律性，特别是有无运动及运动情况、心理状况。
⑤ 详细了解患者是否合并其他疾病，系统记录血压、血脂、血糖、肝肾功能等。

三、肥胖症健康信息监测

（一）危险因素

大多数肥胖症由遗传因素和环境因素共同参与、相互作用所引起。导致肥胖症的环境因素是膳食因素和身体活动过少。

1. 遗传因素

多项研究表明单纯性肥胖具有遗传倾向，肥胖者的基因可能存在多种变化或缺陷。一些对双胞胎、领养子女家庭和家系的调查发现，肥胖有一定的家族聚集性。双亲均为肥胖者，子女中有 70%～80% 的人表现为肥胖；双亲之一（特别是母亲）为肥胖者，子女中有 40% 的人较胖。

人群的种族、性别和年龄的不同，其对致肥胖因子的易感性不同。研究表明，遗传因素对肥胖形成的作用占 20%～40%。

2. 年龄和性别

年龄也是肥胖的一个重要影响因素,随着年龄的增长,男性和女性的肥胖率均增高,机体总体脂量增加。女性通常比男性容易肥胖。从组织学角度讲,女性脂肪细胞数比男性多,约占体重22%(男性占15%),因为雌激素本身有增加脂肪沉积的作用。

3. 膳食因素

能量摄入过多和(或)消耗减少也会引起肥胖。能量摄入过多主要表现在食欲亢进;能量消耗减少是由活动减少及摄入与排出不平衡造成的。

(1) 糖类　糖类是人体的主要供能物质,60%的能量由糖类提供。糖类本身并不导致肥胖,只有能量过多时,过多的糖类才转化为脂肪而引起肥胖。

(2) 脂肪　脂肪摄入过多是促发肥胖症的重要危险因素之一。当摄入的食物中含有高脂肪(或同时高糖类)时,脂肪的储存量就会明显加快,导致肥胖。

(3) 不良的饮食习惯

① 进食能量密度较高食物。食物的能量密度是指平均每克食物摄入后可提供的能量。脂肪含量较高的食物往往具有较高的能量密度。

② 不良的进食行为。肥胖样进食几乎见于绝大多数肥胖症,其主要特征是进食时所选择的食物块大、咀嚼少、整个进食过程较快,以及在单位时间内吃的块数较多等。

③ 进食餐次与时间。研究发现,在一天进餐2~6次的人中,进餐次数较少的人发生肥胖的机会和程度高于进餐次数稍多的人。

④ 采用西方式饮食方式。过多地进食肉和奶油,喜欢甜食和油炸的高脂、高能量食物,饮用大量具有高能量的饮料和酒,是导致肥胖的重要因素。

⑤ 看电视进食、临睡前进食等不良的饮食习惯均可导致能量过剩,引起肥胖。

4. 缺乏身体活动

缺乏身体活动对肥胖的发生起着重要作用。现代社会由于交通工具的发达以及家务劳动的机械化、电气化,身体活动大为减少,使得能量的供给超过了需要,导致能量供给与消耗的失衡,常会引起肥胖。

一些重体力劳动者由于工种更换,成为轻体力劳动者;运动员终止其从事的体育运动。在这种情况下,如不相应地调整饮食,就会造成营养物质过剩、体内脂肪堆积,从而发生肥胖。

5. 社会因素

全球肥胖症患病率的普遍上升与社会环境的改变有关。经济发展和现代化生活方式对进食模式有很大影响。在我国,随着家庭成员减少、经济收入增加和购买力提高,食品生产、加工、运输及贮藏技术的改善,可选择的食物品种更为丰富,在外就餐和购买现成的加工食品及快餐食品的情况增多,其中不少食品的脂肪含量过高。特别是经常去饭店参加"宴会"和"聚餐"者,常常进食过量。

在遇到烦恼、愤怒等不顺心事时,有人往往以进食消愁。电视广告中,高脂肪、高能量和高盐的方便食品和快餐食品对儿童饮食行为的误导不容忽视。

6. 其他

研究发现，妊娠最后 3 个月营养较差的母亲，其子女发生肥胖的较少，而妊娠前 6 个月营养较差的母亲，其子女肥胖的发生则较高，提示胚胎生长发育早期孕妇食物摄入量对胎儿出生后的营养状态存在较大影响；在生后 4 周内就喂以固体食物的结果将造成婴儿 27.71% 超重、16.7% 肥胖。奶中能量较高直接影响着婴儿的增重速度，尤其是出生后 6 周内喂以高能量配方奶将使婴儿体重急速增加，成人后容易发生肥胖。

提示过食、人工喂养、过早添加固体食物的喂养模式均是引起肥胖症的高危因素。

（二）肥胖的临床危害

1. 糖尿病

肥胖是糖尿病的危险因素，肥胖者并发糖尿病较为多见，40 岁以上的糖尿病患者，70%～80% 发病前有肥胖史。控制体重是预防糖尿病的最有效的措施。

2. 高血压

30%～50% 肥胖者患有高血压。20～30 岁人群中肥胖者的高血压发病率是体重正常者的 2 倍；40～60 岁人群中肥胖者的高血压发病率比体重正常者高 50%，为瘦者的 2 倍。肥胖者一旦减肥，高血压会自行缓解。

3. 高脂血症及冠心病

中年男性肥胖者的冠心病发病率是体重正常者的 2 倍。

4. 胆石症

肥胖者体内胆固醇合成、胆汁和胆固醇排泄增高，超过胆酸、磷脂的溶解能力，以致胆固醇过饱和而结晶析出。此外，肥胖者还易并发痛风、癌症，其发病率也较正常人高 15% 左右。

5. 鼾病

因鼻中隔周围大量脂肪堆积，妨碍正常呼吸时的气体交换。鼾病多见于肥胖者。5% 的鼾病患者兼有睡眠期间不同程度憋气现象，称阻塞性睡眠呼吸暂停综合征（OSAS），还可伴心血管和呼吸系统继发症。30% 患者肺功能检查有不同程度慢性肺损伤。此外尚有情绪压抑及健忘等。

6. 某些癌症

与内分泌有关的癌症（如妇女绝经后的乳腺癌、子宫内膜癌、卵巢癌、宫颈癌，男性的前列腺癌）及某些消化系统癌症（如结直肠癌、胆囊癌、胰腺癌和肝癌）。

7. 其他疾病

睡眠呼吸暂停综合征、内分泌和代谢紊乱、胆疾病和脂肪肝、骨关节病和痛风。

8. 社会和心理问题

肥胖者对自身体型不满，容易出现自卑心理，对各种社交活动畏惧不愿积极参与，造成心理问题。肥胖者常常认为在社交中会受到排斥，往往对社会产生偏见。

四、肥胖症健康风险评估

（一）肥胖症高危人群的评估

肥胖症的高危人群包括存在肥胖家族史、有肥胖相关性疾病、膳食不平衡、身体活动少等的人群。

（二）肥胖症患者的评估

1. 肥胖症的检出

人类不同种群体脂含量差异很大，各种群的体脂含量对健康及寿命的影响亦有差别。因此，不同种群的超重/肥胖诊断标准亦有不同。

目前超重和肥胖症的评价指标有 BMI、腰围、臀围和腰臀比等。

2. 肥胖症相关疾病风险评估

结合相关检查，评估超重和肥胖症患者糖尿病、心脑血管病等相关疾病的发病风险，评估方法可参考相关章节。

五、肥胖症的预防和干预

（一）一般人群的预防和干预

进行群体预防，把监测和控制体重与预防肥胖发展以降低肥胖症患病率作为预防慢性病的重要措施之一，进行定期监测抽样人群的体重变化，了解其变化趋势，做到心中有数。

积极做好宣传教育。使人们更加注意膳食平衡，防止能量摄入超过能量消耗。膳食中蛋白质、脂肪和糖类摄入的比例合理，特别要减少脂肪摄入量，增加蔬菜和水果在食物中的比例。在工作和休闲时间，有意识地多进行中、低强度的体力活动。广为传播健康的生活方式，戒烟、限酒和限盐。经常注意自己的体重，预防体重增长过多、过快。成年后的体重增长最好控制在 5kg 以内，超过 10kg 则发生相关病症的风险将增加。

要提醒有肥胖倾向的个体（特别是腰围超标者），定期检查与肥胖有关病症的危险指标，尽早发现高血压、血脂异常、冠心病和糖尿病等隐患，并及时治疗。

（二）肥胖症高危人群的预防和干预

对于有肥胖症高危因素的个体和人群，应重点预防其肥胖程度进一步加重，和预防出现与肥胖相关的并发症。

高危险因素指存在肥胖家族史、有肥胖相关性疾病、膳食不平衡、体力活动少等。

对于高危个体和人群，预防肥胖的目标是增加该群体的知识和技能，以减少或消除发生并发症的危险因素。其措施包括：改变高危人群的知识、观念、态度和行为；应让他/她们了解，在大多数情况下，不良环境或生活方式因素对肥胖症的发生可起促进作用并激活这一趋势，而改变膳食、加强体力活动对预防肥胖是有效的。

可以通过对学校、社团、工作场所人群的筛查发现高危个体。要强调对高危个体监测体重和对肥胖症患者进行管理的重要性和必要性。

（三）肥胖症和伴有并发症患者的干预

对已有超重和肥胖并有肥胖相关病症的高危个体，主要预防其体重进一步增长，最好使其体重有所降低，并对已出现并发症的患者进行疾病管理，如嘱患者自我监测体重、制订减轻的体重目标，以及指导相应的药物治疗方法。通过健康教育提高患者对肥胖可能进一步加重病症危险性的认识，并努力提高患者的信心。

要使已超重或肥胖者意识到，期望短期恢复到所谓的"理想体重"往往不太现实，但是即使在一年之内比原有体重减少 5%～10% 也会对健康有极大好处。要使患者了解到，在短期内过度限食可能会收到一些暂时效果，但如果不长期坚持减少膳食中的热量，也不积极参加体力活动，则很难保证使体重保持在已降低的水平。个别患者的体重甚至会进一步增长，甚至超过减重前的原始水平。减肥反复失败会使患者失去信心。

可组织座谈会交流减肥或控制体重的经验；举办讲座，讲解肥胖可能带来的危害及预防的方法；争取家属配合，创造减肥氛围；在医疗单位的配合下，监测有关的危险因素；引导重点对象做好膳食、体力活动及体重变化等自我监测记录和减重计划的综合干预方法，并定期随访。

[实训8] ▶▶ 超重和肥胖者的健康干预和指导

▶▶【实训案例】

男孩，12岁，身高150cm，体重68kg。从小就成绩优秀，开朗爱笑，倍受家人、老师和同学的赞誉。小学时期圆嘟嘟的脸还能得到众人的夸赞，升入初中之后，更加圆滚滚的肚子让这个备受宠爱的小孩儿初次尝到了被人嘲笑的滋味。家人开始注意到，孩子的成绩退步了，放学回来也沉默多了。症状表现：身体脂肪积聚以腹部、臀部最为显著，下肢肥胖，活动时气短，常有疲劳感，食欲旺盛，喜食淀粉类甜食。

▶▶【实训目标】

① 能够建立肥胖症患者的健康档案。
② 能识别肥胖症的病因并进行健康干预。
③ 对肥胖症状态进行健康跟踪随访并进行健康指导。

▶▶【工作流程】

1. 收集健康信息及建立健康档案

除收集上述身高、体重等指标，使用体重、体重指数（BMI）、腰臀围比值来估算身体脂肪组织含量百分比及肥胖程度外，还应收集：

① 一般情况，如年龄、性别。

② 家族史、疾病史。

③ 膳食调查。详细了解患儿的膳食史，包括食欲、食量、食物种类、餐次等。

④ 生活方式调查。详细了解患儿的生活特点、规律性，特别是有无运动及运动情况、心理状况。

⑤ 详细了解患儿是否合并其他疾病，系统记录血压、血脂、血糖、肝肾功能等。

2. 健康信息监测

通过收集健康信息，了解患儿发病的主要危险因素。

3. 进行数据分析及风险评估（健康评估）

分析收集到的健康数据，对患儿的健康状况进行风险评估。

① 患儿食欲旺盛，喜食淀粉类甜食，膳食结构不均衡；

② 还要了解患儿是否有肥胖症家族史或者相关疾病史；

③ 脂肪积聚以腹部、臀部最为显著，下肢肥胖，活动时气短腿痛，常有疲劳感，评估是否血压、血糖、血脂偏高，是否存在糖尿病、高血压等。

4. 制订健康干预计划并实施方案（健康干预）

① 通过健康教育提高患儿对肥胖可能进一步加重疾病危险性的认识，并努力提高患儿的信心。

② 合理安排饮食。在控制膳食总能量的同时降低淀粉类甜食的摄入量，养成良好的生活习惯，一日三餐，定时定量。

③ 增加身体活动与适当控制膳食总能量、减少饱和脂肪酸摄入量相结合，促进能量负平衡，提倡采用有氧活动或运动，如走路、骑车、爬山、打球、慢跑、跳舞、游泳、划船、滑冰、滑雪等，运动强度应以低、中强度为主。

④ 进行肥胖症的行为矫正疗法，通过"自我监督及评价""刺激控制"和"正确行为强化"达到减重目的。

⑤ 应定期监测血脂、血压、血糖及心脑血管疾病的相关指标，一经发现异常，及时就医治疗。

5. 对健康改善的状态进行跟踪随访并进行健康指导

通过随访及体检，评估管理对象的身体状况，反馈指导干预措施的改进。主要随访内容有：

① 测评患儿对肥胖症危险因素的掌握程度；

② 了解危险因素暴露量的变化，包括饮食、运动、心理状态等；

③ 进行体温、脉搏、呼吸、血压、身高、体重、腰围、皮肤、浅表淋巴结、心脏、肺部、腹部等常规体格检查；

④ 定期根据减重效果确定减重的长短期目标。

▶▶【案例总结】

本例中，该患儿主要是饮食和生活方式不健康，导致肥胖症的发生，并极大程度影响了心理健康。因此，需制订个体化的减重干预方案，目标为减少危险因子的暴露，还应制订相应的健康教育与指导方案,并定期跟踪随访。

(冯娟)

项目九　失眠的健康管理

驱动目标

1. 掌握失眠的危险因素。
2. 能够对失眠高危人群进行识别、风险评估及健康促进。
3. 熟悉失眠健康信息的收集、临床表现及健康指导。
4. 熟悉失眠的干预方法。

PPT 课件

必备知识

一、失眠概述

失眠通常指患者对睡眠时间或质量不满足并影响白天社会功能的一种主观体验,从而引起人的疲劳感、不安、全身不适、无精打采、反应迟缓、头痛、记忆力不集中等症状,它造成的最大影响是精神方面的,严重时会导致精神分裂。失眠症患者有入睡困难、睡眠感知障碍、睡眠浅、睡眠质量差等表现。

入睡困难——入睡时间比以往推后 1~3h。有的患者白天发困、昏昏欲睡、无精打采,夜间却兴奋不眠,学习、开会、上课时打盹,可是上床后就又精神了。

睡眠感觉障碍——缺乏睡眠的真实感,虽然能够酣然入睡,但醒后却坚信自己没有睡着。

睡眠浅,容易做梦——患者自感睡不踏实,一夜都是似睡非睡,一闭眼就是梦,一有动静就醒;有的是早醒,不管几时入睡,早上 3 点都会醒,醒后难以入睡;还有的患者经常做噩梦,惊醒后再也不敢入睡。

睡眠质量差——许多患者虽然能够入睡,但感到睡眠不能解乏,醒后仍有疲劳感。

二、失眠健康信息收集

建立详尽的个人健康信息档案。主要内容包括年龄、性别、体重、从事职业、具体的睡眠情况、用药史、过敏史、体格检查、现患疾病、饮食特点、不良嗜好、运动情况、家庭和睦状况、心理状态、月经情况、生育情况等。

通过建立健康档案,发现失眠的相关危险因素,如精神压力、遗传、饮酒、吸烟、药物依赖情况和精神心理状态等各种危险因子暴露量。

睡眠状况资料获取的具体内容包括失眠表现形式、作息规律、与睡眠相关的症状以及失眠对日间功能的影响等。可以通过自评量表工具、家庭睡眠记录、症状筛查表、精神筛查测试以及家庭成员陈述等多种手段收集病史资料。

三、失眠健康信息监测

(一) 危险因素

失眠是一种睡眠障碍。引起失眠的原因很多,主要是大脑正常的兴奋和抑制过程失调。很多原因都可以通过影响大脑正常的兴奋和抑制过程而导致失眠。引起失眠的原因主要包括环境、生理、心理、药物、精神、生活习惯等因素。

1. 环境原因

常见的环境原因如睡眠环境的突然改变,时差的改变,车、船、飞机上睡眠环境的变化,不良的环境如卧室内强光、噪音、异味,室温过高或过低,室内空气太干燥等,都可以影响睡眠质量。最新研究表明,空气中缺乏负离子会比较容易引发失眠多梦。

2. 生理因素

精神紧张、饥饿、疲劳、性兴奋以及一些疾病引起的疼痛,如关节炎、溃疡病、心绞痛、偏头痛、哮喘、心律失常等,都可导致失眠。随着年龄的增长,睡眠效果也可发生变化。丘脑病变者可表现为睡眠节律的倒错,即白天睡眠,夜晚清醒不眠。因营养不良而缺钙,使血液中钙的浓度低下,会导致神经过敏,造成失眠、焦虑、疲劳。

3. 心理因素

由生活、工作中的各种矛盾和困难所造成的焦虑、抑郁、紧张、激动、愤怒或思虑过多均可导致失眠多梦。许多人对情绪障碍缺乏认识,不知道情绪障碍是一种疾病,往往忽略了情绪障碍本身,都过分注重情绪障碍伴发的失眠、多梦、疼痛等症状,不知道如何调节和改善自己的情绪,反而夸大了不太客观的体验。

4. 药物因素

药物滥用、药物依赖及戒断症状均可导致失眠多梦。常见的药物有兴奋剂、镇静剂、甲状腺素类药、避孕药、抗心律失常药等。

5. 精神刺激

白天劳累过度、临睡前深思熟虑次日的工作或纠缠于白天不愉快的事情、身体不适等也都会对睡眠造成影响。精神分裂症、反应性精神病等精神疾病也常伴有失眠。

6. 生活习惯

睡前过食暴饮、消化不良、喝浓茶、摄入过量的咖啡、饮酒、剧烈运动以及不定时睡眠都可影响睡眠。

(二) 临床表现

失眠通常是一种症状,有时也可成为一种疾病,可以是原发性的,也可以继发于某些疾病,如继发于神经精神疾病和躯体疾病等。根据失眠持续时间一般分为短暂性失眠(1周内），急性失眠（1周至1个月），亚急性失眠（1～6个月）和慢性失眠（持续6个月以上）。一般出现下列情况可诊断为失眠：

① 有效睡眠时间不足。入睡困难（超过30min）、熟睡维持困难、易醒（夜醒2次或2次以上）和早醒。

② 睡眠质量下降。以浅睡眠为主，慢波睡眠第3、4期缺乏或明显减少，或由于频繁觉醒而导致睡眠结构断裂（睡眠碎片），降低了睡眠质量。

③ 白日有缺睡的表现。患者主诉至少有下述一种与睡眠不足相关的日间功能损害：疲劳或全身不适；注意力、注意维持能力或记忆力减退；学习、工作和（或）社交能力下降；情绪波动或易激惹；日间思睡；兴趣、精力减退；工作或驾驶过程中错误倾向增加；紧张、头痛、头晕，或与睡眠缺失有关的其他躯体症状；对睡眠过度关注。

是否存在由于睡眠不足对白日功能和生活质量带来影响，是诊断失眠具有重要临床意义的指标。

四、失眠健康风险评估

（一）失眠高危人群的评估

据世界卫生组织调查，在世界范围内约1/3的人有睡眠障碍，中国有各类睡眠障碍的人更是高达38.2%，高于世界27%的比例。以下失眠高危人群发生失眠的可能性远远高于一般人群。

1. 女性

现代社会女性生活节奏加快和精神压力大，失眠的发病率远远高于男性，特别是四十多岁的女性容易出现脑力和体力不足的情况，容易疲劳，工作的效率会下降，神经一直处于紧绷的状态，久而久之就会出现衰弱的情况，进而是会影响到睡眠，出现失眠。月经期前后，激素波动大，身体中的雌激素水平会出现升高的情况，导致情绪出现较大的波动，容易出现失眠。进入更年期后，体内的激素分泌波动比较大，内分泌失调，进而影响到神经，导致女性经常失眠。激素不是影响睡眠的唯一因素，各种压力、疾病、饮食、生活方式和睡眠环境等都会影响睡眠。

2. 老年人

随着年龄的增长，老年人生理功能逐渐减退，中枢神经系统的结构和功能发生退行性改变，使睡眠觉醒周期的调节能力下降，导致失眠。另外，造成老年人失眠的重要因素还有某些疾病，例如躯体疼痛、冠心病、慢性阻塞性肺疾病、消化性溃疡病、脑卒中等。有些老年人，上床后看书、看电视、睡前吃得过多、夜尿多、缺乏运动和久坐等均可能导致失眠。其他可能会造成老年人失眠的因素包括噪音、强光、温度不宜、床不舒适等。

精神和心理因素是造成老年人失眠的重要因素之一。老年人心理脆弱且无助，往往会感觉寂寞和孤独。随着年龄的增长，老年人容易产生悲观和伤感等负性情绪。过于担心家庭事务，但又力不从心，使得老年人容易抑郁和焦虑。另外，丧偶、家庭关系不和谐、儿女不孝、经济压力大也会使老年人心情不好，甚至出现厌世观念。

3. 脑力劳动者

从事 IT、管理和新闻等脑力劳动者长期过度用脑，或者个人生活习惯不良、压力过大等原因，使神经长期处于紧张状态，脑内释放的兴奋物质过多，对整个机体造成损害，导致失眠。长期睡眠不足，大脑得不到足够的休息，会出现头痛、头晕、记忆力衰退、缺乏食欲等现象；还会使人注意力不集中、工作能力与学习效率下降等。

4. 神经症患者

神经症患者因自主神经症状、焦虑情绪、身体不适等而导致失眠，其失眠症状有入睡困难、早醒、睡眠中断、醒后难入睡。常常感到焦虑、紧张、恐惧、烦恼，会有自认毫无意义的胡思乱想、强迫观念等。其中，焦虑情绪是神经症患者失眠最常见的原因。

（二）失眠者的评估（①～⑦为必要评估项目，⑧为建议评估项目）

① 通过系统回顾明确是否存在神经系统、心血管系统、呼吸系统、消化系统和内分泌系统等疾病，还要排查是否存在其他各种类型的躯体疾病，如皮肤瘙痒和慢性疼痛等。

② 通过问诊明确患者是否存在心理障碍、焦虑障碍、记忆障碍，以及其他精神障碍。

③ 回顾药物或物质应用史，特别是抗抑郁药、中枢兴奋药、镇痛药、镇静药、茶碱类药、类固醇和酒精等精神活性物质滥用史。

④ 回顾过去 2～4 周内总体睡眠状况，包括入睡潜伏期（上床开始睡觉到入睡前的时间）、睡眠中觉醒次数、持续时间和总睡眠时间。需要注意在询问上述参数时应取用平均估计值，不宜将单夜的睡眠状况和体验作为诊断依据；推荐使用体动睡眠检测仪进行 7 天一个周期的睡眠评估。

⑤ 进行睡眠质量评估，可借助于匹兹堡睡眠质量指数（PSQI）问卷等量表工具，推荐使用体动睡眠检测仪进行 7 天一个周期的睡眠评估，用指脉血氧监测仪监测夜间血氧。

⑥ 通过问诊或借助于量表工具对日间功能进行评估，排除其他损害日间功能的疾病。

⑦ 针对日间思睡患者进行 Epworth 思睡量表（ESS）评估，结合问诊筛查睡眠呼吸紊乱及其他睡眠障碍。

⑧ 在首次系统评估前最好由患者和其家人协助完成为期 2 周的睡眠日记，记录每日上床时间，估计睡眠潜伏期，记录夜间觉醒次数以及每次觉醒的时间，记录从上床开始到起床之间的总卧床时间，根据早晨觉醒时间估计实际睡眠时间，计算睡眠效率（即实际睡眠时间/卧床时间×100%），记录夜间异常症状（异常呼吸、行为和运动等）、日间精力与社会功能受影响的程度、午休情况。记录日间用药情况和自我体验。

匹兹堡睡眠质量指数（PSQI）主要用于评估受试者的主观睡眠质量。PSQI 量表可用于睡眠质量评估的临床和基础研究，如睡眠障碍和精神病患者的睡眠质量评估和疗效观察、一般人群睡眠质量的调查研究、睡眠质量与心身健康相关性研究等。

PSQI 用于评估受试者最近 1 个月的睡眠质量，量表由 18 个自评条目和 5 个他评条目组成。其中，18 个自评条目可以组合成 7 个因子：睡眠质量、入睡时间、睡眠时间、睡眠效率、睡眠障碍、催眠药物、日间功能障碍。每个因子按 0～3 等级计分，各因子得分总和为 PSQI 总分；5 个他评项目不参与计分。

PSQI 总分范围为 0～21 分，得分越高，表示睡眠质量越差，认为 PSQI≥8 分为睡眠质量差,以总分=7分为分界值。

五、失眠的预防和干预

许多科学研究表明,如果能有效控制失眠危险因素的暴露,失眠在有些情况下是可以避免的。为帮助失眠患者提高睡眠质量,减少失眠引起的各种并发症,健康管理人员应该尽可能详细地询问和了解患者出现失眠的可能原因,通过对这些因素进行分析,指导患者在行为控制及环境改善方面进行努力,了解失眠对患者心身健康的影响,分析导致失眠的心理、生理因素,并为此提供科学有效的心理干预,帮助失眠患者调整认知模式,解除身体不适及焦虑、抑郁情绪,最终脱离失眠状态。

健康管理人员帮助患者认识到失眠是一个综合性问题,而不是单一的生理问题、认识问题或心理问题。对失眠患者进行适当的健康干预,使患者正确认识和对待失眠,并且解答失眠患者提出的基本问题和提供解决的办法,达到防止失眠的目的。

(一) 一般人群的预防和干预

社会环境、自然环境的变化给社会和每个社会成员带来了诸多严重的影响,例如,生活节奏加快、工作压力增大会使人失眠。许多科学研究证实,失眠在有些情况下是可以避免的。针对一般人群,可以通过以下睡眠健康教育方法来预防失眠:

① 每天按时睡觉和起床。
② 确保自己处在一个安静、黑暗、放松的睡眠环境下,周围环境温度既不冷也不热。
③ 确保床是舒适的,且只用于睡眠,而不是作为日常活动的场所,如阅读、听音乐、玩电脑等(为了建立正常的反射)。
④ 避免睡前大量进食。
⑤ 上床前4~6h内不服用含有咖啡因的食物或药物,不吸烟,不饮酒。咖啡因、尼古丁、酒精都易引起神经系统兴奋,不利于睡眠。
⑥ 入睡前3h内不做剧烈运动。
⑦ 随着年龄的增长,睡眠能力会有所下降,适当补充褪黑素。
⑧ 可以进行适当的午睡,但不超过30min。
⑨ 早晨起来后即接受太阳光的照射,这有利于调节自身生物节律。

(二) 失眠高危人群的预防和干预

对失眠高危人群的健康指导与干预是指通过心理干预、治疗干预、行为干预、饮食调整干预阻断失眠发生、发展进程的措施。失眠的二级预防主要是康复性预防,是指以减少失眠的程度及提高患者睡眠质量为目的而进行的积极的综合治疗。使用药物进行失眠治疗肯定是必要的,但是要注意避免为患者长期提供一种安眠药,以免形成药物依赖。此外,在进行药物治疗时,医生应该毫无保留地告知患者所服药物的疗效、副作用,并督促其按时吃药,这是医护人员的职责。对失眠患者进行护理干预以达到防止失眠的目的。

对患者失眠原因、失眠程度进行问卷调查,并进行统计分析,针对患者失眠原因实施干预措施。加强睡眠护理后,患者的失眠程度减轻,失眠的主要原因不再是环境和心理因素,而是疾病引起的不舒适。

有基础疾病的患者失眠严重,有针对性地做好睡眠护理对提高患者的生存率和生命质量非常重要。通过构建睡眠环境，采取睡眠前的辅助干预、日常的心理干预和药物辅助干预等手段，可以对严重失眠的患者进行护理干预。

1. 消除心理矛盾因素

失眠患者常有负性生活或（及）不良人格特征。预防和治疗失眠、提高睡眠质量的关键是消除患者的心理矛盾因素。首先，应该寻找引起患者失眠的原因，对患者进行心理疏导。现代社会生活节奏的加快，学习或工作的竞争激烈，交通和住房的拥挤，环境噪声或污染，人与人之间的歧视、诽谤，各种意外刺激等，使人们长期处在紧张、焦虑的情绪状态，相当一部分人群处于"亚健康"状态。

其次，要向患者讲明失眠是一种心理失调的表现，属于暂时的功能性障碍，并非大脑或神经系统的器质性病变。解除患者对失眠的焦虑和恐惧情绪，锻炼坚强的意志和开朗的性格，树立治疗信心，正确对待人生，正确对待和处理各种矛盾，克服多愁善感情绪。

2. 改善和消除疾病因素

由疾病导致失眠者，应正确诊断、积极治疗原发病，同时耐心向患者解释疾病的病因、治疗等知识，解除患者因对疾病的不了解而引起的焦虑、恐惧。

随着治疗的进行、症状的改善，患者可酣然入睡。对于各种神经症或精神疾病的患者，应充分了解引起睡眠异常的原因，有针对性地进行宣传教育，对于严重患者应给予药物协助其入眠。

3. 参加各种形式的体育锻炼

对长期失眠的患者进行有计划的、适度的体育锻炼是纠正失眠的有效措施之一。可根据个人的身体素质和爱好选择体操、游泳、田径、球类等项目，也可参加文娱活动，如读书、看报、下棋、听音乐等。

（三）失眠患者的健康指导和干预

失眠患者的心理健康教育主要是病因学预防，通过消除或减少可能致失眠的因素，防止失眠的发生。由心理因素所引起的失眠可以采取以下预防和干预措施。

1. 保持平和的思想情绪

如果不从思想上缓解由于对失眠的恐惧与忧虑引起的紧张情绪，必将导致失眠病情的加重，它将产生"失眠—恐惧—紧张—失眠加重—恐惧加重—紧张加重—失眠加重"的恶性循环，严重影响和危害身体健康。

因此，患上失眠的人要勇敢地面对，冷静地接受现实，放松自己，保持平和的思想情绪，将一切焦虑、烦恼、忧患抛之身外，神安则寐，心神宁静，自然成眠。南宋名人蔡季通在《睡诀》一书中说："先睡心，后睡眠"，讲的就是这个道理。

2. 养成良好的睡眠习惯

有的失眠者为了睡个好觉，经常服用安眠药物来促进睡眠。实际上，长期服用安眠药不但会严重影响睡眠质量，而且还可能会产生瘾性，导致不服用安眠药就不能睡着觉的结果。

所以要树立正确的睡眠观，懂得"夜卧早起，广步于庭"（春季）、"夜卧早起，无厌于日"（夏季）、"早卧早起，与鸡俱兴"（秋季）、"早卧晚起，必待日光"（冬季）的睡眠节律，睡眠不可缺、小睡有益健康、睡眠过多有害健康的道理。

要养成良好的睡眠习惯，做到：饮食适量，晚饭后稍事活动，忌过饥过饱和饱后即卧；每晚定时睡觉，睡前驱除一切杂念，尽量放松自己，不要喝茶和咖啡，不要饮酒，可喝杯牛奶；睡觉的房间尽量安排在噪声小、不冷不热、避风避光的地方；睡觉时头宜向东、南，不要用被子盖住，并以右侧卧为佳；睡前用热水泡洗下身、泡脚；白天最好不要睡觉或睡不着时最好不要上床。只要养成上述习惯，失眠就会慢慢地改善。

3. 乐观地面对人生

人生旅途是一条曲折不平的道路，经常会遇到痛苦和挫折，有很多不顺心、不尽如人意的事，它不是一帆风顺的，而是由酸甜苦辣所汇成的一首成功与失败的协奏曲。如何面对人生？答案是乐观地面对，而不是悲观地面对。因为乐观可以以积极的、有益的、向上的、光明的、快乐的心态看生活；而悲观则是从消极的、挫败的、向下的、黑暗的、悲苦的方面看生活。

乐观和悲观作为相对的心理趋向，影响人的情绪、思想和行为，最终会影响人的睡眠、生活以及整个人生。因此每个人既要积极学习、努力奋斗，也要顺其自然，勇敢地、从容不迫地面对社会现实，去烦除忧，才不会因过度思虑而影响睡眠。

4. 自我催眠

自我催眠法有数数催眠法、简易气功法、逆向导眠法。

（1）数数催眠法　临睡前洗澡泡脚后，上床取平卧姿势，身体自然伸直，两眼自然看着一个东西，聚精会神地默默从1开始数数，这样一个劲地往下数，很快就不知不觉地睡着了。

（2）简易气功法　睡觉时取侧卧姿势，身体自然伸直。左侧卧时，左手心向上放于脸侧，拇指、食指接触耳朵，右手心自然放在肚脐上，双下肢自然屈曲，以舒适为度（右侧卧时反之）。带着"什么事都不想，我要美美地睡一觉了"的意念开始练功。

静卧床上，想象自己是一个密封的气球，由鼻孔吸入气体，直到丹田，丹田气充满后逐渐充满全身。然后封闭鼻孔，用口呼气，口中发出"嘻嘻"的声音，气由丹田从口放出，缓缓放完。这样一吸一呼，周而复始地缓慢调节10～30min。

（3）逆向导眠法　对思维杂乱无法入睡的失眠者，可采取逆向导眠法。就寝后，舒舒服服地躺在床上，不要急于闭眼睡觉，而是去想一些曾经经历过的令人高兴和愉快的事，并沉浸在幸福的回忆之中。如果是由杂念引起的失眠者，也可反过来接着杂念去续编故事，所编故事情节应使自己心情舒畅愉快，故事的篇幅编得越长越好。这些有意的回想与编故事即可消除患者对失眠的恐惧，促进自然入眠。

有效的健康干预可协助患者养成一个良好的睡眠习惯及方式，建立良好的睡眠条件。例如居室要保持安静、清洁整齐、空气清新、避免噪声。睡前不吸烟、饮酒及喝一些兴奋性的饮料，谨慎使用中枢兴奋药。睡前进食不能过饱、过多饮水及过量运动，可用热水泡脚，以促进血液循环、加速入睡。睡姿以右侧卧位最佳。

除此之外还需要通过消除心理矛盾因素、改善和消除疾病因素、参加各种体育锻炼来避免失眠。

[实训9] ▶▶ 失眠者评估（PSQI法）

▶▶【实训案例】

蔡女士，50岁，是一名私企高管。但是最近2年来，她像变了个人似的，精神不济，脸色憔悴。外人不知道，蔡女士失眠已经快2年了。她整宿睡不踏实，主要是因为工作和生活的矛盾无法调和。公司经理是好闺蜜，自己是高管，为了好友的事业她要顶住压力继续工作，但家人都希望她早日回家休养。矛盾无法调和，心理压抑。再加上正值更年期，夜里大脑仍然无法停止思考，导致持续失眠。

蔡女士说，一直以来她都是一个乐观开朗的人，在公司里是业务骨干，在家里是好太太、好妈妈。不管公司压力多大，她都不会把情绪带回家。直到有一天，丈夫忘记买做晚饭时所需的几根葱，一向善解人意的蔡女士居然对着丈夫激动地责骂了足足半个小时。

家里人这才注意到，蔡女士似乎变了，变得敏感、易怒。在家人的提醒下，蔡女士也意识到自己出现了更年期综合征，需要心理疏导了。

▶▶【实训目标】

① 能够通过进行健康问卷调查，收集患者的健康信息。
② 通过收集到的信息数据，对客户进行失眠风险评估。
③ 能够制订失眠健康干预计划并实施。
④ 能够对失眠患者进行健康指导。

▶▶【工作流程】

1. 收集健康信息及建立健康档案

收集患者性别、年龄、生活方式、饮食情况、精神压力、遗传、饮酒、吸烟、药物依赖情况和精神心理状态等相关指标信息和数据，有针对性地建议客户进行PSQI评分，建立健康档案。

2. 健康信息监测

通过收集健康信息，了解患者潜在的发病高危因素。

可借助于匹兹堡睡眠质量指数（PSQI）问卷等量表（表9-1），PSQI≥8分为睡眠质量差。

3. 进行数据分析及风险评估（健康评估）

分析收集到的健康数据，对患者的健康状况进行风险评估。

① 明确是否存在神经系统、心血管系统、呼吸系统、消化系统和内分泌系统等疾病，还要排查是否存在其他各种类型的躯体疾病。
② 明确患者是否存在心境障碍、焦虑障碍、记忆障碍，以及其他精神障碍。
③ 回顾药物或物质应用史，特别是抗抑郁药、中枢兴奋药、镇痛药、镇静药、茶碱类药、类固醇和酒精等精神活性物质滥用史。
④ 回顾过去2~4周内总体睡眠状况，推荐使用体动睡眠检测仪进行7天一个周期的睡

眠评估。

4. 制订健康干预计划并实施方案（健康干预）

通过制订健康干预计划并实施方案使蔡女士对失眠有了正确认识。

① 心理干预。正确对待失眠、保持平和的思想情绪、养成良好的睡眠习惯、乐观地面对人生。建议蔡女士换位思考，卸下责任，使心情得到舒缓，失眠症状自然也会减轻。解决失眠问题，最终还是要解决"心病"。

② 行为干预。纠正不良的生活方式和习惯，控制健康危险因素，构建睡眠环境，进行睡眠前的辅助干预减少失眠。也建议蔡女士这类正处于更年期的"女强人"，能够适当减压，多去外面走走。同时根据失眠程度，制订进一步的健康干预方案。

③ 治疗干预。通过练习自我催眠法和采取药物辅助等手段来减轻失眠程度。

④ 定期评估睡眠质量，及早发现失眠的高危因素，并给予纠正。

5. 对健康改善的状态进行跟踪随访并进行健康指导

通过随访及体检，评估管理对象的身体状况，反馈指导干预措施的改进。

主要随访内容有：

① 正确对待失眠，保持平和的思想情绪、养成良好的睡眠习惯、乐观地面对人生；

② 了解危险因子暴露量的变化，包括精神状态、吸烟、饮酒、运动、心理状态等；

③ 定期进行睡眠质量的评估；

④ 对失眠严重的患者除了进行日常的心理干预还需要采取药物辅助等手段；

⑤ 对失眠药物的使用情况进行跟踪，避免产生依赖性。

▶▶【案例总结】

本例中，该患者失眠的背后原因是"没有解决的心理问题"。对蔡女士来说，如果更年期生理变化是引发失眠的直接原因，那么不良的心理习惯则可能是她容易烦恼的更深层次的因素，比如强迫自己为别人付出努力。由于蔡女士无法放下对好友公司的投入，且与家人让她卸下工作重担的建议有分歧，造成了内心深处不可调和的心理冲突。这使其他疾病有很大的发生风险。

因此，制订个体化的健康干预方案，目标为减少对危险因子的暴露，还应制订相应的健康教育与指导方案，并定期跟踪随访。

表 9-1 匹兹堡睡眠质量指数（PSQI）量表

下面一些问题是关于您最近 1 个月的睡眠状况，请选择或填写与您近 1 个月实际情况最符合的答案。请回答下列问题：

1. 近 1 个月,晚上上床睡觉通常是_____点	
2. 近 1 个月,从上床到入睡通常需要_____min	
3. 近 1 个月,早上通常起床时间是_____点	
4. 近 1 个月,通常每夜的实际睡眠时间是_____h(不等于卧床时间)	
5. 近 1 个月,您有没有因下列情况而影响睡眠,请从①②③④四项中选一项,在下面划"√":	
a. 入睡困难(30min 内不能入睡)　①无　②不足 1 次/周　③1～2 次/周　④3 次或以上/周	
b. 夜间易醒或早醒　①无　②不足 1 次/周　③1～2 次/周　④3 次或以上/周	
c. 夜间去厕所　①无　②不足 1 次/周　③1～2 次/周　④3 次或以上/周	
d. 呼吸不畅　①无　②不足 1 次/周　③1～2 次/周　④3 次或以上/周	
e. 大声咳嗽或鼾声高　①无　②不足 1 次/周　③1～2 次/周　④3 次或以上/周	

续表

f. 感觉冷 ①无 ②不足1次/周 ③1～2次/周 ④3次或以上/周
g. 感觉热 ①无 ②不足1次/周 ③1～2次/周 ④3次或以上/周
h. 做噩梦 ①无 ②不足1次/周 ③1～2次/周 ④3次或以上/周
i. 疼痛不适 ①无 ②不足1次/周 ③1～2次/周 ④3次或以上/周
j. 其他影响睡眠的事情(若有请写明)_____ ①无 ②不足1次/周 ③1～2次/周 ④3次或以上/周
6. 近1个月您的睡眠质量 ①很好 ②较好 ③较差 ④很差
7. 近1个月您是否经常使用催眠药物才能入睡 ①无 ②不足1次/周 ③1～2次/周 ④3次或以上/周
8. 近1个月您是否常感到困倦 ①无 ②不足1次/周 ③1～2次/周 ④3次或以上/周
9. 近1个月您做事时是否精力不足 ①没有 ②偶尔有 ③有时有 ④经常有

评分标准：

完成此表约需5～10min。它由18个自评条目（组成9个自评问题）和5个他评条目组成，计分时只计算自评问题的得分，在此仅介绍参与计分的18个自评条目。

18个自评条目组成7个因子，每个按0～3分计算，"0分"指没有困难，"1分"指轻度困难，"2分"指中度困难，"3分"指重度困难。累计各因子成分得分为PSQI的总分，总分在0～21分之间，得分越高，表示睡眠质量越差。"0分"指没有困难，"21分"指在所有方面都非常困难。

各个因子：睡眠质量；入睡时间；睡眠时间；睡眠效率；睡眠障碍；催眠药物；日间功能障碍。自评条目中各选项计分为：选项①计0分，选项②计1分，选项③计2分，选项④计3分（特殊情况见下面的说明）。

因子1：睡眠质量，查看问题6。

因子2：入睡时间。

① 查看问题2，计分如下：

答案	计分/分
小于15min	0
16～30min	1
31～60min	2
大于60min	3

② 查看问题5a，计分。

③ 计算因子2得分：

问题2与问题5a的计分之和/分	计分/分
0	0
1～2	1
3～4	2
5～6	3

因子3：睡眠时间。查看问题4。

答案	计分/分
小于7h	0
6～7h	1
5～6h	2
小于5h	3

因子 4：睡眠效率。
① 写下问题 4 的实际睡眠时间。
② 计算：实际在床上的时间＝起床的时间（问题 3）－上床的时间（问题 1）。
③ 计算：习惯性睡眠效率＝(实际睡眠时间/实际在床上的时间)×100%。
④ 计算因子 4 得分：

习惯睡眠效率	计分/分
大于 85%	0
75%～84%	1
65%～74%	2
小于 65%	3

因子 5：睡眠障碍。
查看问题 5b～5j，将得分相加，得到因子 5 得分：

5b～5j 总得分/分	计分/分
0	0
1～9	1
10～18	2
19～27	3

因子 6：催眠药物。查看问题 7。
因子 7：日间功能障碍。
① 查看问题 8。
② 查看问题 9。
③ 计算因子 7 得分：

问题 8 和问题 9 计分之和/分	计分/分
0	0
1～2	1
3～4	2
5～6	3

（刘雅雅）

项目十　血脂异常的健康管理

驱动目标

1. 掌握血脂异常症的危险因素。
2. 能够对血脂异常症高危人群进行识别、风险评估及健康促进。

PPT 课件

3. 熟悉血脂异常症健康信息收集、临床表现及健康指导。
4. 熟悉血脂异常症的预防方法。

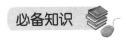

一、血脂异常概述

血脂异常通常指血清中胆固醇、甘油三酯、低密度脂蛋白胆固醇水平升高，高密度脂蛋白水平降低。由于血浆中脂质不溶或微溶于水，必须与蛋白质结合以脂蛋白形式存在，因此血脂异常表现为异常脂蛋白血症。

近30年来，中国人群的血脂水平逐步升高，血脂异常患病率明显增加。中国成人血脂异常总体患病率高达40.4%。全国调查结果显示，高胆固醇血症的患病率为4.9%；高甘油三酯血症的患病率为13.1%；低、高密度脂蛋白胆固醇血症的患病率为33.9%。

近年来广东省6个地级市采用容量比例概率抽样法调查18岁及以上人群3577例，血脂异常患病率、男性居民患病率和女性居民患病率分别为60.7%、68.9%和54.0%，高于全国患病率。调查提示以低、高密度脂蛋白胆固醇血症和高甘油三酯血症为主，城市和农村居民患病率无差异。这项结果与辽宁省（51.6%）、河北省（46.5%）以及美国（52.9%）相近。

血脂异常临床上分为两类：

① 原发性。与先天性和遗传有关，由于单基因缺陷或多基因缺陷，使参与脂蛋白转运和代谢的受体、酶或载脂蛋白异常，多因外部因素（饮食、营养、药物）和通过未知的机制而发病。

② 继发性。多发生于代谢性紊乱疾病，与年龄、性别、季节、饮酒、吸烟、饮食、体力活动、精神紧张、口服避孕药等其他因素有关。

两者中，原发性高脂血症较罕见。

血脂异常多数无明显的临床症状和体征，常于血液检查或因其他疾病（如糖尿病、心肌梗死、急性胰腺炎等）就诊时偶然被发现。少数患者可有临床表现，如黄色瘤、角膜弓、视网膜脂质症等。

血脂虽仅占全身脂类的极小部分，但与动脉粥样硬化的发生、发展有密切关系，主要是加速全身动脉粥样硬化及引发心脑血管疾病，如冠心病、急性心肌梗死、脑梗死、脑栓塞、顽固性高血压或下肢动脉硬化闭塞、肾动脉狭窄（可导致肾功能衰竭、尿毒症）等。

二、血脂异常健康信息收集

建立详尽的个人健康信息档案，主要内容包括：年龄、性别、身高、体重及体重指数（BMI）、腰围、臀围及腰臀比、职业、婚姻状况、文化程度、居住地、过敏史、饮食特点、不良嗜好、运动情况、心理状态；现患疾病及使用药物；女性月经情况、是否口服避孕药及生育情况；血脂［包括总胆固醇（TC）、甘油三酯（TG）、低密度脂蛋白胆固醇（LDL-C）、高密度脂蛋白胆固醇（HDL-C）］、血液流变学、血常规、血沉、凝血、肝肾功等实验室检查；肝胆胰脾B超、颈动脉彩超、心脏彩超、下肢血管彩超等辅助检查。

通过建立健康档案，发现血脂异常的相关危险因素，如遗传、饮酒、吸烟、口服避孕药等各种危险因子暴露情况等。

三、血脂异常健康信息监测

(一) 危险因素

1. 行为及生活方式

(1) 吸烟　吸烟会导致血脂代谢障碍，可使甘油三酯水平增高。与不吸烟者比较，吸烟者血清甘油三酯的含量会增高 10%～15%。而且吸烟还会降低对人体健康有益的高密度脂蛋白胆固醇的含量；长期吸烟可损害胰岛 B 细胞，增加糖耐量降低的风险，还会造成胰岛素抵抗的发生，导致血糖升高，加重脂代谢紊乱。研究还发现，女性吸烟者比男性吸烟者更容易患血脂异常；和不吸烟的人相比，吸烟的人动脉粥样硬化的发病率和病死率要高出 2～6 倍。

(2) 饮酒　酒精除可提供更多热量外，还可刺激脂肪组织释放脂肪酸，使肝脏合成的甘油三酯和极低密度脂蛋白 (VLDL) 增加，并使 VLDL 及乳糜微粒从血中清除的速度减慢，引起血甘油三酯水平升高。

每日大量饮酒可抑制脂蛋白酯酶活性，使肝脏合成的极低密度脂蛋白增多、血中极低密度脂蛋白清除速度减慢、甘油三酯水平升高，加速动脉粥样硬化，增加心脑血管疾病的发病率。大量饮酒还会直接损害肝细胞，导致肝硬化。

(3) 饮食　动物实验表明，高热量高蛋白饮食诱导 GK 大鼠血糖血脂升高，从而可成功建立 2 型糖尿病肾病模型。人体长期摄入大量盐、油、高糖水果、禽畜肉，尤其是油炸食品、巧克力、冰激凌等高热量、高脂肪饮食是都是总热量过多的原因。当日进食能量超过消耗所需的能量时，除以肝、肌糖原的形式储藏外，其余均转化为脂肪，储藏于全身脂库中，其中主要为甘油三酯。糖原储量有限，脂肪为人体热能的主要储藏形式。如经常摄入过多的中性脂肪及糖类，则使脂肪合成加快，成为肥胖症的外因。大部分肥胖人群会出现脂代谢紊乱现象，出现高胆固醇血症、高甘油三酯血症。

(4) 静态生活方式　现代人多坐少动、怕热喜坐空调房的生活方式，使能量消耗减少，容易导致脂肪囤积，体重增加、肥胖。

2. 体质或遗传因素

血脂异常与先天性和遗传有关，由于单基因缺陷或多基因缺陷，使参与脂蛋白转运和代谢的受体、酶或载脂蛋白异常，多因外部因素（饮食、营养、药物）和通过未知的机制而发病。在广东省，18 岁及以上人群以低 HDL-C 和高 TG 血脂异常为主，可能与遗传因素（基因位点 GLCE 与血浆 HDL-C 和 TG 水平有关）、饮食和身体活动不足等因素相关。

3. 心理社会因素

精神紧张容易导致肾上腺素分泌增多，引起血压升高、心率加快，长久会损伤动脉血管内皮，血液中的脂质容易沉积于内皮损伤处，逐渐形成粥样硬化斑块。

4. 代谢紊乱疾病

糖尿病胰岛素抵抗；高血压损伤血管内皮；甲状腺功能低下导致代谢减慢；肾上腺皮质

功能亢进致糖皮质激素分泌过多，以及糖耐量减退；胆道阻塞对脂质消化能力减弱等等。以上代谢性紊乱疾病都会引起血脂代谢紊乱。

5. 口服避孕药

口服避孕药由人工合成的雌激素和（或）孕激素配制而成，可以引起体重增加。雌激素水平升高引起水、钠潴留，因此导致月经后半个周期体重增加；孕激素促进合成代谢，导致体重增加。长期服用避孕药会导致肥胖发生。

（二）临床表现

在通常情况下，多数患者并无明显症状和异常体征。不少人是由于其他原因进行血液生化检验时才发现有血脂水平升高。少数患者可有以下临床表现。

1. 黄色瘤

黄色瘤表现为局限性皮肤异常隆起，颜色可呈黄色、橘黄色或棕红色，多呈结节、斑块或丘疹样，质地柔软。主要是由于吞噬脂质的巨噬细胞在真皮内积聚形成的。常见于睑周、肌腱部位、身体的伸侧、手掌等。

2. 角膜弓

角膜弓又称老年环。如40岁以下的人出现，实验室检查多伴有血脂异常，多见于家族性高胆固醇血症、家族性$ApoB_{100}$缺陷症和家族性高甘油三酯血症。

3. 急性胰腺炎

严重的高甘油三酯血症，如家族性脂蛋白脂酶缺陷症和家族性ApoCⅡ缺陷症患者可因乳糜微粒（CM）栓子阻塞毛细血管而导致急性胰腺炎。

4. 视网膜脂质症

视网膜脂质症是在严重的高甘油三酯血症时，由富含甘油三酯的大颗粒脂蛋白沉积在眼底小动脉上引起光散射所致。

5. 动脉硬化

动脉硬化为脂质和复合糖类积聚在动脉内膜，纤维组织增生及钙质沉着，可伴出血及血栓形成，并有动脉中层的逐渐退变和钙化，使动脉弹性降低、管腔变窄的病变。病变常累及弹性动脉、大中肌性动脉，一旦发展到阻塞动脉腔，则该动脉所供应的组织或器官将缺血、坏死。多发生于大、中动脉，包括心脏的冠状动脉、头部的脑动脉、下肢动脉等；也可发生于肾动脉等微小动脉。

6. 脂肪肝

由于疾病或药物等因素导致肝细胞内脂质积聚超过肝湿重的5%，称为脂肪肝。肝内积聚的脂质依病因不同可以是甘油三酯、脂肪酸、磷脂或胆固醇酯等，其中以甘油三酯为多。根据脂肪含量，可将脂肪肝分为轻型（含脂肪5%~10%）、中型（含脂肪10%~25%）、重型（含脂肪＞25%）三型。可引起肝大、肝脂肪变性、脂肪性肝炎和肝硬化等病理改变。

7. 其他

TG 沉积于网状内皮细胞可引起肝、脾大；高乳糜微粒血症可导致呼吸困难和神经系统症状；纯合子家族性高胆固醇血症可出现游走性多关节炎。

四、血脂异常健康风险评估

冠心病、脑卒中和外周动脉疾病等，是导致我国居民致残、致死的主要心血管病，统称为动脉粥样硬化性心血管疾病。虽然其发生发展是一个漫长的过程，但动脉粥样硬化性疾病首次发病就可能有致死、致残的高风险。有效控制血脂异常，对预防冠心病和脑卒中等疾病有重要意义。

根据我国人群队列研究资料制定的 2016 年中国血脂水平分层标准见表 10-1。

表 10-1　2016 年中国血脂水平分层标准　　　　　单位：mmol/L

分层	TC	LDL-C	HDL-C	非 HDL-C	TG
理想水平		＜2.6		＜3.4	
合适水平	＜5.2	＜3.4		＜4.1	＜1.7
边缘升高	5.2～6.19	3.4～4.09		4.1～4.89	1.7～2.29
升高	≥6.2	≥4.1		≥4.9	≥2.3
降低			＜1.0		

（一）血脂异常高危人群的评估

2016 年《中国成人血脂异常防治指南》建议：

① 20～40 岁成年人至少每 5 年检查一次空腹血脂（包括 TC、LDL-C、HDL-C 和 TG）；
② 40 岁以上男性和绝经后女性应当每年检查血脂；
③ 动脉粥样硬化性心血管病患者及其高危人群，应每 3～6 个月测定一次血脂。

血脂如有升高必须在 2 个月内再次复查（两次检查间隔至少 1 周以上）。

（二）血脂异常患者的评估

对于缺血性心血管病患者及其高危人群，应当每 3～6 个月检查一次血脂。因动脉粥样硬化性心血管病住院的患者，应在入院时或入院 24h 内检查血脂。

1. 血脂检查的重点人群

① 已有冠心病、脑血管病或周围动脉粥样硬化病者；
② 有高血压、糖尿病、肥胖、吸烟等多种心血管病危险因素者；
③ 有冠心病或动脉粥样硬化疾病家族史，尤其是直系亲属有早发冠心病（指男性一级直系亲属在 55 岁前或女性一级直系亲属在 65 岁前患缺血性心血管病），或其他动脉粥样硬化疾病者；

④ 有皮肤或腱黄色瘤及跟腱增厚者。

2. 血脂异常的危险分层

血脂异常的危险分层是对其发生心血管综合危险的评估,见表10-2。

表10-2 血脂异常危险分层方案

危险分层	TC 5.2~6.19mmol/L 或 LDL-C 3.4~4.09mmol/L	TC≥6.2mmol/L 或 LDL-C≥4.1mmol/L
无高血压且其他危险因素<3	低危	低危
高血压或其他危险因素数≥3	低危	中危
高血压且其他危险因素数≥1	中危	高危
冠心病及其等危症	高危	高危

3. 具体危险因素

① 有临床表现的冠状动脉以外的动脉粥样硬化,包括脑卒中、周围动脉疾病、腹主动脉瘤、症状性颈动脉病(如短暂性缺血)等;
② 糖尿病;
③ 冠心病、高血压;
④ 其他危险因素:年龄(男≥45岁,女≥55岁);吸烟;高密度脂蛋白胆固醇水平降低[<1.04mmol/L(40mg/dl)];肥胖(BMI≥28kg/m^2);早发缺血性心血管疾病家族史。

可结合弗明汉危险评估表进行10年以上远期评估。

五、血脂异常的预防和干预

(一)一般人群的预防和干预

一般人群的预防和干预主要是病因学预防,消除或减少可能导致血脂异常的因素,包括吸烟、饮酒、静态生活方式、高脂肪和高蛋白饮食、肥胖、精神紧张、口服避孕药等。

对20~40岁成年人至少每5年检查一次空腹血脂;40岁以上的成年人应该每年体检一次。

(二)高危人群的预防和干预

高危人群的预防与干预是指具有高发病风险人群,如BMI≥28kg/m^{2}者,要积极尽早减肥、减脂锻炼;BMI为24~27.9kg/m^{2}的超重者,腰围男性≥85cm及女性≥80cm,腰臀比男性>0.9及女性>0.85,要提前进行体重控制及生活方式改变;糖尿病患者严格控制血糖,使空腹血糖<7.0mmol/L及餐后血糖<10.0mmol/L;高血压患者严格控制血压,使血压<140/90mmHg;戒烟限酒等。

(三)血脂异常患者的健康指导和干预

以LDL-C或TC升高为特点的血脂异常,是动脉粥样硬化性心血管疾病重要的危险因素；无论采取何种药物或措施，只要能使血 LDL-C 下降，就可稳定、延缓或消退动脉粥样硬化病变，并能显著减少这些致死性和致残性疾病的发生率、致残率和死亡率。

其他类型的血脂异常，如甘油三酯增高或高密度脂蛋白胆固醇降低与动脉粥样硬化性疾病的发病危险的升高也存在一定的关联。因此对患者进行健康指导时，应让其意识到血脂异常的危害，从心理上重视，以便较好地配合治疗。

从病因学上来看，与高血压、冠心病、糖尿病等一样，血脂异常明显受饮食及生活方式的影响，饮食治疗和生活方式改善是治疗血脂异常的基础措施。

无论是否进行药物调脂治疗，都必须坚持控制饮食和改善生活方式，即治疗性生活方式改变（treatment change lifestyle，TCL）。生活方式干预是一种最佳成本/效益比和风险/获益比的治疗措施。

在 TCL 进行 6～8 周后，应检查患者的血脂水平，如已达标或者有明显改善，应继续 TCL；如无改善，则需强化膳食治疗；再在 6～8 周进行血脂水平测定；如无改善则需加用药物治疗。

1. 改变生活方式

与高脂血症发生有关的其他不良生活方式有吸烟、酗酒、过食肥腻、静态生活缺少运动等，因此改变以上不良生活方式也是一种不容忽视的康复措施。

良好的生活方式包括坚持心脏健康饮食、规律运动、戒烟和保持理想体重。建议每周做 5～7 天、每次 30min 中等强度代谢运动（热量消耗 200kcal/天）。有心脑血管病者应在医生的指导下进行身体活动。

此外，还要养成规律的生活作息方式，保证足够的睡眠。

2. 调整饮食结构

血脂异常者饱和脂肪酸的摄入应小于总能量的 7%，在满足每日必需营养和总能量需要的基础上，当摄入饱和脂肪酸和反式脂肪酸的总量超过规定上限时，应该用不饱和脂肪酸来替代。建议每日摄入胆固醇小于 300mg，尤其是已有动脉粥样硬化心血管病患者或高危人群，摄入脂肪不应超过总能量的 20%～30%。

高甘油三酯血症者更应尽可能减少每日摄入的脂肪总量，每日烹调油应少于 30g。脂肪摄入应优先选择富含 n-3 多不饱和脂肪酸的食物（如深海鱼、鱼油、植物油）。

建议每日摄入糖类占总能量的 50%～65%。选择使用富含膳食纤维和低升糖指数的糖类替代饱和脂肪酸，每日饮食应包含 25～40g 膳食纤维（其中 7～13g 为水溶性膳食纤维）。糖类摄入以谷类、薯类为主，其中添加糖摄入不应超过总能量的 10%（对于肥胖和高甘油三酯血症者要求比例更低）。

3. 药物治疗

依据动脉粥样硬化性心血管病的发病危险，采取不同强度干预措施是血脂异常防治的核心策略。危险评估应按推荐的流程进行；对年龄低于 55 岁人群应关注心血管病余生危险。根据个体动脉粥样硬化性心血管病的危险程度，决定是否启动药物调脂治疗。将降低 LDL-C 水平作为防控动脉粥样硬化性心血管病危险的首要干预靶点。

调脂治疗需设定目标值：

① 极高危者，LDL-C<1.8mmol/L；

② 高危者，LDL-C<2.6mmol/L；

③ 中危和低危者，LDL-C<3.4mmol/L。

④ LDL-C 基线值较高不能达目标值者，LDL-C 至少降低 50%；极高危患者 LDL-C 基线在目标值以内者，LDL-C 仍应降低 30%左右。

临床调脂达标，首选他汀类调脂药物。起始宜应用中等强度他汀类药物，根据个体调脂疗效和耐受情况，适当调整剂量，若胆固醇水平不能达标，应与其他调脂药物联合使用。注意观察调脂药物的不良反应。

他汀类药物可在每天任何时间段服用 1 次，但在晚上服用时 LDL-C 降低的幅度可稍有增加。服用他汀类药物取得预期疗效后应继续长期服用，如能耐受应避免停用。有研究提示，停用他汀类药物有可能增加心血管事件的发生风险。

如果服用一种他汀类药物后发生不良反应，可采用换用另一种他汀类药物、减少剂量、隔日服用，或换用非他汀类调脂药等方法处理。

[实训10] 血脂异常症患者的健康管理

【实训案例】

张某，男，46 岁，企业老板。身高 170cm，体重 75kg，吸烟 25 年，平均每天 1 包；平素应酬多，嗜食肥腻，工作繁忙，很少运动；每年体检一次，提示有中度脂肪肝；近来劳累后偶有胸闷发作。

【实训目标】

① 能收集血脂异常患者的健康信息并建立健康档案。

② 能对血脂异常患者进行健康风险评估。

③ 能制订血脂异常的健康干预计划。

④ 能对血脂异常患者进行健康教育。

【工作流程】

1. 收集健康信息及建立健康档案

收集患者姓名、性别、年龄、身高、体重、腰围、臀围、饮食情况、生活方式、家族史等相关指标信息和数据，有针对性地建议患者进行心电图、肝胆胰脾 B 超及颈动脉彩超等影像学检查，检查血脂、肝肾功能等，建立健康档案。

2. 健康信息监测

通过收集健康信息，了解患者潜在的发病高危因素。

通过检查，发现患者有血脂异常（TC 升高、LDL-C 升高、HDL-C 降低或 TG 升高），脂肪肝，或颈动脉彩超提示斑块存在，心电图提示 ST 段下移。

3. 进行数据分析及风险评估（健康评估）

分析收集到的健康数据，对患者的健康状况进行风险评估。

① 患者 BMI 25.9kg/m², 腰臀比 0.86, 有吸烟史, 每天吸烟一包, 超过 20 年, 平素嗜食肥腻, 少运动, 动脉硬化的发生风险比正常人高 20 倍以上。

② 今检查提示血脂升高, 动脉彩超提示有斑块形成, 心电图提示 ST 段下移。

③ 还要进一步了解患者血压、血糖是否偏高, 检查凝血功能, 根据综合情况考虑此患者为血脂异常患者, 不能排除冠心病可能。

4. 制订健康干预计划并实施方案（健康干预）

① 采取行动纠正不良的生活方式和习惯, 戒烟, 规律作息, 不熬夜, 保证充足的睡眠和良好的精力。低脂肪、低热量饮食, 适当进行中等强度的有氧锻炼, 每周 4 次, 每次 30min。

② 建议患者进一步到心血管科就医, 检查运动平板试验、心脏彩超, 了解是否有冠心病, 早诊断, 早治疗。同时根据检查结果, 制订进一步的健康干预方案。

③ 6 周后对患者进行再次血脂检查评估血脂改善情况, 以便进一步指导。

5. 对健康改善的状态进行跟踪随访并进行健康指导

通过随访及体检, 评估管理对象的身体状况, 反馈指导干预措施的改进。主要随访内容有：

① 测评患者对血脂异常危险因素的掌握程度；

② 了解危险因素暴露量的变化, 包括饮食、吸烟、饮酒、运动、心理状态等；

③ 进行血压、血糖、体重、腰围、臀围、心脏等常规体格检查；

④ 对患者待排查的心血管疾病进行进一步跟踪, 6 周后根据血脂复查结果进行再次判断。

▶【案例总结】

本例中, 该患者有长期不良生活方式, 长期吸烟、高脂肪高热量饮食, 静态生活。对该患者的健康管理的重点首先是确定是否存在血脂异常, 以早期诊断、早期治疗；其次, 该患者饮食和生活方式不健康, BMI 提示超重, 颈动脉已有斑块, 要进行心血管疾病风险评估, 从而制订个体化的健康干预方案；最后是制订相应的健康教育与指导方案, 并定期跟踪随访。

（江丹）

项目十一　痛风的健康管理

驱动目标

1. 掌握痛风的危险因素。
2. 能够对痛风高危人群进行识别、风险评估及健康促进。
3. 熟悉痛风健康信息的收集、临床表现及健康指导。
4. 熟悉痛风的预防方法。

PPT 课件

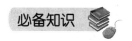

必备知识

一、痛风概述

近年来,随着居民生活水平及饮食结构的改变,痛风的患病率明显增加,发病年龄持续低龄化,已逐渐成为常见疾病。我国高尿酸血症的发病率达17.6%,痛风的发病率达1.14%,并呈逐年增高的趋势。

痛风是由于嘌呤代谢紊乱及(或)尿酸排泄减少使尿酸盐结晶沉积在关节囊、滑膜囊、软骨、骨质及其他组织引起的急性发作性关节炎性疾病。临床特点主要包括高尿酸血症、反复发作的急性关节炎、痛风石形成等。痛风严重者可致关节畸形及肾脏病变。

痛风四季均可发病,以春秋季节最多,关节局部损伤、长时间行走、饮酒、疲劳、受寒、进食过量高嘌呤饮食等可诱发其急性发作。

二、痛风健康信息收集

建立详尽的个人健康信息档案,主要内容包括年龄、性别、体重、基础疾病、使用药物、过敏史、饮食特点、饮酒史、运动情况、月经情况及实验室和影像学检查等。

通过建立健康档案,发现痛风性关节炎的相关危险因素。

三、痛风健康信息监测

(一)危险因素

1. 遗传因素

痛风具有家族倾向性,发病年龄越小者,有家族遗传的比例就越高,约10%~35%的痛风患者有痛风家族史。原发性高尿酸血症和痛风是由先天性嘌呤代谢障碍引起的,其发病机制主要有以下两个方面:

① 多基因遗传缺陷引起肾小管尿酸分泌功能障碍,尿酸排泄减少导致高尿酸血症;

② 嘌呤代谢酶缺陷,如磷酸核糖焦磷酸合成酶(PRS)活性增加、次黄嘌呤鸟嘌呤磷酸核糖转移酶(HGPRT)缺陷、腺嘌呤磷酸核糖转移酶(APRT)缺陷及黄嘌呤氧化酶活性增加均可致血尿酸增高,前三种属于X伴性连锁遗传,后者可能为多基因遗传。

继发性高尿酸血症和痛风的病因中包括某些遗传性疾病如糖原贮积症Ⅰ型等。尽管遗传因素在高尿酸血症及痛风的发病中占有重要的地位,但很多环境因素可影响其遗传的表现形式,如年龄、饮食、饮酒、肾功能等。

2. 生活方式

(1)饮酒 饮酒与痛风有着密切的联系,有痛风病史的患者,饮酒可诱发痛风性关节炎急性发作。这可能是因为酒精的摄入可引起肾脏排泄尿酸减少和尿酸的生成增多。

酒的种类不同,痛风发生的风险不同。啤酒含有丰富的嘌呤,风险远高于烈性酒,而适度饮用葡萄酒可轻微降低血尿酸含量。红酒富含抗氧化剂、抗凝剂和血管扩张剂,可以减轻酒精对尿酸的影响,还可减少心脏病的发生。

饮酒量也与痛风的发生有很强的相关性,和不饮酒者相比,每天摄入10.0~14.9g酒精的男性发生痛风的相对危险度为 1.32；每天摄入 30.0～49.9g 酒精的男性发生痛风的相对危险度为 1.96；每天摄入 50g 或以上酒精的男性发生痛风的相对危险度为 2.53。

（2）饮食　人们在很早以前就已经认识到饮食对痛风发病的影响。有研究表明，肉类和海鲜的摄入增加使血清尿酸盐升高，而奶类的摄入增加则使其降低。含糖的饮料使血尿酸升高，而无糖饮料不影响血尿酸。进食燕麦片及富含嘌呤的蔬菜包括豌豆、扁豆、菠菜、蘑菇等不会增加痛风发生的风险。传统观念认为痛风患者需严格忌口，事实上完全无嘌呤饮食仅能使尿尿酸排泄减少 200～400mg/天，使平均血尿酸盐下降约 1mg/dl，目前已不再建议采用单纯限制饮食的方法来控制血尿酸，但饮食造成的血尿酸波动可诱发痛风发作，控制饮食的重要性仍不能被忽略。

（3）肥胖　肥胖可能是引起痛风的其中一个重要的因素。诸多的研究表明，痛风患者的体重指数（BMI）、脂代谢指标、腹围等都要明显高于正常人群。较高的 BMI 可能使罹患痛风的风险成倍上升，而肥胖本身又可能和缺乏运动以及高糖、高脂的饮食习惯有关联。

高糖饮食特别是进食果糖含量较高的食物及喝高糖饮料均可使血尿酸升高，增加痛风发生的风险。高脂血症与高尿酸血症往往是相互伴行的。据报道，75%左右的痛风患者合并高甘油酯血症，而 80%以上的高甘油酯血症患者合并高尿酸血症。

（4）药物因素　长期服用某些药物可增加高尿酸血症及痛风发生的风险。如环孢菌素可导致肾脏血流动力学的改变，从而干扰肾脏对尿酸的排泄。有研究显示，接受环孢菌素治疗的移植患者中高尿酸血症与痛风的发生率均增加，如果同时使用利尿剂，发生率会更高。大部分服用环孢菌素的患者的肾结石含尿酸。

几乎所有的利尿剂都可引起高尿酸血症，以氢氯噻嗪、呋塞米最为明显。长期服用利尿剂使肾小管对尿酸钠的重吸收增加，从而使血尿酸水平升高，引起高尿酸血症。小剂量服用阿司匹林可引起尿酸潴留，大剂量服用阿司匹林则会增加尿酸的排泄。其他药物如抗结核药、抗肿瘤药、维生素C、喹诺酮类药等均可影响尿酸的代谢，增加痛风的发生率。

（二）临床表现

痛风的临床自然病程可以分为三个阶段，即无症状高尿酸血症期、急性关节炎期和间歇期、慢性痛风性关节炎期。

1. 无症状高尿酸血症期

无症状高尿酸血症是指仅有血尿酸水平升高，但未出现痛风的临床表现。从血尿酸升高至出现症状可长达数年或者数十年，大多数患者可终生无症状。

2. 急性关节炎期和间歇期

急性关节炎首次发作通常为夜间熟睡后突然起病，多数患者发病前无先兆症状，或者仅有疲倦、关节刺痛等不适。

初次发病时绝大多数仅侵犯单个关节，最常见受累部位是第一跖趾关节，其余常见受累部位依次为足背、踝关节、足跟、膝关节、腕关节、手指和肘关节。痛风发作数小时内受累关节出现明显红肿热痛，疼痛难以忍受，常伴有全身炎症反应如发热、白细胞增多、C反应蛋白升高、红细胞沉降率增快等。

症状较轻的患者可在数小时或 1～2 天内自行缓解；症状严重者如不积极治疗可持续数

天或数周。疼痛缓解后患者仅有皮肤色泽变暗及关节不适,之后进入无任何症状的间歇期。

大多数的患者在半年至 2 年内出现第 2 次发作,未经规范治疗的患者痛风发作频率随着时间推移而增加,逐渐累积多关节发病,严重程度更高,持续时间更长,缓解更慢。

3. 慢性痛风性关节炎期

由于未经系统治疗,关节炎反复发作,最终将进入慢性痛风性关节炎期,引起骨质缺损及周围组织纤维化,使关节发生僵硬、畸形。这一时期的患者常常伴有痛风石的出现,从首次痛风发作到出现慢性症状或者痛风石的时间间隔差异很大,一般平均为 10 年左右。典型的痛风石位于耳轮,还常见于跖趾关节、手指关节、手腕、肘膝关节等。

4. 肾脏病变

肾脏病变主要变现为尿酸盐肾病、尿酸性肾结石、急性梗阻性肾病三种形式。

尿酸盐肾病的特征性组织学表现为尿酸盐晶体沉积在肾髓部和锥体间质,周围伴巨噬细胞反应,早期仅有轻度的单侧或双侧腰痛,约半数患者可出现轻度的水肿及血压升高,可有间隙或持续的蛋白尿,几乎所有患者均伴有肾小管浓缩功能下降,晚期肾小球功能受损,进而发展成为尿毒症。

痛风患者尿液常呈酸性,因而尿酸溶解度降低,容易形成尿酸性肾结石,较小的结石可随尿液排出,常没有感觉,较大的结石可阻塞尿管而引起肾绞痛。

急性梗阻性肾病常见于血尿酸和尿尿酸明显升高时,由于大量尿酸晶体堵塞肾小管所致;或由于白血病、淋巴瘤化疗期间恶性细胞快速降解的急性肿瘤溶解综合征使尿酸突然间急剧增加所致。患者常表现为肾绞痛、血尿、白细胞尿,可见血尿酸与肌酐明显升高。

四、痛风健康风险评估

(一)痛风高危人群的评估

痛风高危人群发生痛风的概率比一般人要高得多。男女痛风发病比例为 20∶1。男性患者一般发病年龄为 40~60 岁,目前有年轻化的趋势。女性在绝经前一般不发生痛风,因为雌激素对尿酸的形成有抑制作用,在绝经后痛风发生率逐渐增加。

痛风与肥胖有密切的关系。有资料显示,痛风患者的体重超过标准体重 17.8%,或者腰围>90cm(男性)或>85cm(女性),体表面积越大,血清尿酸水平越高。

合并代谢综合征包括高尿酸血症、高脂血症、高血压、高血糖的患者发生痛风的概率比一般人群要高。

高尿酸血症患者有更高的发生痛风的可能,约有 20% 可发展为痛风性关节炎。

痛风在未经治疗的高血压患者中的发病率为 22%~38%,25%~50% 的典型痛风患者伴有高血压。在未经治疗的高血压患者中,血尿酸增高者占 58%,明显高于普通人群中的高尿酸血症的发生率。2%~50% 的糖尿病患者合并高尿酸血症,0.1%~0.9% 合并痛风。高尿酸血症患者中 2%~50% 合并糖尿病。根据糖耐量异常的不同诊断标准,7%~74% 的痛风患者合并糖耐量异常。

有研究指出,75% 左右的痛风患者合并高脂血症,而 80% 以上的高脂血症患者合并高尿酸血症。

(二) 痛风患者的评估

一般痛风的确诊并不难，根据诱因、家族史、泌尿系尿酸结石及典型的红肿热痛关节炎表现，应考虑为痛风。

出现以下情况可确定诊断，其中前三项最为重要：
① 血尿酸增高，但少数患者在急性痛风发作时血尿酸可正常；
② 关节腔滑囊液旋光显微镜检查可发现白细胞内有双折光的针形尿酸盐结晶；
③ 痛风石活检或穿刺检查可证实为尿酸盐结晶；
④ X射线检查可见受累关节软骨缘有圆形或不整齐穿凿样透亮缺损；CT扫描见灰度不等的斑点状痛风石影像，或在MRI的T1和T2影像中见低中等密度的块状阴影。两项检查联合进行可对关节内痛风石作出准确的诊断。

目前关节彩超在痛风的患者中已普遍开展，受累关节彩超可见典型的"双轨征"。对于急性关节炎期诊断困难者，秋水仙碱治疗有限可左右特征性诊断。

对于既往有急性关节炎发作史但处于间歇期的高尿酸血症患者关节进行抽吸发现尿酸盐结晶有助于诊断痛风。12.5%～90%的痛风间歇期患者关节囊液中可见检出尿酸盐晶体。

早期诊断，及时降尿酸治疗及规范化降尿酸治疗对于痛风的预后十分重要。延迟降尿酸治疗可能出现痛风石形成、慢性关节炎、关节畸形等病变，严重者可导致死亡。

应充分重视提高群众的保健意识和保健能力，掌握一些预防痛风的基本常识，提倡经常自我检查、定期体检，增强自我意识，改变不良生活习惯。

五、痛风的预防和干预

(一) 一般人群的预防和干预

一般人群的预防和干预主要是病因学的预防，即消除或减少可能发生痛风的因素。

饮酒、高嘌呤饮食、肥胖等均可使痛风的发生概率增加。倡导健康的生活方式，戒烟戒酒，少食肥甘厚腻的食物，避免暴饮暴食，避免高脂、高糖、高热量饮食，避免体重超标，坚持锻炼，保持乐观情绪等。

定期体检，特别是女性绝经期后的血尿酸可能较绝期前的升高。应定期监测尿酸指标，如血尿酸大于800mmol/L，则需开始进行降尿酸治疗。

(二) 高危人群的预防和干预

痛风高危人群应明确各自存在的危险因素，尽可能降低危险因素，如酗酒、肥胖、不良饮食习惯等。对于高尿酸血症患者应筛查是否合并高血压、糖尿病、高血脂、冠心病等，并同时治疗以上情况。

40岁以上的男性及绝经期后的女性应每年进行体检，对于血尿酸大于800mmol/L者需开始进行降尿酸治疗。

如出现单个关节红肿热痛，应及时就诊，早诊断，早治疗，才能更好地预防复发。

(三) 痛风患者的健康指导和干预

1. 高尿酸与痛风患者的膳食指导

(1) 膳食指导的目标与原则　通过医学营养治疗，减少外源性嘌呤的摄入，减轻血尿酸负荷，降低痛风发生的风险或减少痛风急性发作的次数，延缓相关并发症的发生与发展，促进并维持机体适宜的营养状态，预防和配合治疗相关疾病，改善临床结局。

应基于个体化原则，建立合理的饮食习惯及良好的生活方式，限制高嘌呤动物性食物（常见食物嘌呤含量详见表 11-1 和表 11-2），控制能量及营养素供能比例，保持健康体重，配合规律降尿酸药物治疗，并定期监测、随诊。

表 11-1　常见动物性食物嘌呤含量

食物名称	嘌呤含量/(mg/kg)	食物名称	嘌呤含量/(mg/kg)
鸭肝	3979	河蟹	1470
鹅肝	3769	猪肉(后臀尖)	1378.4
鸡肝	3170	草鱼	1344.4
猪肝	2752.1	牛肉干	1274
牛肝	2506	黄花鱼	1242.6
羊肝	2278	驴肉加工制品	1174
鸡胸肉	2079.7	羊肉	1090.9
扇贝	1934.4	肥瘦牛肉	1047
基围虾	1874	猪肉松	762.5

表 11-2　常见植物性食物嘌呤含量

食物名称	嘌呤含量/(mg/kg)	食物名称	嘌呤含量/(mg/kg)
紫菜(干)	4153.4	豆浆	631.7
黄豆	2181.9	南瓜子	607.6
绿豆	1957.8	糯米	503.8
榛蘑(干)	1859.7	山核桃	404.4
猴头菇(干)	1776.6	普通大米	346.7
豆粉	1674.9	香米	343.7
黑木耳(干)	1662.1	大葱	306.5
腐竹	1598.7	四季豆	232.5
豆皮	1572.8	小米	200.6
红小豆	1564.5	甘薯	186.2
红芸豆	1263.7	红萝卜	132.3
内酯豆腐	1001.1	菠萝	114.8
花生	854.8	白萝卜	109.8
腰果	713.4	木薯	104.5
干豆腐块	686.3	柚子	83.7
水豆腐	675.7	橘子	41.3

(2) 建议避免食用的食物　应避免食用肝脏和肾脏等动物内脏，贝类、牡蛎和龙虾等带甲壳的海产品，以及浓肉汤和肉汁等。

对于急性痛风发作、药物控制不佳或慢性痛风石性关节炎的患者，还应禁止饮用含酒精饮料。

(3) 建议限制食用的食物

① 高嘌呤含量的动物性食品，如牛肉、羊肉、猪肉等。

② 鱼类食品。

③ 含较多果糖和蔗糖的食品。

④ 各种含酒精饮料，尤其是啤酒和蒸馏酒（如白酒）。总体饮酒量男性不宜超过 2 个酒精单位/天，女性不宜超过 1 个酒精单位/天（1 个酒精单位约为 14g 纯酒精）。1 个酒精单位相当于酒精度（ABV）12％的红葡萄酒 145ml、ABV3.5％的啤酒 497ml 或 ABV40％的蒸馏酒 43ml。

(4) 建议选择的食物

① 脱脂或低脂乳类及其制品，每天 300ml。

② 蛋类。鸡蛋每天 1 个。

③ 足量的新鲜蔬菜，每天应达到 500g 或更多。

④ 鼓励摄入低血糖指数（GI）的谷类食物。

⑤ 充足饮水（包括茶水和咖啡等），每天至少 2000ml。

(5) 体重管理　超重或肥胖的患者应缓慢减重，达到并维持正常体重。

(6) 饮食习惯　建立良好的饮食习惯。进食要定时定量或少食多餐，不要暴饮暴食或一餐中进食大量肉类。少用刺激性调味料。海产品、肉类及高嘌呤植物性食物煮后弃汤可减少嘌呤量。

2. 生活指导

规律作息，避免劳累，调节情绪，避免关节损伤，注意关节部位的保暖，穿宽松的鞋子。一般不建议患者进行长时间的旅游，或徒步、跑步、打球等剧烈的体育锻炼。

3. 用药依从性

急性关节炎发作时可选用非甾体抗炎药、秋水仙碱、激素治疗，单个关节症状严重者可行关节腔内激素注射。对激素、秋水仙碱或非甾体抗炎药均无效或有禁忌证者可考虑使用生物制剂，需特别留意治疗药物的副作用。

临床上痛风反复发作最主要的原因是降尿酸治疗不到位，医生和患者更重视痛风急性期的治疗，而忽略了间歇期的降尿酸治疗及并发症的预防。

痛风第一次发作后就应该开始进行降尿酸治疗，同时联合预防性发作的药物治疗 6 个月，1~3 个月复查血尿酸，目标值低于 360μmol/L 为达标，有痛风石、痛风频繁发作、有慢性痛风性关节炎的患者目标值应低于 300μmol/L。

规范的痛风治疗应根据患者的具体情况选择合适的降尿酸药物，并对其进行健康教育，提高用药依从性，同时重视长期并发症，制订个性化治疗方案。

[实训11] 高尿酸与痛风患者的健康管理

▶【实训案例】

陈某某，男，45岁，形体偏胖，喜欢饮酒，以白酒、啤酒为主，经常喝老火汤，爱吃油腻食物。既往多次痛风发作，平时没有监测尿酸，有高血压、高血脂病史。昨夜吃海鲜后出现左踝关节红肿、疼痛难忍。

▶【实训目标】

① 能够收集患者的健康信息，进行健康风险评估。
② 为患者制订健康干预计划及进行健康教育。
③ 制订患者的饮食指导方案。

▶【工作流程】

1. 健康信息收集及建立健康档案

收集患者性别、年龄、生活方式、饮食饮酒情况、家族史、用药史等相关指标信息，有针对性地建议患者完善血常规、血尿酸、尿尿酸、肾功能、血糖、血脂、关节彩超、X射线等检查，建立健康档案。

2. 进行数据分析及风险评估（健康评估）

分析收集的相关信息及数据，了解患者存在的高危发病因素，对患者的健康进行风险评估。

① 如患者完善检查后示血尿酸增高、尿尿酸排泄减少或者血尿酸增高而尿尿酸排泄正常，提示患者存在尿酸生成过多或排泄过少的问题，这是高尿酸血症及痛风发作的最主要的因素。平时未规律服用降尿酸药物，在饮食、劳累等诱因下痛风反复发作。

② 患者有痛风发作病史；长期饮酒，超过25年，每天约250g白酒；平时喜欢吃老火汤、海鲜、肉类食品；没有运动习惯，形体偏胖。综合以上几点，有饮酒史、高嘌呤饮食、肥胖等因素增加了痛风发作的风险，也是诱发痛风的主要原因。

③ 患者有高血压、高血脂病史，需了解其平时血压控制情况，同时需关注其血糖、血脂、动脉硬化情况，因为这些因素均可影响痛风的发作。

3. 制订健康干预计划并实施方案（健康干预）

① 采取行动纠正不良的生活方式和习惯，控制痛风危险因素。戒酒，节制饮食，不吃或少吃高嘌呤饮食，饮食清淡，尽可能禁食高糖饮料或含果糖成分较高的食物，多喝水，可饮用少量红酒和牛奶；控制体重，适当地运动；生活规律，劳逸结合，注意关节的保暖，不穿太紧的鞋子。

② 尽快到医院进一步完善检查，如血尿酸、尿尿酸、关节彩超、关节腔穿刺等检查。明确诊断后及时治疗，规律服用降尿酸药物，避免血尿酸波动。

③ 定期监测血尿酸水平，及时调整药物，使尿酸达标；尽量避免痛风高危因素及诱因。

4. 对健康改善的状态进行跟踪随访并进行健康指导

通过随访及定期监测血尿酸水平，评估管理对象的身体状况，反馈指导干预措施的改进。主要随访内容有：

① 测评患者对痛风危险因素的掌握程度。

② 了解危险因子暴露量的变化，包括饮食、饮酒、运动、使用药物等。

③ 进行体温、脉搏、呼吸、血压、身高、体重、腰围、关节情况常规体格检查。

④ 已有痛风发作病史的患者需规律服用降尿酸药物，定期监测血尿酸，使血尿酸水平持续低于 $360\mu mol/L$，有痛风石、有慢性痛风性关节炎、痛风频繁发作的严重痛风患者目标值应低于 $300\mu mol/L$。

▶【案例总结】

本例中，该患者既往有痛风发作病史，本次因食用海鲜后出现关节的红肿热痛，痛风诊断基本可以明确。患者已有痛风发作病史，平素未规律监测血尿酸、尿尿酸水平，未规律服用降尿酸药物，对于痛风的治疗是很不规范的。

患者有饮酒史、饮食和生活方式不健康、肥胖，这些因素对痛风的反复发作有很大的风险，制订个体化的健康干预方案，目标为减少危险因子的暴露，还应制订相应的健康教育与指导方案，并定期跟踪随访。

（赵威）

项目十二 颈椎病的健康管理

驱动目标

1. 掌握颈椎病的危险因素。
2. 能够对颈椎病高危人群进行识别、风险评估及健康促进。
3. 熟悉颈椎病健康信息的收集、临床表现及健康指导。
4. 熟悉颈椎病的预防方法。

PPT 课件

必备知识

一、颈椎病概述

颈椎病是指颈椎椎间盘组织的退行性改变及其继发的病理改变累及其周围组织结构（神经根、脊髓、椎动脉、交感神经及脊髓前中央动脉等），并出现与影像学改变相应的临床表现。颈椎病是一种常见病和多发病，据统计，全国有 5000 万～15000 万人患有此病，发病率高达 3.18%～17.16%。

颈椎病因分型不同表现为颈肩背强痛、上肢麻痛、活动受限、头晕、恶心、呕吐、猝倒、肢软乏力、步态不稳、肢冷发白（或发热潮红）、出冷（热）汗、血压升高（或降低）、心率变缓或加快等一系列从头到足均可涉及的不同临床症状，是一种相对复杂、研究时间较短、需要治疗手段多样的临床常见病。

二、颈椎病健康信息收集

建立详尽的个人健康信息档案，主要内容包括年龄、性别、体重、从事职业、现患疾病、疾病史、使用药物、过敏史、饮食特点、不良嗜好、运动情况、家庭和睦状况、心理状态、生育情况、实验室和其他辅助检查等。

通过建立健康档案，发现颈椎病的相关危险因素，如长期伏案工作、低头玩手机、从事电脑工作等有颈项部屈曲动作的各种危险因子暴露量等。

三、颈椎病健康信息监测

颈椎病的病因现在尚未完全明了，目前比较公认的有颈椎退行性改变、慢性劳损、畸形合并外伤、咽喉部或颈部感染及有关疾病相关性这五种学说，它们与年龄、性别、职业、劳损、外伤、颈椎先天畸形及发育异常等多种因素有关。

（一）危险因素

1. 年龄

颈椎病与年龄有较强的相关性。曾经普遍认为颈椎病好发于中老年人，30～50岁为颈椎病的高发年龄，且颈椎病的发病率随着年龄增长而增高。

同时，现代社会的颈椎病发病出现了严重的低龄化趋势，中小学的儿童出现颈椎异常的现象已越发明显。出现颈椎异常的人数大体上随年龄的增加而增加，且出现颈椎异常的人数在小学六年级、初三、高三都出现阶段峰值。

2. 职业

不同职业涉及的工作内容不同，相关研究发现，颈椎病的发病与职业有一定相关性。

长期伏案的脑力劳动者与长期伏案的体力劳动者相比、长期伏案的脑力劳动者与不长期伏案的脑力劳动者相比差异均有统计学意义。

不长期伏案的脑力劳动者与其他职业的劳动者相比差异无统计学意义，即长期伏案工作的脑力劳动者发病率最高。会计、程序员、手工操作者、学生、教师、公务员、医生、护士等人群是颈椎病的高发人群。

3. 颈部外伤

颈部外伤也是导致颈椎病发病的重要因素。颈部损伤导致局部水肿、渗出、充血，易引起肌群痉挛，如治疗不当或反复发作则容易出现病变。

在闭合性颅脑损伤时，应充分重视颈椎间接损伤的存在，这是由于5～6kg的头颅仅支撑于颈椎两个小关节面上，而颈椎的活动度又大，除了高速弹片伤及头部固定的打击伤外，几乎所有颅脑损伤均有可能使颈椎受损。颈椎病患者中，10.29%～32.6%患者的病因为外伤。而日本有研究显示：交感型颈椎病患者中，70%有外伤史。

4. 感染因素

颈部发生急性、慢性感染时，炎症反应会直接及间接刺激并累及颈肌及颈部深层软组织，使肌肉和韧带等纤维组织变性、挛缩，使韧带松弛，最终破坏了颈椎的稳定性而诱发颈椎病。咽喉部或颈部有急、慢性炎症时，易诱发颈肩综合征的症状或使症状加重，如咽喉炎。

5. 生活习惯

某些日常生活、活动的姿势，也可以使颈椎病症状加重，或出现颈椎病症状，如枕头高度不当（过高或过低）或睡眠姿势不良。枕头过高，会使颈部肌肉韧带产生疲劳性损伤，日久则造成韧带弹性降低，肌肉组织断裂、出血、机化和钙化，椎间盘内压力增高，甚至出现颈椎间盘突出，最终引起颈椎病。用枕不当，约5年后可出现颈椎病。另外，熬夜、打牌、打麻将等也会影响颈椎健康。

6. 环境因素

潮湿、寒冷等环境因素可造成局部肌肉张力增加、肌肉痉挛、椎间盘内的压力增高，引起纤维环的损害。寒冷可以降低机体对疼痛的耐受力，可使肌肉痉挛、小血管收缩、淋巴回流减慢、软组织血循环障碍，有碍组织的正常代谢和废物的清除，继之产生无菌性炎症，诱发颈椎病。潮湿则有碍皮肤水分蒸发。

另外，夏天怕热不运动，颈背部长时间吹空调或电风扇，造成颈部运动平衡失调，久而久之导致颈椎病。或者在冬季，尤其睡觉时，气温较低，若不注意颈肩部的保暖，或居室内长时间处于潮湿状态都易引发颈椎病。

7. 颈椎椎管狭窄

易患脊髓型颈椎病的指征之一是第3～7颈椎椎管矢状径为17～18mm。颈椎病患者的颈椎椎管通常较正常人的颈椎椎管窄2.7～3.72mm，并伴有椎体后缘骨赘，尤其以第4～7颈椎最为显著。

因此，先天或发育中各种因素造成的颈椎椎管狭窄，是颈椎病发病的一个不可忽视的重要因素。

8. 心理因素

A型行为与神经根型颈椎病发病有着密切的关系。考虑与A型行为中的有过度的竞争性和过分的雄心壮志、不愿自我评价、更强调工作数量而不是质量相关。

脊髓型颈椎病患者通常具有较多的社会心理障碍。

（二）临床表现

颈椎病常见类型可分为颈型颈椎病、神经根型颈椎病、脊髓型颈椎病、椎动脉型颈椎病、交感神经型颈椎病和混合型颈椎病。

1. 颈型颈椎病

颈型颈椎病的表现有颈项强硬、疼痛，或整个肩背疼痛，低头、仰头等活动受限，活动范围加大时可以导致局部疼痛症状的加重，少有反射性臂和手的疼痛、胀、麻，有咳嗽、打喷嚏时加重等神经根症状。可伴有交感神经受累而出现头痛、头晕，其中以头痛多见，可为枕、顶、耳后或一侧头痛，往往持续数日至十数日可自行缓解，常反复发作。

2. 神经根型颈椎病

神经根型颈椎病常见于40岁以上的人，起病缓慢，多无外伤史。颈肩背疼痛，程度可轻重不一，轻者仅酸痛，重者剧痛难忍、彻夜难眠。疼痛呈阵发性加剧，呈颈神经支配区域分布，部位固定，界限清楚。多伴有上肢或肩背部麻木、无力。

颈部有不同程度的畸形和僵硬现象。神经根受到压迫后，轻者其所支配的肌肉力量减弱，严重者则可见到肌肉萎缩。

3. 脊髓型颈椎病

脊髓型颈椎病虽然较少见，但其症状比较严重，若延误治疗，则致残率高。慢性起病者，因症状不太重而易被忽视。

通常来说，脊髓型颈椎病的表现有：出现于一侧或两侧上肢的单纯运动障碍、单纯感觉障碍或者同时存在的感觉及运动障碍；出现于一侧或两侧下肢的神经功能障碍；出现于同侧上下肢的感觉或运动障碍；出现于一侧上肢与对侧下肢的感觉或运动障碍。

具体而言，可见下肢麻木无力、沉重、发紧、怕冷、酸胀、水肿、站立不稳、步态蹒跚、闭目行走摇摆、脚尖不能离地、颤抖；疼痛多不明显，指鼻试验、跟膝胫试验阳性；可有尿急、排尿不尽、尿潴留、便秘或排便失调。

4. 椎动脉型颈椎病

眩晕呈旋转性、浮动性、一过性，有倾斜感、移动感，转动颈部诱发或加重，可伴有耳鸣、耳聋、视物模糊、记忆力减退等。

猝倒前无预兆，多在行走或站立或颈部旋转屈伸时突然下肢无力而跌倒，瞬间即清醒、立即起身后可行动。

头痛位于枕部、顶枕部，多为单侧，呈胀痛、跳痛，常因转头而诱发。极少部分可有恶心、呕吐、上腹部不适、心悸、胸闷、多汗或无汗、尿频、尿急、声音嘶哑、吞咽困难等。

5. 交感神经型颈椎病

交感神经型颈椎病是由颈椎退行性改变造成颈部交感神经受刺激而出现的一种综合征。其临床表现众多，主要与交感神经的分布有直接关系，主要症状有：

（1）五官症状

① 眼部：有眼球胀痛、畏光流泪、视物模糊、视力减退、瞳孔扩大、眼睑无力、闪光感、飞蚊症等交感神经受刺激的症状，或有眼球下陷、眼睑下垂、眼睛干涩、瞳孔缩小等交感神经麻痹的症状。

② 鼻部：鼻咽部不适、疼痛，鼻塞，或鼻腔有异味感等。

③ 耳部：耳鸣，听力减退，甚至耳聋。

④ 口腔咽喉部：可有咽喉部不适、发干、异物感，以及牙痛等。

（2）头面部症状　如头痛、偏头痛、头沉头晕、枕部或颈后部疼痛，以及面部发热、充血、麻木等。

（3）血管运动障碍

① 血管痉挛症状。如肢体发凉、发绀、发木、疼痛、水肿，以及体温降低。

② 血管扩张症状。如指端发红、有烧灼感、疼痛、肿胀等。

（4）神经营养及汗腺功能障碍　如皮肤发绀、发凉、干燥、变薄，多汗或少汗，毛发过多或毛发干枯、脱落，指甲干燥无光等。

（5）心血管症状　如心悸、心前区疼痛、血压忽高忽低。

（6）其他症状　可有恶心、嗳气，胃脘不适、疼痛，大便溏泻或便秘，尿频、尿急、淋沥不尽，闭经等。

6. 混合型颈椎病

具有前述诸型两种及两种以上的颈椎病均属此型。多见于病程久、年龄较高者。在临床上，上述各型颈椎病很少单独出现或存在，最常见的是同时存在两种或两种以上类型的症状。

四、颈椎病健康风险评估

（一）颈椎病高危人群的评估

1. 按年龄划分

（1）幼儿　学龄前阶段是脊柱发育的重要时期，最为主要的特征就是生理曲度的建立，包括向前的颈曲、向后的胸曲、向前的腰曲和向后的骶曲。这一阶段的重点为认真仔细地观察，尽早发现脊柱的异常曲度和异常形态。例如，头颈是否歪斜，双肩是否高低不一致，胸廓或肩胛骨双侧是否不对称，孩子向前弯腰时从后面观察两侧背面的高度是否一致等。如果出现不对称、不一致等现象，则很可能是某些脊柱疾病的前兆。

（2）少年　学龄后至高中毕业仍然是脊柱发育的重要时期，需非常注意良好姿态的培养，包括坐、卧、立、行基本姿态的习惯的养成。尤其在小学三四年级之前，一定要经常检查脊柱是否发生侧弯（方法同上）。由于现在中小学生课业负担很重、经常伏案学习很长时间，非常容易很早就出现颈椎问题。但其表现与成年人有所不同，其颈椎问题大多没有明显的损伤史，只有疲劳姿态史，如经常有头痛、头晕或颈部疲劳等，就要考虑是否是颈椎关节的问题。

（3）中青年　此阶段是脊柱力学急性紊乱的高发年龄段，颈椎病的发病概率有日趋增高之势。青年人要经历很多社会角色的转变，包括升学、就业、婚嫁、孕产（女性）等，学习工作负担逐渐增加，户外高危活动也比较多，心理压力很大，非常容易出现意外损伤和疲劳损伤，椎间盘的退行性改变问题尤其明显。

（4）老年人　过了60岁以后，髓核水分迅速减少，很快会出现髓核的退行性改变与纤维环的退行性改变的重新平衡。此阶段，椎间盘突出的问题反而变得少了，但是，由于椎间盘及韧带组织的纤维化和钙化，整个脊柱的脆性增加，颈椎的稳定性相对增加。由于颈椎关节周围软组织弹性下降，保护功能相对薄弱，因此增加了软组织损伤的风险，而且，一旦出现局部软组织的损伤，恢复期也相对较长。

2. 按职业划分

（1）坐位工作人群　分为两种人群。第一种是普通人群，如会计、程序员、学生、教师、公务员、医生、护士等，该类人群由于长期坐位及伏案工作，导致颈椎劳损，颈椎周围肌肉韧带协调能力下降，颈椎病发生率很高；第二种是领导阶层，如政府要员、企业首脑等，该阶层与上述劳作阶层的发病原理一致，但由于工作需要，这类人群经常会有出差、开会、加班、应酬等频繁活动，生活极不规律，容易造成脊柱顺应性适应能力的下降，脊柱抗负荷本能逐渐减退。

（2）体力工作人群　分为两种人群。第一种是大负荷人群，如重体力工作者，包括运动员、农民、战士、建筑工人等，这类人群工作强度大、四肢及脊柱运动频繁、负荷高，比较容易出现意外损伤；第二种是特职人群，如牙医、理发师、手工操作者、油漆工、小提琴手等，他们大都会在某种特定姿态下工作或训练，造成脊柱负荷不均衡，容易引发疲劳损伤或不协调运动损伤。

（二）颈椎病患者的评估

1. 颈型颈椎病

① 枕、耳郭等下头部，以及颈、肩疼痛等异常感觉，并伴有相应的压痛点。
② X 射线片上显示颈椎曲度改变及椎间关节不稳等表现。
③ 动力侧位 X 射线或 MRI 片显示椎节不稳或呈梯形改变。
④ 应排除颈部其他疾患（落枕、肩周炎、风湿性肌纤维组织炎、神经衰弱及其他非椎间盘退行性改变所致的肩背部疼痛）。

2. 神经根型颈椎病

① 具有较典型的根性症状（手臂麻木、疼痛），其范围与颈脊神经所支配的区域一致。
② 压颈试验或臂丛神经牵拉试验阳性。
③ 影像学（X 射线、MRI）所见与临床表现相符合。
④ 除外颈椎外病变胸廓出口综合征、网球肘、腕管综合征、肘管综合征、肩周炎和肱二头肌腱鞘炎等所致以上肢疼痛为主的疾患。

3. 脊髓型颈椎病

① 临床上出现颈脊髓损害的表现，以四肢运动、感觉及反射障碍为主。
② 影像学所见证实脊髓受压，并与临床症状相吻合。
③ 除外肌萎缩脊髓侧索硬化、脊髓肿瘤、急性脊髓损伤、继发性粘连性蛛网膜炎、多发性末梢神经炎等。

4. 椎动脉型颈椎病

① 曾有猝倒发作，并伴有颈性眩晕。
② 旋颈试验阳性。
③ 多伴有头部症状，包括视力模糊、耳鸣及听力障碍等。

④ X射线片显示节段性不稳定，寰枢关节紊乱或者半脱位。
⑤ 除外眼源性、心源性、脑源性及耳源性眩晕。
⑥ MRA或椎动脉彩超显示第二段椎动脉（V-Ⅱ）有局限性狭窄或扭曲征。
⑦ 除外第一段椎动脉（进入第6颈椎横突孔以前的椎动脉段）和第三段椎动脉（出颈椎进入颅内以前的椎动脉段）受压所引起的基底动脉供血不足。
⑧ 行MRA或数字减影血管造影（DSA）有助于明确诊断。

5. 交感神经型颈椎病

临床表现为头晕、眼花、耳鸣、手麻、心动过速、心前区疼痛等一系列交感神经症状。X射线片显示椎节不稳或退行性改变。椎动脉造影阴性。

6. 混合型颈椎病

具有前述诸型两种及两种以上的颈椎病均属此型。多见于病程久、年龄较高者。

五、颈椎病的预防和干预

（一）一般人群的预防和干预

1. 改善不良睡眠习惯

人每天有1/3时间用来睡觉，睡眠姿势不当会加剧椎间盘内压力，使颈椎周围韧带、肌肉疲劳，诱发颈椎病。为使颈椎在睡梦中保持正常生理曲度，应注意以下几点。

① 枕头的高度应适中。枕头的形状以中间低、两端高的元宝形为佳（中间低一个直立拳头的高度为佳，两端高大约一个半拳头高度为佳），这种形状的优点是对颈部可起到相对的制动作用。
② 睡眠体位应使胸部、腰部保持自然曲度，双髋、双膝呈屈曲状，使全身肌肉放松。
③ 应选择能保持脊柱平衡的床铺，以木板为底的弹簧床或者橡胶床为佳。

2. 避免寒冷的环境

颈椎病在冬季的发病率最高，寒冷的环境是促使颈椎病发病的原因之一。在寒冷的刺激下，颈椎的筋脉拘挛，颈椎的各韧带、肌肉处于挛缩状态，对颈椎间盘产生的压力增加，促使颈椎间盘向四周膨出，加重了对颈神经根及脊髓的压迫，从而加重症状；颈肌及韧带挛缩，还可造成椎动脉扭曲，致椎动脉供血不足。

因此，冬季外出时，在颈部围一条围巾能起到保暖及保护颈椎的作用；应避免空调冷风持续吹向身体，特别是头颈部；晚上开窗通风也注意不易过度，尤其是风大过凉时；尽量不在阴暗潮湿的环境中久坐逗留，尤其在梅雨季节更应注意。

3. 避免外伤

外伤是促使颈椎病发病的原因之一。日常生活中引起颈部外伤的例子很多，其中最为多见的是车祸伤。当人乘坐在高速行驶的汽车上，突然发生撞车时，头部由于受到惯性作用，先向前冲去，然后迅速向后反弹，即所谓的"挥鞭样"损伤，这种损伤对颈椎的损害最大，应注意避免。日常生活中的一些运动与游戏也会损伤颈椎，如足球运动的顶球动作、倒立时失手跌倒等都容易造成颈椎损伤。

凡外伤病情明确者，均应及早给予有效治疗：

① 局部制动的方式与要求有多种，全身休息是局部制动的前提。除轻者可用石膏固定外，一般多需住院行牵引治疗。

② 凡外伤涉及椎管并有可能引起水肿出血及渗血反应时，均应给予脱水剂，轻者口服利尿剂或静脉注射葡萄糖，重者则应使用地塞米松等药物。

4. 加强对颈部的功能锻炼

坚持做颈椎保健操，或做头及双上肢的前屈、后伸及旋转运动，既可缓解疲劳，又能使肌肉发达、韧度增强，从而有利于颈段脊柱的稳定性，增强颈肩顺应颈部突然变化的能力。

（二）高危人群的预防和干预

青少年和中青年由于学业或者工作的关系，因坐姿不正确导致颈椎病的例子屡见不鲜，要注意采取以下措施：

1. 保持自然的端坐位

调节桌椅之间的高度比例，使头部略微前倾，以使头、颈、肩、胸保持正常生理曲线为准。对于从事描图、绘图等职业的工作人员可调整工作台，使之倾斜 10°～30°。对于需经常操作电脑的工作人员，眼睛与办公桌电脑屏幕的距离为 500～850mm，屏幕上缘与眼睛大约在同一水平。

2. 定期改变头颈部体位

一般读书写字或工作 60min 后应注意起身，可以活动颈部，抬头远视 5min，并有目的地让头颈部向相反方向转动，转动时宜轻柔、缓慢、重复数次，达到该方向的最大运动范围，既有利于颈椎的保健，又可消除疲劳感。连续超过 2h 的坐位工作或学习后，需要更长时间的户外肢体舒展运动。全天坐位工作的白领或者学生等人群，每天必须拿出 4～6 次的起立活动时间来间断坐位工作或学习。

3. 适度进行休闲活动

平时进行看电视、打牌等休闲活动，虽然可以放松健身、愉悦情绪，但若时间过长，精力过于集中，不注意头颈部姿势，也会造成颈椎的许多问题。

看电视时，最好不要倚着沙发，或半躺半靠在床头；电视剧放置的高度要适当；观看间距也不要太近，否则容易使正常颈椎曲度改变、颈背部肌肉紧张。打牌时，要注意经常调整身体的姿势，适当进行一些颈椎的活动，以缓解固定姿势所产生的疲劳。

老年人因为身体功能减退，为了预防颈椎病，应该适当运动，选择非激烈的运动，如练习太极拳、八段锦，或者使用小区里的健身器械（固定自行车、健骑机、太空步、立位旋转轮、划船器、下肢训练器）进行锻炼等。

运动时要注意控制运动幅度和运动量，以完成一次运动后次日精神饱满、身体毫无倦意为度，否则很容易造成运动损伤。运动前要充分热身、运动量相对恒定、运动时间相对规律都十分重要。

(三) 颈椎病患者的健康指导和干预

临床上治疗颈椎病的方法较多，主要分手术治疗和非手术治疗两大类。

临床过度手术者较为常见，因术后创伤、颈椎结构被破坏、稳定性下降，颈部僵硬、活动范围减小是常见问题。临床大量的疗效数据显示，非手术治疗总有效率可达98%左右，其中中西医结合治疗为本病治疗增添了新的治疗手段。

下面主要介绍颈椎病的非手术治疗方法。

1. 牵引疗法

牵引疗法是应用外力对身体某一部位或关节施加拉力，使其发生一定的分离，使周围软组织得到适当的牵伸，从而达到治疗目的的一种方法，是治疗颈椎病常用的有效措施之一。

应根据患者病情、体质、治疗条件等具体情况选用合适的牵引方法。一般身体整体状况好、年轻者，牵拉力可大些；体弱者、老年人，牵引的时间要短些，重量也要轻些。

通常采用坐位牵引，间歇牵引的重量可以其自身体重的10%~20%确定，持续牵引则应适当减轻。牵引时间以连续牵引20min，间歇牵引则20~30min为宜，每天一次，10天为1个疗程。

2. 针刺疗法

腧穴是人体脏腑经络之气输注于体表的部位。通过针刺相关腧穴，可起到调理局部气血、舒经通络的功效，从而达到治疗的目的。根据病变所在部位，确定何经络受阻，首选该经腧穴，适当配合表里经、同名经腧穴，以助疗效。

（1）本经选穴法　本经病变，主选本经穴位进行治疗，遵循"宁失其穴，勿失其经"的原则。例如，手太阴经：肩前内侧酸楚疼痛，上及缺盆，下向上肢内侧前缘放射，可到拇指，上臂内侧前缘、前臂桡侧、拇指麻木无力，颈部可有压痛，肩前部压痛。选取颈夹脊穴、尺泽、列缺等。

（2）异经选穴法　同名经选穴，如颈椎病手阳明经病变，可选足阳明经的足三里、条口等穴治疗；表里经选穴，如颈椎病手少阳经病变，可选与之相表里的手厥阴经的内关、曲泽等穴治疗。

3. 推拿疗法

适用于颈椎病的推拿手法主要有：摆动类手法（拇指禅推法、揉法等）、摩擦类手法（摩法、推法、擦法等）、挤压类手法（按法、拿法等）、振动类手法（抖法等）、叩击类手法（拍法、击法等）、运动关节类手法（摇法、扳法等）。

4. 拔罐疗法

根据病情的不同，可采用不同的拔罐形式，如留罐、走罐、闪罐、刺络拔罐等。注意拔罐时室内温度保持在20℃左右，温暖避风，防止受凉。

初次治疗及体弱、紧张者，老年人、儿童等，易发生意外反应的患者，宜选小罐，且罐数要少，同时选用卧位，随时注意观察患者的面色、表情，以防发生意外。

5. 药物疗法

（1）中药治疗　中医学把颈椎病归为痹证、眩晕、痿证进行论述，故中药治疗也从痹证、眩晕、痿证进行辨证施治。

痹证分为风寒湿型、气血虚弱型、气滞血虚型、痰湿型、肝肾亏虚型等，可分别用蠲痹汤加减、八珍汤加减、身痛逐瘀汤加减、导痰汤加味、金匮肾气丸加味等进行治疗。

眩晕分为气血亏虚型、痰浊上蒙型、肝肾不足型等，可分别用归脾汤加味、半夏白术天麻汤加减、右归丸加减等。

痿证分为气滞血瘀型、湿热瘀滞型、肝肾亏损型，可分别用身痛逐瘀汤加减、二妙散加味、虎潜丸加味等进行治疗。

（2）西药治疗　西药在缓解颈椎病的疼痛症状方面比较快且明显，但这类药物由于对肠胃刺激性较强，也伴有肝肾的损害，故临床上症状缓解后即停止用药。

治疗颈椎病的西药可大体分为非甾体抗炎药和镇痛药。

① 非甾体抗炎药

a. 吲哚美辛：口服，饭时或饭后服，每次 25mg，每天 2～3 次。

b. 布洛芬：口服，饭时或饭后服，每次 0.2g，每天 3 次。注意消化道溃疡者慎用。

c. 萘普生：口服，每次 0.25～0.5g，每天 2 次（早、晚各 1 次）。注意消化道溃疡者慎用。

d. 美洛昔康：口服，每天 15mg，症状缓解后，可降至每天 7.5mg。避免与其他非甾体抗炎药合用。

② 镇痛药

a. 奈福泮：口服，每次 20～60mg，每天 3 次；肌内注射或缓慢静脉注射，每次 20～40mg，每天 3 次。

b. 草乌甲素：肌内注射，每次 0.3～0.6mg，每天 1～2 次。

c. 安络痛：口服，每次 1～2 粒，每天 3 次。

6. 物理疗法

物理疗法无创伤、无痛苦、不良反应少，且治疗时较为舒适，易被患者接受，多作为治疗颈椎病的辅助疗法。包括电疗法（药物离子导入疗法、超短波疗法、干扰电流疗法、正弦调制中频电疗法等）、光疗法（特定电磁波疗法、红外线疗法、激光疗法等）、超声波疗法和磁疗法等。

7. 功能锻炼疗法

颈椎病多是由于颈部不良姿势引起的。功能锻炼可改善、纠正颈部的不良姿势，恢复其正常的功能活动，故对颈椎病患者较为适应，是临床治疗最为常用的辅助疗法。

主要功能锻炼方法有：

① 颈部屈伸法。取站立位或坐位，站立时两足与肩同宽，双手叉腰，颈先后仰至最大幅度，维持 3～5s，还原，再低头至最大幅度，维持 3～5s，还原。

② 颈部侧屈法。取站立位或坐位，颈先向左侧尽量侧屈至最大幅度，维持 3～5s，然后还原，再向右侧尽量侧屈至最大幅度，维持 3～5s，还原。

③ 颈旋转法。取站立位或坐位，颈先向左侧旋转至最大幅度，维持 3～5s，还原，再向右侧旋转至最大幅度，维持 3～5s，还原。

④ 颈伸缩法。取站立位或坐位，颈先向上伸，如头顶物状，双肩下垂，至最大幅度，维持 3～5s，还原，然后头颈向下缩，双肩上耸，至最大幅度，维持 3～5s，还原。以上动作重复 5 次为一个周期，休息 30min 后可重复第二个周期。

8. 饮食疗法

颈椎病不像冠心病、高血压、糖尿病等与饮食有密切的关系，可注意摄取营养价值高的食品，要合理搭配，且饮食有度，不可单一偏食。

应当以富含钙、蛋白质、B 族维生素、维生素 C 和维生素 E 的食物为主，如豆制品、瘦肉、谷物、海带及新鲜的水果和蔬菜等。

如颈椎病属湿热阻滞经络者，应多吃些葛根、苦瓜、丝瓜等清热解肌通络的蔬菜；如颈椎病属寒湿阻滞经络者，应多吃些羊肉等温经散寒的食物；如颈椎病属血虚气滞者，应多吃公鸡肉、鲤鱼肉、黑豆等食物；如颈椎病属肝肾不足者，应常服枸杞子、菊花平肝明目，黑芝麻、桂圆滋阴补肾，忌辛辣刺激性的食物。

[实训12] ▶▶ 颈椎病高危者的健康管理

▶▶ 【实训案例】

刘某某，男，60 岁，某大型国企办公室主任。吸烟 40 年，平均每 2 天 1 包，工作应酬较多，嗜酒，夜间喜欢打麻将，熬夜较多，嗜食油腻食物，体型较胖，平日基本不锻炼身体，近来觉得肩颈部不适。

▶▶ 【实训目标】

① 能对颈椎病高危者的健康数据进行分析及风险评估。
② 能对颈椎病高危者制订健康干预方案并进行健康指导。

▶▶ 【工作流程】

1. 收集健康信息及建立健康档案

收集患者性别、年龄、血压、生活方式、饮食情况、家族史等相关指标信息和数据，有针对性地建议患者进行颈部 X 射线、CT、MRI 等影像学检查，辅以常规一般检查和伸颈试验、屈颈试验、压顶试验等特殊检查，以及神经系统检查，建立健康档案。

2. 健康信息监测

通过收集健康信息，了解患者潜在的发病高危因素。

通过检查，患者 X 射线侧位片发现颈椎前缘椎间隙为 3.2mm，第 4～5 颈椎伴有骨质增生，呈唇样。

3. 进行数据分析及风险评估（健康评估）

分析收集到的健康数据，对患者的健康状况进行风险评估。

① 患者因工作性质，长时间处于坐位状态。

② 患者生活方式不健康、生活节奏不规律，经常熬夜、打麻将，且不爱运动，易导致颈椎出现问题。吸烟可直接刺激神经系统，过量饮酒则会使体内产生湿热，湿热阻滞经络，也会导致颈椎病的发生。

③ 还要了解患者是否有其他疾病，检查血压、血糖、血脂是否偏高，血管是否硬化、狭窄，是否存在冠心病、糖尿病、高血压等。

4. 制订健康干预计划并实施方案（健康干预）

① 对患者进行健康教育，提高其对颈椎病相关知识的了解和认识水平，改变其固有的不利于健康的信念，促进其自我管理能力的提升，降低危险因素的暴露。

② 采取行动控制健康危险因素，纠正不良的生活方式和习惯。要求作息规律，保证充足的睡眠和良好的精力；饮食清淡，食物搭配合理，注意营养均衡；适当加强锻炼，学习颈部保健操并加以练习；多参加社交活动，戒烟戒酒，不熬夜，培养健康的业余爱好。同时根据检查结果，制订进一步的健康干预方案。

③ 尽快到医院做进一步检查，早诊断，早治疗。

④ 定期体检，及早发现发病的高危因素，并给予纠正。

5. 对健康改善的状态进行跟踪随访并进行健康指导

采取措施进行干预后，应定期追踪随访，评估患者的身体状况，根据反馈情况，改进干预措施。随访内容包括：

① 健康教育的实施效果，即测评患者对颈椎病及其危险因素的掌握程度；

② 了解危险因素暴露量的变化，包括吸烟、饮酒、颈项部屈曲动作、运动、心理状态等；

③ 进行体温、脉搏、呼吸、血压、身高、体重等常规体格检查以及屈颈试验、压顶试验等特殊检查；

④ 进行实验室检查及 X 射线、CT、MRI 等影像学检查等。

▶【案例总结】

本例中，该患者年龄偏大，因椎间盘退行性病变因素导致 X 射线片检查提示颈椎椎间隙狭窄，以及第 4～5 颈椎出现骨质增生。

对该患者的健康管理的重点首先是在明确颈椎病的诊断的基础上对其进行健康教育，提高患者对颈椎病和其自身身体状况的认知水平；其次，该患者工作、饮食和生活方式不健康，生活节奏不规律，嗜食肥腻，体型偏胖，不爱运动，有很大的发病风险，因此，制订个体化的健康干预方案，目标为减少危险因素的暴露；最后是根据健康干预方案，进行定期跟踪随访，并根据反馈对健康干预方案予以改进。

（郭音彤）

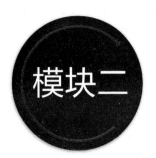

模块二 孕产妇的健康管理

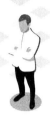

项目十三 正常孕产妇的健康管理

驱动目标

1. 掌握妇女孕早期的健康管理内容及健康指导。
2. 掌握妇女孕中期的健康管理要点。
3. 掌握妇女孕晚期的健康管理内容及健康指导。
4. 掌握妇女产褥期的健康管理及健康指导。
5. 熟悉妇女产后 42 天健康管理和妇女孕期健康管理服务流程。

PPT 课件

必备知识

一、孕期的健康管理

1. 孕早期的健康管理内容（孕 12 周以前）

孕早期的健康管理是指怀孕 1~3 个月时的健康管理。这个时期是受精卵胚胎层分化发育形成各器官的重要阶段，对来自各方面的影响特别敏感，如不注意保健，可致流产或新生儿畸形。

孕早期要注意预防遗传病和先天性畸形，异常胎儿应终止妊娠；经过产前筛查、诊断的正常胎儿可继续妊娠。孕早期的健康管理内容主要有：

（1）孕 12 周前由孕妇居住地的乡镇卫生院、社区卫生服务中心为其建立《孕产妇保健手册》，将孕妇纳入孕产期保健系统管理，进行 1 次孕早期随访。

（2）对孕妇健康状况进行评估。询问孕妇既往史、家族史等，观察其体态、精神等，并进行一般体检，包括测量身高、体重及血压，进行全身体格检查、妇科检查和血常规检查，有条件的地区建议进行血型、尿常规、肝功能、肾功能、乙肝表面抗原检查，以及阴道分泌物检查、梅毒血清学试验、HIV 抗体检测等实验室检查，进行盆腔检查。筛查高危孕妇，进行专案管理。

（3）讲解孕期检查的内容和意义。根据检查结果填写第一次产前随访服务记录表，对具有妊娠危险因素和可能有妊娠禁忌证及严重并发症的孕妇，及时转诊到上级医疗保健机构，并在2周内随访转诊结果。

（4）开展孕早期个人卫生、心理和营养保健指导，特别要强调避免致畸因素和疾病对胚胎的不良影响，同时进行产前筛查和产前诊断的宣传告知。

（5）提供疾病预防知识。

（6）嘱孕妇补充叶酸，时间为从孕前3个月至孕后3个月，可预防神经管畸形，还有预防流产的作用。

（7）告知产前筛查和产前诊断的意义和最佳时间等。

2. 孕中期的健康管理要点（孕13～27周）

孕中期指孕13～27周。孕中期的健康管理重点为高危妊娠的筛查及预防管理。

孕中期进行系统的产前检查，其目的为指导孕期生活并对此次分娩作出估计，根据骨盆情况、胎位及胎儿发育情况，估计分娩方式和时间，及时发现异常并处理。

每次产前检查的内容包括孕妇体重、腹围、宫高、血压、尿蛋白及浮肿情况，必要时绘制妊娠图。

产前检查一般为早孕时检查1次，孕5个月左右时查1次，第2次应询问胎动开始日期，做B超检查了解胎儿发育情况及有无先天发育异常等。

做高危妊娠筛查。通过对孕妇既往妊娠史、本次妊娠、家庭史的了解，并进行全面体格检查和产科检查，筛查有无对妊娠结局、母婴健康不利的因素，将其严重程度分为一般、严重和高危，并加以系统管理。

孕中期的健康管理内容主要有：

（1）了解胎动时间　孕16周，可在孕妇腹部听到胎心音；孕20周左右时，孕妇感觉到胎动。孕16～20周、21～24周各进行1次产前随访，对孕妇的健康状况和胎儿的生长发育情况进行评估和指导。

（2）对孕妇健康状况进行评估　通过询问、观察、一般体格检查、产科检查、实验室检查对孕妇的健康和胎儿的生长发育状况进行评估，识别需要做产前诊断和需要转诊的重点孕妇。对未发现异常的孕妇，除了进行孕期的个人卫生、心理、运动和营养指导外，还应进行预防出生缺陷的产前筛查和产前诊断的宣传告知，开展自我监护方法指导、分娩准备教育和母乳喂养指导，并落实孕24周后到有助产资质的医疗保健机构继续进行产前检查和住院分娩；对发现有异常的孕妇，要及时转至上级医疗保健机构；对出现危急征象的孕妇，要立即转上级医疗保健机构急诊。

（3）孕16周开始绘制妊娠图　妊娠图是将产前检查时有关孕妇的宫高及腹围的情况记录在同一张图中，把每一次检查结果连成曲线。如果低于或高于设定的警戒线，则提示有异常情况；如增长曲线持平，警惕胎儿生长受阻、羊水少；如增长曲线过快，警惕羊水过多、多胎、巨大儿等。出现异常情况要进一步经过B超检查协助确诊。

（4）做基本检查　包括血常规、尿常规。妊娠20～24周做B超检查，筛查胎儿畸形。

（5）做好预防出生缺陷的产前筛查和产前诊断的宣传告知

① 妊娠16～20周知情选择进行唐氏筛查。唐氏筛查是一种通过抽取孕妇血清，检测母体血清中甲型胎儿蛋白、绒毛膜促性腺激素的浓度，并结合孕妇的预产期、体重、年龄和采血时的孕周等，计算生出出生缺陷胎儿的危险系数的检测方法。唐氏筛查的主要疾病是唐氏

综合征和神经管畸形。唐氏综合征称"21三体综合征",又称先天愚型;神经管畸形主要包括无脑儿、脊柱裂、脑膨出。唐氏筛查的目的是最大限度地减少异常胎儿的出生率。筛查的时间为孕15~20周。抽取孕妇静脉血2ml进行筛查。

② 孕20~24周去上级指定医院进行B超6种大畸形筛查(无脑儿、严重的脑膨出、开放性脊柱裂、单腔心、胸腹壁缺损并心脏外翻、致死性软骨发育不全)。

③ 妊娠24~28周进行妊娠期糖尿病筛查。

(6) 筛查危险因素　对发现的高危孕妇及高危胎儿应当专案管理,进行监测、治疗妊娠并发症及合并症,必要时转诊,并填写转诊单。

(7) 倡导适量运动　保证每天8~9h睡眠时间,采用左侧卧位。少量多餐,摄入足量的蛋白质和微量元素丰富的食物。

(8) 预防及纠正贫血　孕中期血容量增加很快,容易发生妊娠期贫血,要多吃含铁食物,如黑色食物(黑木耳、动物血、肝脏等)。同时补充维生素C,有利于铁的吸收。

3. 孕晚期的健康管理内容(孕28周以后)

(1) 继续绘制妊娠图。

(2) 询问前次产前检查之后有无特殊情况出现,特别要关注孕期并发症和合并症的表现特征。

(3) 测量体重及血压,检查有无水肿及其他异常,建议复查血常规和尿常规。

(4) 复查胎位,听胎心率,测宫底高度、腹围,并注意胎儿大小与孕周是否相符。

(5) 对孕妇进行孕期保健教育,教会孕妇自我监测胎动,并督促做好自我监测。数胎动是孕晚期较常用的方法,从孕28周起,每天早、中、晚固定时间计数3次,每次1h,将早、中、晚3次胎动数相加乘以4,即为12h胎动数,正常值为30次或30次以上。如果少于20次,更甚者少于10次的,说明胎儿缺氧。如胎动次数减少或消失或过分剧烈,要立即到医院就诊。一般胎动消失12~24h后胎心音才消失。胎动异常及时住院,可降低围产儿死亡率。

(6) 妊娠36周前后估计胎儿体重,进行骨盆测量,预测分娩方式,指导孕妇选择分娩医院。

(7) 建议检查的项目是:在妊娠36周后进行胎心电子监护及B超检查等。

(8) 筛查危险因素,对发现的高危孕妇应当专案管理,监测、治疗妊娠并发症及合并症,必要时转诊,并填写转诊单。

(9) 纠正贫血,多摄入含钙食物,如吃海带、虾皮、紫菜等,提供营养。

(10) 进行母乳喂养的宣传,7个月以后可行乳房按摩指导,每天1次。

(11) 让孕妇做好分娩前的心理准备。说明分娩是一个生理过程,孕妇和胎儿天生具备完成分娩的智慧,一个健康的母亲和一个发育正常的胎儿是能相互配合完成分娩过程的,从而树立自然分娩的信心。剖宫产并不是理想的分娩方式,而只是解决难产和母婴并发症的一种手段。说明临产先兆症状(不规律腹痛、见红)、介绍分娩知识等。

二、产褥期的健康管理

产褥期是指胎儿、胎盘娩出后的产妇身体、生殖器官和心理方面调适复原的一段时间,一般需要42~56天。

产褥期母体各系统变化很大,包括子宫复旧、子宫颈和阴道变化、乳房变化、消化系统变化、循环系统变化、泌尿系统变化、体重变化和皮肤变化等。同时,全身多系统包括体形、腹壁等逐渐复原。

产褥期的健康管理内容主要有：

1. 注意卫生，保持良好的生活习惯

保持室内空气新鲜，通风良好，但要注意避免直接吹风；温度适宜，以 18~20℃ 为宜。产后阴道有恶露排出，要注意保持外阴部清洁，每天用温开水洗外阴，勤换内裤与卫生垫。大便后用清洁卫生纸从前向后擦净，避开伤口，注意不要反方向，以免肛门周围细菌逆行造成感染。

2. 注意预防产后抑郁症

产后抑郁症多数发生在产后第 4 天至第 4 周。主要表现以抑郁状态为主，有情绪低沉、爱哭流泪、孤独、悲观、反应迟钝、疲劳感、内疚感、自责自罪、焦虑烦躁等，还可以出现罪恶感，认为活着无用、太痛苦，可有不语、不动、不吃等，怀疑自己患有种种疾病，严重者出现自杀企图。产后抑郁症的发生与产后内分泌改变及心理因素有关。如果出现产后抑郁症，要调整好情绪，保持良好的心理状态，放松自己，正确面对孩子降临后的一系列问题。家属同时要对产妇有无微不至的关怀照顾，帮助产妇减轻身体不适，并给予产妇鼓励、安慰，使其恢复自信。同时，分娩后产妇要补充足够的营养，保证充足的睡眠休息，协调好家庭成员之间的和谐关系，特别是婆媳关系。对于有严重自杀企图者，必须及时住院治疗。

3. 产褥期饮食

因为产妇分娩后身体内各器官要恢复，产妇的消化能力减弱，又要分泌乳汁供新生儿生长，所以保证充足的饮食营养非常重要。产褥期膳食要有充足的热量，优质蛋白质及矿物质、维生素、水等，食物要容易消化、吸收，多采用炖、蒸、煮等方式，少用煎、炸、腌等方式。多喝汤水，促进乳汁分泌。食谱品种要多样化、粗细搭配，不能太单一，让产妇具有良好的食欲。重视新鲜蔬菜水果的摄入，预防便秘。按照中医学"坐月子"的理论，产后饮食安排要点是"一排二调三补"，即排恶露、调身体、补营养。

4. 预防尿潴留及便秘

顺产的产妇在产后 4h 左右就可以去排尿了，可以有效防止发生尿潴留。对排尿困难者，按摩膀胱，刺激膀胱肌收缩，可在下腹部正中放置热水袋。早日下床活动，多吃蔬菜水果，促进排便。若发生便秘，可口服缓泻剂、用开塞露塞肛或肥皂水灌肠。

5. 乳房护理

产后乳房开始分泌乳汁，保持乳房清洁，在第一次哺乳前将乳房、乳头用温开水洗净，以后每次哺乳前均用温开水擦洗乳房及乳头。每次哺乳后，用温水将乳头、乳晕及其周围擦洗干净，预防宝宝胃肠道感染。每晚临睡前或起床前对乳房进行按摩，具体方法为：将一只手的食指、中指、无名指并拢，放在对侧乳房上，以乳头为中心，顺时针由乳房外缘向内侧推行、按摩，每次 10~15min。哺乳时要让宝宝吸空一侧乳房后，再吸吮另一侧乳房。

6. 产后锻炼

产后适当活动，有利于促进子宫收缩及恢复，帮助腹部肌肉、盆底肌肉恢复张力，保持

健康的形体，有利于身心健康，但注意不要过度劳累。产后适当休息，最好侧卧，多翻身，尽量少仰卧。

三、产后 42 天的健康管理

（1）为正常产妇做产后健康检查，异常产妇到原分娩医疗保健机构检查。

（2）通过询问、观察、一般体检和妇科检查，必要时进行辅助检查对产妇康复情况进行评估。

（3）对已康复者进行性保健、避孕、避免生殖道感染、纯母乳喂养 6 个月、婴儿计划免疫程序等方面的指导。

四、妇女孕期健康管理服务流程

妇女孕期健康管理服务流程如图 13-1 所示。

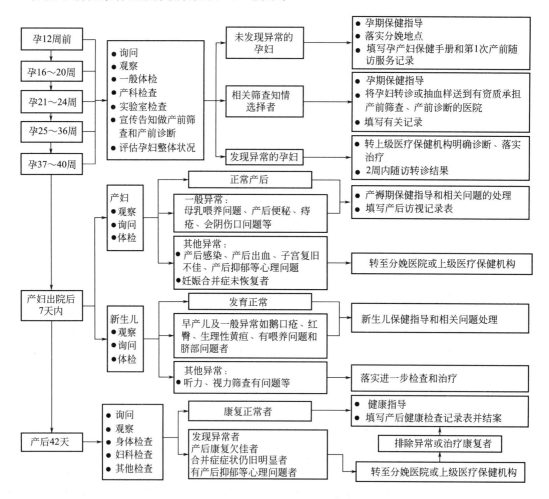

图 13-1　妇女孕期健康管理服务流程

五、孕产妇健康管理记录表

1. 第 1 次产前随访服务记录表（表 13-1）

表 13-1　第 1 次产前随访服务记录表

姓名：　　　　　　　　　　　　　　　编号□□—□□□□□

填表日期	年　月　日		填表孕周	周
丈夫姓名		丈夫年龄	丈夫电话	
孕次		产次		
末次月经	年　月　日	预产期	年　月　日	
既往史	1 无　2 心脏病　3 肾脏疾病　4 肝脏疾病　5 高血压　6 贫血　7 糖尿病　8 其他			
家族史	1 遗传性疾病史　2 精神疾病史　3 其他			
妇科手术史	1 无　2 有			
孕产史	1 流产_____　2 死胎_____　3 死产_____　4 新生儿死亡_____			
身高	cm	体重		kg
体重指数		血压	/	mmHg
听诊	心脏：1 未见异常　2 异常		肺部：1 未见异常　2 异常	
妇科检查	外阴：1 未见异常　2 异常		阴道：1 未见异常　2 异常	
	宫颈：1 未见异常　2 异常		子宫：1 未见异常　2 异常	
	附件：1 未见异常　2 异常			
辅助检查	血常规	血红蛋白值_____ g/L　　白细胞计数值_____ /L 血小板计数值_____ /L　　其他_____			
	尿常规	尿蛋白_____　尿糖_____　尿酮体_____　尿潜血_____ 其他_____			
	肝功能	血清谷丙转氨酶_____ U/L　　血清谷草转氨酶_____ U/L 白蛋白_____ g/L　　总胆红素_____ μmol/L 结合胆红素_____ μmol/L			
	肾功能	血清肌酐_____ μmol/L　　血尿素氮_____ mmol/L 血钾浓度_____ mmol/L　　血钠浓度_____ mmol/L			
	阴道分泌物	1 未见异常　2 滴虫　3 霉菌　4 其他			
	梅毒血清学试验	1 阴性　2 阳性			
	HIV 抗体检测	1 阴性　2 阳性			
总体评估	1 未见异常　2 异常_____			
转诊：1 无　2 有 原因： 机构及科室：				
下次随访日期	年　月　日		随访医生签名	

填表说明：

1. 本表由医生在第 1 次接诊孕妇（尽量在孕 12 足周前）时填写。若未建立居民健康档案，需同时建立。随访时填写各项目对应情况的数字。
2. 填表孕周：为填写此表时孕妇的怀孕周数。
3. 孕次：怀孕的次数，包括本次妊娠。
4. 产次：指此次怀孕前，孕期超过 28 周的分娩次数。
5. 末次月经：此次怀孕前最后一次月经的第 1 天。
6. 预产期：可按照末次月经推算，为末次月经日期的月份加 9 或减 3，为预产期月份数；天数加 7，为预产期日。
7. 既往史：孕妇曾经患过的疾病，可以多选。
8. 家族史：填写孕妇父亲、母亲、丈夫、兄弟姐妹或其他子女中是否曾患遗传性疾病或精神疾病，若有，请具体说明。
9. 孕产史：根据具体情况填写，若有，填写次数；若无，填写"0"。
10. 体重指数（kg/m^2）＝体重/身高^2。
11. 总体评估：根据孕妇总体情况进行评估，若发现异常，具体描述异常情况。
12. 转诊：若有需转诊的情况，具体填写。
13. 下次随访日期：根据孕妇情况确定下次随访日期，并告知孕妇。
14. 随访医生签名：随访完毕，核查无误后随访医生签署其姓名。

2. 第2~5次产前随访服务记录表（表13-2）

表13-2　第2~5次产前随访服务记录表

姓名：　　　　　　　　　　　　　　　编号□□—□□□□□

项目		第2次	第3次	第4次	第5次
随访日期					
孕周/周					
主诉					
体重/kg					
产科检查	宫底高度/cm				
	腹围/cm				
	胎心率/(次/min)				
血压/mmHg		/	/	/	/
血红蛋白值/(g/L)					
尿蛋白					
其他辅助检查					
分类		1 未见异常 2 异常	1 未见异常 2 异常	1 未见异常 2 异常	1 未见异常 2 异常
指导		1 个人卫生 2 膳食 3 心理 4 运动 5 其他	1 个人卫生 2 膳食 3 心理 4 自我监护 5 母乳喂养 6 其他	1 个人卫生 2 膳食 3 心理 4 自我监护 5 分娩准备 6 母乳喂养 7 其他	1 个人卫生 2 膳食 3 心理 4 自我监护 5 分娩准备 6 母乳喂养 7 其他
转诊		1 无　2 有 原因： 机构及科室：	1 无　2 有 原因： 机构及科室：	1 无　2 有 原因： 机构及科室：	1 无　2 有 原因： 机构及科室：
下次随访日期					
随访医生签名					

填表说明：

1. 孕周：为此次产前检查时的妊娠周数。
2. 主诉：填写孕妇自述的主要症状和不适。
3. 体重：填写此次测量的体重。
4. 产科检查：按照要求进行产科检查，填写具体数值。
5. 血压：血压斜线前填写收缩压，斜线后填写舒张压。
6. 血红蛋白值：进行血常规检查，填写血红蛋白结果。
7. 其他辅助检查：若有，填写此处。包括B超、心电图、血糖、ABO抗体效价等检查。
8. 分类：根据此次随访情况，对孕妇进行分类，若发现异常，写明具体情况。
9. 指导：做了哪些指导请在对应的选项上划"√"，可以多选，未列出的其他指导请具体填写。
10. 转诊：若有需转诊的情况，具体填写。
11. 下次随访日期：根据孕妇情况确定下次随访日期，并告知孕妇。
12. 随访医生签名：随访完毕，核查无误后随访医生签署其姓名。

3. 产后访视记录表（表 13-3）
4. 产后 42 天健康检查记录表（表 13-4）

表 13-3　产后访视记录表

姓名：　　　　　　　　　　　　　　　　　编号□□—□□□□□

随访日期	年　　　月　　　日
体温/℃	
一般健康情况	
一般心理状况	
血压	/　　　　mmHg
乳房	1 未见异常　2 异常＿＿＿＿＿＿＿＿＿＿＿＿＿
恶露	1 未见异常　2 异常＿＿＿＿＿＿＿＿＿＿＿＿＿
子宫	1 未见异常　2 异常＿＿＿＿＿＿＿＿＿＿＿＿＿
伤口	1 未见异常　2 异常＿＿＿＿＿＿＿＿＿＿＿＿＿
其他	
分类	1 未见异常　2 异常＿＿＿＿＿＿＿＿＿＿＿＿＿
指导	1 个人卫生 2 心理 3 营养 4 母乳喂养 5 新生儿护理与喂养 6 其他
转诊	1 无　2 有 原因： 机构及科室：
下次随访日期	
随访医生签名	

填表说明：

1. 本表为产妇出院后 7 天内由医务人员到产妇家中进行产后检查时填写，产妇情况填写此表，新生儿情况填写《新生儿家庭访视表》。

2. 一般健康情况：对产妇一般情况进行检查，具体描述并填写。

3. 血压：测量产妇血压，填写具体数值。

4. 乳房、恶露、子宫、伤口：对产妇进行检查，若有异常，具体描述。

5. 分类：根据此次随访情况，对产妇进行分类，若为其他异常，具体写明情况。

6. 指导：可以多选，未列出的其他指导请具体填写。

7. 转诊：若有需转诊的情况，具体填写。

8. 随访医生签名：随访完毕，核查无误后随访医生签署其姓名。

表 13-4　产后 42 天健康检查记录表

姓名：　　　　　　　　　　　　　　　　　　编号□□—□□□□□

随访日期	年　　　月　　　日
一般健康情况	
一般心理状况	
血压	/　　　　mmHg
乳房	1 未见异常　　2 异常
恶露	1 未见异常　　2 异常
子宫	1 未见异常　　2 异常
伤口	1 未见异常　　2 异常
其他	
分类	1 已恢复　　　2 未恢复
指导	1 性保健 2 避孕 3 纯母乳喂养 6 个月 4 其他
处理	1 结案 2 转诊 原因： 机构及科室：
随访医生签名	

填表说明：

1. 一般健康情况：对产妇一般情况进行检查，具体描述并填写。
2. 血压：如有必要，测量产妇血压，填写具体数值。
3. 乳房、恶露、子宫、伤口：对产妇进行检查，若有异常，具体描述。
4. 分类：根据此次随访情况，对产妇进行分类，若为未恢复，具体写明情况。
5. 指导：做了哪些指导请在对应的选项上划"√"，可以多选，未列出的其他指导请具体填写。
6. 处理：若产妇已恢复，则结案；若有需转诊的情况，具体填写。
7. 随访医生签名：随访完毕，核查无误后随访医生签署其姓名。

[实训13] ▶▶ 孕妇健康管理服务方案的制订

▶【实训案例】

张某某，女，25 岁，月经延后一个月，抽血查人绒毛膜促性腺素（HCG）：阳性。

▶【实训目标】

① 能为孕妇制订孕期的健康管理方案。

② 能制订产褥期的健康管理方案及掌握产后 42 天的健康检查要点。

【工作流程】

1. 孕早期的健康管理

怀孕 12 周以内为孕早期，这期间的健康管理内容包括：

① 需要到孕妇居住地的乡镇卫生院或者社区卫生服务中心建立《孕产妇保健手册》。

② 医生为孕妇进行健康评估，询问其既往史、家族史、个人史，还要进行体检和妇科检查，做血和尿常规、血型、肝功能、肾功能检查等。有条件的建议进行血糖检查、阴道分泌物检查、梅毒血清学试验、HIV 抗体检测等实验室检查。

③ 开展孕早期生活方式、个人卫生、心理和营养保健的指导，特别强调避免导致胎儿畸形的因素和疾病对胚胎的不良影响，告知和督促孕妇进行产前筛查和产前诊断。

④ 根据检查的结果，填写第一次的产前随访记录表。如果发现孕妇有妊娠问题或严重并发症，医生会及时将其转到上级医疗卫生机构诊治。

2. 孕中期的健康管理

怀孕 13～27 周为孕中期。在 16～20 周、21～24 周，医生做 2 次随访。包括：

① 对孕妇的健康和胎儿的生长发育情况进行评估和指导。医生通过对孕妇询问、观察，以及体检、产科检查、实验室检查等对孕妇和胎儿进行评估，识别是否为高危孕妇。

② 对未发现异常的孕妇进行相应的指导和出生缺陷的健康教育。

③ 识别需要做产前诊断和需要转诊的高危重点孕妇。对发现异常或有高危征象的孕妇，立即将其转至上级医疗卫生机构。

3. 孕晚期的健康管理

怀孕 28 周以后是孕晚期。

① 督促孕妇在怀孕 28～36 周、37～40 周期间，去有助产资质的医疗卫生机构各进行 1 次产前检查。

② 对孕产妇开展自我监护方法、促进自然分娩、母乳喂养、孕期并发症防治、合并症防治的指导。

③ 对高危孕妇应根据就诊的医疗卫生机构的建议，督促其增加到医院随访的次数，发现问题及时转诊。

④ 防治孕期并发症、合并症。

4. 产褥期的健康管理

开展母乳喂养和新生儿护理指导。通过观察、询问和检查，了解产妇一般情况，乳房、子宫、恶露、会阴或腹部伤口恢复等情况，进行相应指导与处置。产后访视时发现有产褥感染、产后出血、子宫复旧不佳、妊娠合并症未恢复者以及产后抑郁等问题的产妇，应及时转至上级医疗卫生机构进一步检查、诊断和治疗。

5. 产后 42 天的健康管理

产后 42 天健康检查中的保健指导包括以下内容：

① 心理保健指导。

② 性保健与避孕指导。

③ 预防生殖道感染指导。

④ 纯母乳喂养 6 个月指导。

⑤ 产妇和婴儿营养等指导。

【案例总结】

该妇女处育龄期,月经延后一个月,HCG 为阳性,需要进一步行 B 超检查明确是否为宫内妊娠。如宫内妊娠,属于孕早期,需要做孕早期的健康管理。随着怀孕周数的增长及宝宝的出生,按照妇女孕中期、孕晚期、产褥期、产后 42 天的健康管理服务流程对该妇女进行健康管理,注意不同孕期的健康管理重点。

(张广丽)

项目十四 高危妊娠的健康管理

驱动目标

1. 掌握高危妊娠的定义和范围。
2. 掌握高危妊娠的管理程序和管理措施。

PPT 课件

必备知识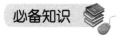

一、高危妊娠概述

(一) 高危妊娠的范围及分类

高危妊娠是指在妊娠期,由于某种个人或社会不良因素及某种并发症或合并症,对孕妇、胎儿、新生儿可能构成危险,增加孕产妇和围产儿的发病率、死亡率的都统称为高危妊娠。

1. 高危妊娠的范围

(1) 基本情况 年龄≤18 岁或≥35 岁;体重＜40kg 或＞85kg 或过度肥胖(超标准体重 20%);身高≤145cm;先天异常或有遗传性疾病家族史。

(2) 不利环境、社会因素 有吸烟(每天 10 支以上)、酗酒等不良习惯。

(3) 异常妊娠及分娩史 流产、早产、死胎、死产、难产、新生儿死亡等。

(4) 其他情况

① 孕早期有病毒感染,服用过对胎儿有影响的药物,有射线接触史、可疑致畸物质接触史及职业毒物接触史。

② 有妊娠合并症,如妊娠合并心脏病、肝病、高血压、肾脏病、红斑狼疮、糖尿病、甲状腺功能亢进或低下、血液病、严重贫血、肺结核、胸廓畸形、精神病、性病及其他感染等。

③ 有妊娠并发症,如妊娠高血压综合征(简称妊高征)、前置胎盘、胎盘早期剥离、羊水过少或过多、胎儿宫内生长迟缓、先兆早产、胎膜早破、母儿血型不合、过期妊娠等。

④ 有可能发生分娩异常的因素，如胎位异常、巨大胎儿、骨盆异常、软产道异常、多胎妊娠、多产妇（≥3产次）、盆腔肿瘤等。

⑤ 胎盘功能不全。

2. 高危妊娠的分类

高危妊娠可分为一般高危妊娠与严重高危妊娠两大类。

凡有下列情况者属严重高危妊娠：

① 异常产史；

② 畸胎史；

③ 死胎史；

④ 瘢痕子宫；

⑤ 妊娠合并内科疾病，如心脏病、肝病、慢性高血压、肾脏病、红斑狼疮、糖尿病、甲状腺功能亢进或低下、血液病、重度贫血、肺结核、胸廓畸形、精神病、性病及其他严重感染等；

⑥ 妊娠合并妇科肿瘤；

⑦ 中、重度妊高征；

⑧ 产前出血；

⑨ 孕周≤34周的先兆早产；

⑩ 过期妊娠；

⑪ 胎儿宫内发育迟缓；

⑫ 羊水过少；

⑬ 羊水过多；

⑭ 骨盆狭小；

⑮ 胎位异常；

⑯ 多胎妊娠。

（二）高危妊娠的筛查

在确定妊娠后第一次检查时应对所有的孕妇进行危险因素的初筛，以后每次检查或于妊娠早期、中期和晚期进行三次筛查，及时发现高危孕妇，加强随访和管理。孕妇妊娠风险的筛查，包括个人基本情况、既往病史、孕产史和本次妊娠情况等，见表14-1。

表14-1 孕妇妊娠风险筛查表

项目	筛查内容
1. 基本情况	1.1 周岁≥35岁或≤18岁； 1.2 身高≤145cm，或对生育可能有影响的躯体残疾； 1.3 体重指数(BMI)＞25kg/m² 或＜18.5kg/m²； 1.4 Rh血型阴性
2. 异常妊娠及分娩史	2.1 生育间隔＜18个月或＞5年； 2.2 剖宫产史； 2.3 不孕史； 2.4 不良孕产史（各类流产≥3次、早产史、围产儿死亡史、胎儿出生缺陷史、异位妊娠史、滋养细胞疾病史、既往妊娠并发症及合并症史） 2.5 本次妊娠异常情况（如多胎妊娠、辅助生殖妊娠等）

续表

项目	筛查内容
3. 妇产科疾病及手术史	3.1 生殖道畸形； 3.2 子宫肌瘤或卵巢囊肿≥5cm； 3.3 阴道及宫颈锥切手术史； 3.4 宫/腹腔镜手术史； 3.5 瘢痕子宫（如子宫肌瘤挖除术后、子宫腺肌瘤挖除术后、子宫整形术后、宫角妊娠后子宫穿孔史等）； 3.6 附件恶性肿瘤手术史
4. 家族史	4.1 高血压家族史且孕妇目前血压≥140/90mmHg； 4.2 糖尿病（直系亲属）； 4.3 凝血因子缺乏； 4.4 严重的遗传性疾病（如遗传性高脂血症、血友病、地中海贫血等）
5. 既往其他疾病及手术史	5.1 各种重要脏器疾病史； 5.2 恶性肿瘤病史； 5.3 其他特殊重大手术史、药物过敏史
6. 辅助检查	6.1 血红蛋白＜110g/L； 6.2 血小板计数≤100×10⁹/L； 6.3 梅毒筛查阳性； 6.4 HIV筛查阳性； 6.5 清洁中段尿常规异常（如尿蛋白、红细胞、白细胞异常）持续2次以上； 6.6 尿糖阳性且空腹血糖异常（妊娠24周前血糖≥7.0mmol/L；妊娠24周起血糖≥5.1mmol/L）； 6.7 血清铁蛋白＜20μg/L
7. 需关注的表现特征及病史	7.1 提示心血管系统及呼吸系统疾病： 7.1.1 心悸、胸闷、胸痛或背部牵涉痛、气促、夜间不能平卧； 7.1.2 哮喘及哮喘史、咳嗽、咯血等； 7.1.3 长期低热、消瘦、盗汗； 7.1.4 心肺听诊异常； 7.1.5 高血压BP≥140/90mmHg； 7.1.6 心脏病史、心衰史、心脏手术史； 7.1.7 胸廓畸形 7.2 提示消化系统疾病： 7.2.1 严重食欲减退、乏力、剧吐； 7.2.2 上腹疼痛、肝脾大； 7.2.3 皮肤、巩膜黄染； 7.2.4 便血 7.3 提示泌尿系统疾病： 7.3.1 眼睑浮肿、少尿、蛋白尿、血尿、管型尿； 7.3.2 慢性肾炎、肾病史 7.4 提示血液系统疾病： 7.4.1 牙龈出血、鼻出血； 7.4.2 出血不凝、全身多处瘀点、瘀斑； 7.4.3 血小板减少、再生障碍性贫血等血液病史 7.5 提示内分泌及免疫系统疾病： 7.5.1 多饮、多尿、多食； 7.5.2 烦渴、心悸、烦躁、多汗； 7.5.3 明显关节酸痛、脸部蝶形或盘形红斑、不明原因高热； 7.5.4 口干（无唾液）、眼干（眼内有摩擦异物感或无泪）等 7.6 提示性传播疾病： 7.6.1 外生殖器溃疡、赘生物或水疱； 7.6.2 阴道或尿道流脓； 7.6.3 性病史

续表

项目	筛查内容
7. 需关注的表现特征及病史	7.7 提示神经系统疾病： 7.7.1 言语交流困难、智力障碍、精神抑郁、精神躁狂； 7.7.2 反复出现头痛、恶心、呕吐； 7.7.3 癫痫史； 7.7.4 不明原因晕厥史
	7.8 其他： 吸毒史

为了识别这些危险因素对妊娠的危害，在用以上孕妇妊娠风险筛查表的基础上，对具有危险因素的孕妇还可以采用高危评级，以便对孕妇进行等级管理，促进母婴安全，见表14-2、表14-3。

表 14-2 高危孕妇风险评级

项目		黄色	橙色	红色
基本情况		1. 年龄≤18岁或≥35岁； 2. BMI<18.5kg/m² 或 BMI>25kg/m²； 3. 生殖道畸形； 4. 骨盆狭小	1. 年龄≥40岁； 2. BMI≥28kg/m²	
异常妊娠分娩史		5. 各类流产≥3次、早产史、围产儿死亡史、胎儿出生缺陷史、异位妊娠史、滋养细胞疾病史； 6. 瘢痕子宫、子宫肌瘤或卵巢囊肿≥5cm； 7. 盆腔手术史； 8. 辅助生殖妊娠	3. 瘢痕子宫，且此次妊娠预产期距离末次子宫手术时间<18个月； 4. 各类子宫手术史（如剖宫产、宫角妊娠、子宫肌瘤挖除术等）≥2次	
妊娠合并症	心血管系统	9. 先天性心脏病（不伴有肺动脉高压的房间隔缺损、室间隔缺损、动脉导管未闭和法洛四联症修补术后无心脏结构异常）； 10. 心肌炎后遗症，心律失常； 11. 无合并症的轻度肺动脉狭窄和二尖瓣脱垂	5. 各种原因引起的肺动脉高压<50mmHg； 6. 需药物治疗的心肌炎后遗症，心律失常； 7. 经治疗后稳定的心肌病； 8. 瓣膜性心脏病（轻度二尖瓣狭窄瓣口>1.5cm²，主动脉瓣狭窄跨瓣压差<50mmHg，二叶式主动脉瓣疾病，马方综合征无主动脉扩张）； 9. 主动脉疾病（主动脉直径<45mm），主动脉缩窄矫治后； 10. 心功能Ⅱ级、轻度左心功能障碍或者射血分数为（EF）40%~50%	1. 复杂先天性心脑病（法洛四联症、艾森门格综合征）和未手术的发绀性心脏病（SaO₂<90%），全腔静脉-肺动脉连接术后； 2. 各种原因引起的肺动脉高压≥50mmHg； 3. 妊娠期高血压性心脏病； 4. 各类心肌病、感染性心内膜炎、急性心肌炎、风湿性心脏病风湿活动期间； 5. 瓣膜性心脏病（瓣膜置换术后、中重度二尖瓣狭窄瓣口<1.5cm²，主动脉瓣狭窄跨瓣压差≥50mmHg、马方综合征等）
	呼吸系统	12. 经呼吸内科诊治无须药物治疗、肺功能正常	11. 哮喘； 12. 脊柱侧弯； 13. 胸廓畸形等伴轻度肺功能不全	6. 哮喘反复发作、肺纤维化； 7. 胸廓或脊柱严重畸形等影响肺功能者
	消化系统	13. 肝炎病毒携带者，肝功能正常	14. 原因不明的肝功能异常（转氨酶超过上限2倍）； 15. 仅需药物治疗的肝硬化、肠梗阻、消化道出血等	8. 重症肝炎； 9. 肝硬化失代偿、严重消化道出血、急性胰腺炎、肠梗阻等
	泌尿系统	14. 肾脏疾病，病情稳定、肾功能正常	16. 慢性肾脏疾病伴肾功能不全代偿期	10. 急、慢性肾脏疾病，伴高血压、肾功能不全[内生肌酐清除率（CER）超过上限1.5倍]

续表

项目		黄色	橙色	红色
妊娠合并症	内分泌系统	15. 无须药物治疗的甲状腺功能亢进、糖尿病、垂体泌乳素瘤	17. 需药物治疗的甲状腺功能亢进、糖尿病、垂体泌乳素瘤； 18. 肾性尿崩症（日尿量>4000ml）	11. 糖尿病并发肾病Ⅴ级，严重心血管病、增生性视网膜病变或玻璃体积血、周围神经病变等； 12. 甲状腺功能亢进并发心脏病、感染、肝功能异常、精神异常等； 13. 甲状腺功能减退引起相应系统功能障碍，基础代谢率<－50； 14. 垂体泌乳素瘤引起视力减退、视野缺损、偏盲等压迫症状； 15. 中枢性尿崩症伴有明显的多饮烦渴、多尿症状，或者合并其他垂体功能异常； 16. 嗜铬细胞瘤
	血液系统	16. 血小板$(50\sim100)\times10^9/L$，无出血倾向； 17. 贫血，血红蛋白（HB）$60\sim110g/L$	19. 血小板$(30\sim50)\times10^9/L$； 20. 重度贫血，HB $40\sim60g/L$； 21. 凝血功能障碍，无出血倾向； 22. 易栓症（抗凝血酶缺陷症、蛋白C、蛋白S缺陷症、抗磷脂综合征、肾病综合征等）	17. 血小板$\leqslant 30\times10^9/L$，或者进行性下降或伴有出血倾向； 18. 重度贫血，HB$\leqslant 40g/L$； 19. 再生障碍性贫血； 20. 凝血功能障碍伴有出血倾向； 21. 白血病； 22. 血栓栓塞性疾病
	神经系统	18. 癫痫（单纯部分发作和复杂部分性发作）、重症肌无力（眼肌型）	23. 癫痫（失神发作）、重症肌无力（病变波及四肢骨骼肌和延髓部肌肉）	23. 脑血管畸形及手术史； 24. 癫痫全身发作； 25. 重症肌无力（病变发展至肢带肌、躯干肌和呼吸肌）
	免疫系统	19. 无须药物治疗的免疫系统疾病	24. 应用小剂量激素6个月以上无临床活动表现的免疫系统疾病	26. 免疫系统疾病活动期
	性传播	20. 淋病、尖锐湿疣		
	肿瘤		25. 恶性肿瘤治疗后无转移、无复发	27. 恶性肿瘤治疗后复发或转移
	其他	21. 曾有吸毒史	26. 智力障碍和精神病缓解期； 27. 原因不明的发热； 28. 产后抑郁、产褥期中暑、产褥感染	28. 吸毒； 29. 精神病急性期； 30. 红色因素产后尚未康复者
妊娠并发症		22. 胎位不正； 23. 先兆早产； 24. 胎膜早破； 25. FGR（胎儿生长受限）； 26. 巨大儿； 27. 妊娠期高血压疾病（除外橙色和红色）； 28. 低置胎盘、单纯前置胎盘； 29. 羊水过多或羊水过少； 30. 双胎； 31. ICP（妊娠期肝内胆汁淤积症）； 32. ABO溶血症	29. 重度子痫前期、慢性高血压合并子痫前期； 30. 瘢痕子宫伴中央型前置胎盘，或伴可疑胎盘植入； 31. 双胎、羊水过多伴心肺功能减退； 32. 3胎及以上； 33. ICP合并肝功能损害； 34. Rh溶血症	31. 子痫，HELLP综合征； 32. 凶险性前置胎盘，胎盘早剥； 33. 3胎及以上，伴发心肺功能减退； 34. 已有过Rh溶血症史

注：1. 绿色为未发现高危因素。
2. 紫色为所有妊娠合并传染性疾病，如：1. 病毒性肝炎；2. 梅毒；3. HIV感染；4. 获得性免疫缺陷综合征（艾滋病，AIDS）；5. 结核病；6. 重症感染性肺炎；7. 特殊病毒感染（H1N7等）。
3. 除紫色外，其他同时存在的危险因素以最高等级标注颜色。
4. 如吸毒、精神病患者合并其他疾患，按照其疾患的颜色分类进行管理；如仅单独有吸毒或精神疾患，原则上在建卡单位治疗，可邀请相关专家会诊后处理。

表 14-3 高危孕妇风险评估表

评估日期	评估孕周	评估颜色				评估医生
		▢ 第 项	▨ 第 项	■ 第 项	备注：	
		▢ 第 项	▨ 第 项	■ 第 项	备注：	
		▢ 第 项	▨ 第 项	■ 第 项	备注：	
		▢ 第 项	▨ 第 项	■ 第 项	备注：	

二、高危妊娠的管理程序

（一）高危孕产妇四级保健网的职责

1. 一级（村级）保健网的职责

① 负责收集辖区内已婚需生育妇女名单，了解孕前高危妊娠因素，确定胎龄。
② 提供高危孕产妇的监护。
③ 对全村高危孕产妇定期进行统计上报。

2. 二级（乡镇级）保健网的职责

① 为妊娠者建立孕管册，并指导孕妇定期进行产前检查和胎动计数等自我监护办法。
② 通过详细询问病史、体格检查、妇科检查、常规化验等，进行高危孕产妇的初筛和登记。
③ 负责收治"监护与处理范围"所规定的高危孕产妇。
④ 提高对高危孕产妇的监护手段，开展人工监护。
⑤ 负责全镇高危孕产妇的产后访视及产后 42 天健康检查。了解并记录初筛高危孕产妇的转归及妊娠结局。按规定对辖区内所有高危孕产妇定期进行统计上报。

3. 三级（县级）保健网的职责

① 负责对孕 12 周内高危孕妇管理遗漏者的检查。对每次产前检查中所新发现的高危因素随时评定。
② 负责对"监护与处理范围"所规定的高危妊娠进行诊断、处理及难产会诊、转诊、抢救工作。接受基层转送的高危孕产妇。

③ 开设高危孕产妇专科门诊及高危妊娠病房，由高年资医师专人负责，实行专案管理。要求做到门诊、病房一贯制，进行高危孕妇的登记随访和妊娠结案工作，并定期进行讨论分析。

④ 提高对高危孕产妇的监护手段。开展高危孕产妇的人工监护，有条件者可开展部分的特殊检查和处理。

⑤ 成立产科抢救小组，在接到基层产科急救任务时立即赶到现场进行处理。

⑥ 对严重高危妊娠病例进行讨论，尤其应侧重如下几种严重高危妊娠：妊娠合并心脏病（心功能Ⅲ级以上）、重症肝炎、胰岛素依赖型糖尿病、肾功能损害、胸廓畸形、甲状腺危象、血液病、艾滋病、重度妊高征和早产。如发生死亡病例应进行院内和县级评审。

⑦ 县级各医疗保健机构应掌握每年所收治的高危孕产妇的发生数、转诊数及转归情况，统一报县妇幼保健院汇总。

⑧ 县妇幼保健院负责收集、整理有关数据，将统计分析的情况上报县卫生局和市妇幼保健院。

4. 四级（市级）保健网的职责

① 同二级保健网"①～⑤"的职责。

② 承担高危孕产妇的会诊、抢救、治疗工作，接受各级保健网上转的高危孕产妇。

③ 市妇幼保健院妇产科门诊负责将高危孕产妇转诊情况每月反馈至基层保健科，基层保健科及时将信息转至各县（区）妇幼保健机构。

④ 市妇幼保健院除完成上述任务外，还须对各县（区）统计上报的情况进行总结、评估与反馈，提出干预措施，并向市卫生局汇报。

（二）高危孕产妇的管理程序

各级医疗保健机构应按照本规定管理程序中对筛查评定、登记管理、监护处理、转诊随访、信息反馈、产后访视等项工作的要求，建立健全本单位的各项制度，严格执行各项业务常规，以保证高危孕产妇的管理工作得到有效落实。

1. 筛查与评定

（1）初筛　孕妇初诊由首诊单位建《孕妇管理手册》时，通过详细询问病史、体格检查、常规化验等进行高危妊娠评定，及早发现高危孕妇。

（2）复评　对初筛后来各级医疗保健机构进行产前检查的孕妇应进行评定，以后在每次产前检查时发现新的高危因素及时评定。一般在孕28周与孕37周时常规各复评一次。

2. 登记与管理

（1）标记

① 初筛时：将评定结果以三角纸板的形式标记在《孕妇管理手册》的左上角，注明"高危"，并在孕产妇系统挂牌中给予记录。

② 复评时：每次复评时将复评结果予以标记。"高危"转入"正常"的，去掉《孕

妇管理手册》上的三角标记；"正常"转入"高危"的，增加三角标记；无变化时保持以前标记。

（2）登记　各级医疗保健机构无论在初筛或复评中，对新发现的每例高危妊娠者都应进行登记，进行专案管理。其中：一级医疗机构应记录初筛高危孕妇的发生、治疗、转诊情况，并追踪和记录其转归与妊娠结局；二、三级医疗保健机构应记录其发生、治疗、转归的全过程及妊娠结局；接受转诊单位应及时向转诊单位通报转诊结局和转诊评价。

3. 监护与处理

（1）监护与处理的范围

① 一级医疗机构，负责接受正常孕产妇分娩并对如下一般高危妊娠者进行产前检查、监护和处理：

a. 妊娠合并轻度妊娠高血压综合征者；

b. 妊娠合并轻度贫血（血红蛋白 90~110g/L）者；

c. 经上级医疗保健机构诊治病情缓解，可返回一级医疗机构进行定期随访和监护的一般高危妊娠者。

② 二级医疗保健机构，负责对一般高危妊娠者的产前检查、监护和处理，负责对下述部分严重高危妊娠者的监护与处理：

a. 具有固定高危妊娠因素的高危妊娠者；

b. 妊娠合并轻度内科疾患者；

c. 中度妊高征与部分先兆子痫者（必须具备眼底检查和血细胞比容、纤维蛋白原、凝血酶原等实验室检查条件）；

d. 妊娠大于 34 周至小于 37 周、胎儿体重预计大于 1500g 的早产或胎膜早破（必须具备病理新生儿科或病理新生儿室及其相应的新生儿抢救、监护和处理的设备与能力）。

③ 三级医疗保健机构和具备条件的二级医疗保健机构，负责对严重高危妊娠者的产前检查、监护和处理。

（2）监护与处理的内容

① 高危孕妇的监护。包括各种高危妊娠因素对孕妇及胎儿健康状况的影响以及高危妊娠因素的动态变化。

② 胎儿的监护。包括对胎儿生长发育的监测、先天异常的筛查、胎儿胎盘功能的监测、胎儿在宫内的情况和成熟度的监护。通过监护与采取相应的干预措施，促进高危妊娠因素的转化，必要时可选择在对母儿最有利的时机进行适时计划分娩。

4. 转诊与随访

（1）转诊范围

① 一级医疗机构

a. 所有高危孕妇一律要转送二级及以上医疗保健机构分娩。

b. 在负责的高危孕产妇监护与处理范围内，凡经积极治疗后观察 2 周效果不显著者，必须及时上转。

c. 正常孕产妇在分娩过程中，出现产程异常（潜伏期延长，活跃期迟缓、停滞）者应立即转诊（具备子宫切除、血源等抢救条件除外）。

d. 正常孕产妇在分娩过程中出现下列异常危重病情，应立即按产后出血诊疗常规处理，同时边就地积极抢救边准备转诊并请县（区）产科抢救小组会诊指导和抢救，同时做好输血和手术准备。

ⅰ. 子宫收缩乏力性出血、量多或病情严重。

ⅱ. 胎盘滞留、严重胎盘粘连或植入。

ⅲ. 发生产道裂伤出血，处理后仍持续性出血或裂伤严重。

ⅳ. 出现先兆子宫破裂或疑羊水栓塞症状（如正在使用催产素者，必须立即停用）。

ⅴ. 出现可疑凝血功能障碍所致的产后出血、弥散性血管内凝血（DIC）。

② 二级医疗保健机构

a. 首次进行产前检查发现有不宜妊娠因素（如妊娠合并严重内科疾病等），而本人又要求继续妊娠者，应转到三级医疗保健机构或具备条件的二级医疗保健机构检查确定能否继续妊娠。

b. 有瘢痕子宫病史，若要阴道试产者，视二级医疗保健机构产科抢救能力和技术条件（具备子宫切除、血源等），如具备者，可在二级医疗保健机构分娩，必要时转送三级医疗保健机构。

c. 在负责监护与处理的范围内，凡经积极治疗后症状未见缓解或病情严重者，应尽快转诊。

d. 二级医疗保健机构对凡属于重度妊高征、先兆子痫治疗效果不显著者，子痫紧急处理后、孕24周前的早产或胎膜早破者，有大于2次的死胎、死产、自然流产史者，心功能不全的心脏病孕妇或妊娠合并重度内科疾患者，必须及时进行院内会诊，必要时请本级产科抢救组会诊或转诊。

③ 三级医疗保健机构

a. 负责收治下级医疗保健机构转送的转诊孕产妇。

b. 对于疑难危重的孕产妇、个别特殊病例和严重高危妊娠者，应及时组织院内抢救会诊，必要时请市产科抢救组会诊抢救。

（2）转诊要求　转出与接受单位均应建立《孕产妇转诊登记册》。转出单位应认真写好转诊病历（含诊断、主要病情介绍和治疗经过），由孕产妇自行带到转入单位就诊。

病情危重者应由医务人员护送，并当面向接诊医生说明主要病情与转送途中病情，追踪转诊孕产妇的转归。接受单位应及时向转诊单位反馈转诊孕产妇的情况。

（3）随访要求　负责收治高危孕产妇的各级医疗保健机构应做到：

① 按要求进行登记，纳入专案管理，定时在专科门诊追踪与随访，或收入高危孕产妇病房进行严密监护和处理。

② 产后定时专科门诊或上门访视，追踪母婴转归情况，进行妊娠结案。

③ 对未按约定时间来诊者，应进行电话、信访或上门等各种方式的追踪随访，确保高危孕产妇管理得到落实，保障母婴安全。

5. 产后访视

产后访视即在产妇分娩后的第3、7、14、28天到产妇家中进行访视，以便继续管理治疗，追踪母婴转归情况。

[实训14] ▶▶ 高危孕妇健康管理服务方案的制订

▶▶【实训案例】

何某,女,38岁,身高160cm,体重68kg,G2P1,2018年5月20日足月剖宫产1胎,当时患有妊娠糖尿病。现怀孕第2胎,孕11周,空腹血糖7.9mmol/L。

▶▶【实训目标】

能判断该孕妇是否属于高危妊娠,并为她制订孕期健康管理方案。

▶▶【工作流程】

1. 健康评估

该孕妇特点:年龄38岁、第1胎有妊娠糖尿病史、目前空腹血糖偏高(7.9mmol/L)、BMI 26.56kg/m²、瘢痕子宫。根据孕产妇妊娠风险筛查表,该孕妇属于高危妊娠,需要根据高危孕产妇风险评估表,进一步检查,做高危评级。

2. 制订孕期健康管理方案

对该高危妊娠孕妇建立健康档案,完善相关检查,如糖耐量检查、血压、肝肾功能等,对高危妊娠风险因素进行分析。对孕妇和胎儿进行监护,包括监护各种高危妊娠因素对孕产妇及胎儿健康状况的影响,以及高危妊娠因素的动态变化;对胎儿生长发育的监测,先天异常的筛查,胎儿胎盘功能的监测,胎儿宫内情况及成熟度的监护。通过监护与采取相应的干预措施,促进高危妊娠因素的转化,必要时可选择在对母儿最有利的时机进行适时计划分娩。

▶▶【案例总结】

高危妊娠的危险性很高,随时都会危及孕产妇及胎儿的生命健康。尽早发现高危妊娠,对高危妊娠孕妇建立健康档案,对高危妊娠风险进行分析,有针对性地予以健康干预,能够最大程度地降低对孕产妇及胎儿的危害,从而降低并发症发生率和死亡率,保证孕产妇及胎儿的生命安全。

对被确定为高危妊娠的孕妇实行高危妊娠专案治理,每次产前检查时预约下次产前检查时间,或转上级医院诊治。高危妊娠孕妇妊娠20~24周全部转卡到接产医院;转卡半个月实行随访,确认高危孕妇已经到达接产医院实行产前检查,并有针对性地对孕妇实施诊断、治疗、指导和干预,直至分娩,产后结案。

(张广丽)

项目十五 妊娠高血压综合征的健康管理

驱动目标

1. 掌握妊娠高血压综合征的病因和健康管理。

PPT课件

2. 熟悉妊娠高血压综合征的治疗方法。

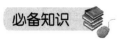

一、妊娠高血压综合征概述

妊娠高血压综合征（简称妊高征），是妊娠期妇女所特有而又常见的疾病，以高血压、水肿、蛋白尿、抽搐、昏迷、心肾功能衰竭，甚至发生母子死亡为临床特点。

（一）妊高征病因

妊高征的病因目前尚未确定，一般认为与下列因素有关。

1. 子宫胎盘缺血

多胎妊娠、羊水过多、初产妇、子宫膨大过度、腹壁紧张等，都会使宫腔压力增大、子宫胎盘血流量减少或减慢，引起缺血缺氧、血管痉挛而致血压升高。也有人认为，胎盘或蜕膜组织缺血缺氧后，可产生一种加压物质，引起血管痉挛，使血压升高。

2. 免疫与遗传

临床上经产妇妊高征较少见。妊高征者之女儿患妊高征者较多。有人认为与孕妇隐性基因或隐性免疫反应基因有关。

3. 前列腺素缺乏

前列腺素类物质能使血管扩张。一般体内加压物质和降压物质处于平衡状态，使血压维持在一定水平，当血管扩张物质前列腺素减少时，血管壁对加压物质的反应性增高，于是使血压升高。

4. 营养缺乏

已发现有多种营养物质如低白蛋白血症和钙、镁、锌、硒等缺乏与子痫前期的发生、发展有关。妊娠期高血压疾病患者细胞内钙离子浓度升高，血清钙浓度下降，导致血管平滑肌细胞收缩，血压上升。对高危因素的孕妇自孕 20 周起每日补钙 2g 可降低妊娠期高血压疾病的发生率。

5. 胰岛素抵抗

妊娠期高血压疾病患者存在胰岛素抵抗，高胰岛素血症可导致 NO 合成下降及脂质代谢紊乱，影响前列腺素 E_2 的合成，增加外周血管的阻力，升高血压。

（二）妊高征分级

妊娠高血压综合征按严重程度分为轻度、中度和重度。重度妊娠高血压综合征可发展为先兆子痫和子痫，子痫即在高血压基础上有抽搐症状。

1. 轻度妊高征

主要变化就是孕妇在产前检查时发现血压轻度升高，收缩压≥140mmHg，舒张压≥

90mmHg，可以伴有轻度蛋白尿和水肿，无明显不适。水肿可以是显性的，也可以是隐性的。显性水肿，根据其程度不同可分为Ⅰ度～Ⅲ度；如果是隐性水肿，仅表现为体重的异常增加（即患者每周体重增加超过 0.5kg）。

2. 中度妊高征

中度妊高征是在轻度妊高征的基础上发展而成的，血压和蛋白尿及水肿的程度比轻度加重了，但这时患者仍无异常感觉。

3. 重度妊高征

重度妊高征是最为严重的一个阶段，患者血压升高，收缩压≥160mmHg，舒张压≥110mmHg，尿蛋白＋＋～＋＋＋＋，水肿的程度可轻可重，严重者可有腹水。同时患者感到头晕、头痛、视物模糊，出现右上腹痛、呼吸急促、心慌、胸闷、恶心、呕吐的症状。

如果没有及时得到诊治，患者可能出现抽搐，伴发昏迷、神志丧失。抽搐可以反复发作，可能造成口唇舌咬伤、摔伤甚至骨折。这种情况在产前、产时、产后均可以发生。对母儿伤害甚大，重者可危及母儿生命。

（三）妊高征治疗

1. 妊高征与轻度先兆子痫

一般在门诊治疗，主要是增加产前检查次数，密切观察病情发展。
① 休息：采取左侧卧位。
② 饮食：摄入足够的蛋白质、蔬菜、水果，应控制食盐的摄入量。
③ 镇静剂：地西泮 2.5mg，每晚睡前服。

2. 重度先兆子痫

应住院行解痉、镇静、降压等治疗。最终选择对母儿伤害最小的情况终止妊娠。
（1）一般处理
① 卧床休息，左侧卧位，保持安静，避免各种刺激。
② 每 4h 测一次血压，或用 24h 动态血压监测仪监测血压，如舒张压渐上升，提示病情加重。随时观察有无自觉症状出现。
③ 注意胎动、胎心，注意子宫敏感性有无改变。
④ 动态监测血液化学变化，以了解肝肾功能、凝血功能有无异常。
⑤ 眼底检查。
⑥ 每日记录液体出入量，每日测尿蛋白，做 24h 动态尿蛋白定量。
（2）药物治疗　控制抽搐，纠正缺氧和酸中毒，控制血压。
（3）终止妊娠　适时终止妊娠是治疗重度先兆子痫的有效措施。终止妊娠的方式有引产、剖宫产等。

二、妊娠高血压疾病风险评估

流行病学调查发现，妊娠高血压的高危因素有：初产妇、孕妇年龄过小或者大于 35 岁、多胎妊娠、有妊娠期高血压病史和家族史、慢性高血压、慢性肾炎、抗磷脂抗体综合征、糖尿病、肥胖、营养不良、低社会经济状况等。

妊娠高血压的影响，取决于出现症状时所处的怀孕阶段，以及血压升高的程度。血压越高、越接近怀孕早期出现，孕妇出现问题的风险也就越大。所幸的是，大多数患有妊娠高血压的准妈妈症状都很轻微，而且直到接近分娩时（37周或以后）才表现出来。

但是，大约有1/4患有妊娠高血压的女性在孕期或分娩时，或者生下宝宝后不久，会患上先兆子痫。如果孕妇在怀孕30周内出现妊娠高血压，那么进一步发展为先兆子痫的概率是50%。

另外，患有妊娠高血压的孕妇，发生其他孕期并发症的风险会更高，这包括宫内发育受限、早产、胎盘早剥、胎死宫内等。由于存在着这些风险，医生会更小心地关注孕妇和胎儿的情况。

三、妊娠高血压综合征健康管理基本干预方案

（一）在妊娠早期进行定期检查

定期检查主要是测血压、查尿蛋白和测体重。

（二）注意休息和营养

1. 注意休息

心情要舒畅，精神要放松，争取每天休息10h以上，并以侧卧位为佳，以促进血液循环，改善肾脏供血条件。

2. 妊高征饮食原则

妊高征是威胁母婴健康最常见、最严重的一种疾病，发病率可高达10%左右，一般在妊娠24周后发生。多见于初产妇、多胎妊娠和羊水过多或者贫血的孕妇，以及原有糖尿病、慢性肾炎或高血压的孕妇。表现为高血压、蛋白尿、水肿等。妊高征的发生与遗传、营养状态、营养摄取量等因素均有关系，目前比较一致的观点认为与某些营养素的不足和过多，以及运动量过少均有关系。

肥胖者妊高征的发病率更高，应引起足够的重视。孕后期热能摄入过多、每周体重增长过快都是妊高征的危险因素，因此孕妇应以每周增重0.5kg为宜。重度妊高征的孕妇因尿中蛋白丢失过多，常有低蛋白血症，应摄入高优质蛋白以弥补其不足。应减少动物脂肪的摄入，饱和脂肪酸的供热能应低于10%。据调查，妊高征孕妇血清锌的含量较低，膳食供给充足的锌能够增强身体的免疫力。补充维生素C和维生素E能够抑制血中脂质过氧化作用，降低妊高征的反应。

控制钠盐的摄入在防治高血压中发挥非常重要的作用，每天摄入过多的钠，会使周围血管阻力增大，导致血压上升。因此，妊高征孕妇应控制钠盐的摄入，每天限制在3～5g以内。同时也要避免食用所有含盐量高的食品，如：浓肉汁、调味汁、方便面的汤料末，所有的腌制品、熏干制品、咸菜、酱菜、肉、蔬菜等罐头制品，油炸食品如薯条等，香肠、火腿等熟食。酱油也不能摄入过多，6ml酱油约等于1g盐的含钠量。如果已经习惯了较咸的口

味，可用部分含钾盐代替含钠盐，能够在一定程度上改善少盐烹调的口味，还可以用葱、姜、蒜等调味品制出多种风味的食品来满足食欲。

饮食应"三高一低"，即高蛋白、高钙、高钾及低钠饮食。每日蛋白质摄入量为100g，食盐摄入量每日应控制在5g以下，有助于预防妊高征。因此，孕妇应多吃鱼、肉、蛋、奶及新鲜蔬菜，补充铁和钙剂，少食过咸的食物。

加强孕期营养及休息。减少脂肪的摄入，加强妊娠中、晚期营养的补充，尤其是蛋白质、多种维生素、铁剂的补充，因为孕妇营养缺乏、低蛋白血症或严重贫血，其妊高征的发生率增高。

（三）及时纠正异常情况

如发现贫血，要及时补充铁质；若发现下肢浮肿，要增加卧床时间，把脚抬高休息；血压偏高时要按时服药；症状严重时要考虑终止妊娠。

（四）注意既往史

曾患有肾炎、高血压等疾病以及上次怀孕有过妊娠高血压综合征的孕妇要在医生指导下进行重点监护。

[实训15] 妊高征孕妇的健康管理

【实训案例】

孕妇，李女士。孕35周平素月经规则、4~5/35天。停经40天始出现早孕反应及尿HCG（+）；停经4个月余始觉胎动，至今良好。停经期间无有害物质接触史，无病毒感染史，无用药史，无腹痛、阴道流血流液史。停经12周始建围生期保健卡进行产前检查，共检查6次未发现其他异常。1个月前无明显诱因出现双下肢浮肿，当时产前检查血压为145/90mmHg，尿常规检查正常，未遵医嘱用药。一天前觉头昏不适，无眼花、恶心呕吐，无胸闷心慌，在外院就诊，测血压为160/110mmHg。患者现无胸闷心慌、气喘等不适，无腹痛，无临产征兆。在医院住院诊断为重度先兆子痫。

【实训目标】

① 能识别高危妊娠的高危因素。
② 能建立高危妊娠的健康档案。
③ 能对妊高征孕妇制订健康干预方案。

【工作流程】

1. 监测相关信息

主要了解患者年龄、生育史、家族病史（包括高血压、糖尿病、妊高征等）、平时血压情况、饮食情况（是否高盐、高脂等）、生活方式（是否吸烟、熬夜、饮酒等）、定期产前检查情况等。

收集相关指标信息和数据，了解高危因素，为建档和评估提供数据。

2. 建立健康档案

了解患者的一般情况，建立个人健康管理档案，如果已有档案者，更新其已变化的指标数值，并观察其变化趋势。

3. 进行数据分析及风险评估（健康评估）

针对收集到的健康相关信息，进行健康数据分析，了解孕妇妊高征的高危因素及可能产生的健康风险，由此作出健康风险评估，为下一步的健康干预做准备。

4. 制订并实施健康干预计划（健康干预）

① 实行产前检查，做好孕期保健工作。妊娠早期应测量1次血压，作为孕期的基础血压，以后定期检查，尤其是在妊娠36周以后，应每周观察血压及体重的变化、有无蛋白尿及头晕等自觉症状。

② 加强孕期营养及休息。加强妊娠中、晚期营养，尤其是蛋白质、多种维生素、铁剂的补充，对预防妊娠高血压综合征有一定作用。因为营养缺乏、低蛋白血症或严重贫血者，其妊高征发生率增高。饮食不要过咸，保证蛋白质和维生素的摄入。饮食应"三高一低"，即高蛋白、高钙、高钾及低钠饮食，每日蛋白质摄入量为100g、食盐摄入量每日应在5g以下，有助于预防妊高征。因此，孕妇应多吃肉、蛋、奶及新鲜蔬菜，补充铁剂和钙剂，少食过咸食物。

③ 重视诱发因素，治疗原发病。仔细想一想家族史，孕妇的外祖母、母亲或姐妹是否曾经患妊高征，如果有这种情况，就要考虑遗传因素。孕妇如果孕前患过原发性高血压、慢性肾炎及糖尿病等均易发生妊高征。妊娠如果发生在寒冷的冬天，更应加强产前检查，及早处理。

④ 预防妊高征的发生，关键在于做好孕期保健工作，了解血压水平（妊娠前和早孕时的血压水平）。每次产前检查除测量血压外，还应测量体重，检查尿蛋白。对有妊高征家族史，既往有慢性持续性高血压、肾病、糖尿病及多胎妊娠、羊水过多的孕妇更应注意。在妊娠中期和末期每天口服阿司匹林50～100mg，可使妊高征的危险性减少65%。

5. 对健康改善的状态进行跟踪随访

健康管理师对妊高征孕妇定期追踪随访，了解健康管理效果，及时调整方案。

▶▶【案例总结】

本例中，妊娠高血压是孕妇特有的病症，多数发生在妊娠20周与产后2周，约占所有孕妇的5%。其中一部分还伴有蛋白尿或水肿出现，称为妊娠高血压综合征，病情严重者会产生头痛、视力模糊、上腹痛等症状，若没有进行适当治疗，可能会引起全身性痉挛甚至昏迷。

所以，对该女士的健康管理重点是制订个体化的健康干预方案，目标为降低妊高征对孕妇和胎儿的伤害，通过饮食、生活方式、产前检查、及时就医等制订相应的健康干预方案，预防妊高征的发生。

对高危妊娠孕妇，要制订健康干预计划，依据健康管理干预计划，有步骤地以多种形式来帮助个人采取行动、纠正不良的生活方式和习惯，控制健康危险因素，实现个人健康管理计划的目标。与一般健康教育和健康促进不同的是，健康管理过程中的健康干预是个性化的，即根据个体的健康危险因素，由健康管理师进行个体指导，设定个体目标，并动态追踪效果，如健康体重管理、糖尿病管理等，通过个人健康管理日记、参加专项健康维护课程及跟踪随访来达到健康效果。

例如，一位糖尿病高危个体，其除血糖偏高外，还有超重和吸烟等危险因素，因此除控制血糖外，健康管理师的指导还应包括减轻体重（膳食、体力活动）和戒烟等内容。

（张广丽）

模块三 健康体检与常用健康管理技能

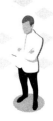

项目十六 健康体检机构（人群）健康管理

驱动目标

1. 熟悉健康体检工作流程。
2. 能收集健康信息。
3. 会制订个性化体检套餐。
4. 会制订体检预约方案。
5. 能规范管理体检客户信息。
6. 能规范陪同体检。
7. 能规范进行健康风险评估。
8. 能正确解读健康风险评估报告。
9. 能规范开展健康随访和指导。
10. 能规范开展客户服务与管理。

PPT 课件

必备知识

一、健康体检概述

（一）健康体检的内涵

健康体检是指通过医学手段和方法对受检者进行身体检查，从而了解受检者的健康状况，以早期发现疾病线索和健康隐患的诊疗行为。

健康体检与常规医疗体检在体检方法上有很多共同之处，但是在服务对象、指导思想、体检项目等方面又有很多不同。健康体检的服务对象是主动"客户"，而医疗体检的对象是因病或伤痛而就医的"患者"；健康体检的指导思想是"治未病"，而医疗体检的指导思想是"救死扶伤"；健康体检项目除了一般的医疗项目外，还加入了问卷调查、心理检测、体能测试、基因检测等项目，且项目设计具有针对性和个体化。

（二）健康体检的意义

在医学上，把疾病的发生过程分为易感染期、临床前期、临床期、残障/恢复期和死亡五个时期。通过健康检查，可以达到以下目的：

① 探查"地雷"，查找有无潜在的猝死性疾病，如引起心脑血管意外的基础疾病（脑动脉瘤、颈内动脉斑块形成、冠状动脉粥样硬化性冠心病等）。

② 查找有无潜在的恶性肿瘤。

③ 排除影响器官功能或可能发生癌变的慢性疾病，如糖尿病、高血压、冠心病、代谢综合征、慢性肝炎、萎缩性胃炎、大肠腺瘤、乳腺肿块等。

④ 了解原有慢性疾病的进展情况。监测原来已经诊断的慢性疾病的进展情况，有无并发症及并发症的严重程度，如糖尿病有无心、脑、肾、眼及神经病变。随着人们保健意识的不断增强，越来越多的人定期参加健康体检，而且检查项目呈逐渐增多的趋势。

（三）健康体检机构的组织架构

1. 小型体检机构

科室设置符合卫健委体检架构中科室类别、人员资质、职称和数量规定，满足健康体检基本需求和体检表格管理。

科室主要包括临床体检科、辅诊检查科、护理科和后勤财务科等。临床体检科设有内科、外科、眼科、耳鼻喉科、口腔科、妇科、总检和评估科等。辅诊检查科有放射科、检验科、超声科和心电图科等。护理科能开展前台、预约、仪器设备操作、导检和报告打印等工作。后勤财务科承担财务管理、库房管理、采购和保洁等任务。

2. 中型体检机构

除符合卫健委体检架构中科室类别、人员资质、职称和数量规定，满足健康体检基本需求外，增加健康管理、客服和营销等三类工作；开展健康档案建立及风险评估。

在小型体检机构的基础上，临床体检科应增设中医科和皮肤科；辅诊检查科增设脑血流图、动脉硬化和骨密度检查功能；护理科增加客户服务与管理工作；后勤财务科增加餐饮服务。健康管理科的职责有总检、建立和维护健康档案、健康咨询、健康随访和指导等。

3. 大型体检机构

除符合卫健委体检架构中科室类别、人员资质、职称和数量规定，客服、营销工作外，要满足健康档案、健康评估、预警分层、风险和慢性病干预等健康管理基本需求，拓展保健、康复、追踪、专家会诊等高端服务。

大型体检机构有职能部门和业务部门两大部门。职能部门包括医务部、客服部、营销部和总务部。业务部门包括体检部、健康管理部和医疗项目部。

① 医务部设医务组、护理组、科训组和院感组。负责督促检查各项方针、政策和医院的规章制度、管理方案及行政决议贯彻实施情况。

② 客服部设咨询服务组、预约派检组、会员管理组、贵宾接待组和检后服务组。职责

是受理客户的咨询、投诉,提升客户满意度。

③ 营销部设市场营销组、品牌策划组和客户管理组。职责是根据中心的营销战略,进行市场品牌推广及营销策略的制订和实施。

④ 总务部设人事行政组、总务组和财务组。职责是医疗专家技术支持、医疗设备和办公用品等的购置,为中心的医疗服务提供后勤保障。

⑤ 体检部设临床体检科、检验科、放射科、护理科、总检科、药械科等。负责组织完成各类体检任务,优化流程,规范及提升医疗质量和服务质量。

⑥ 健康管理部设信息科、健康评估科、健康保健科、远程会诊科、健康管理平台科和呼叫中心。职责有建立和维护健康档案,进行信息采集,提供健康评估和健康维护等服务,落实检后健康干预方案的实施,并定期跟踪监测、复检复查。

⑦ 医疗项目部设医疗美容科、营养科、运动医学科、中医养生科、理疗科、新医疗法科和手术室,能开展中医保健、美容、健身、理疗等各种促进健康美丽的医疗服务项目。

(四)健康体检的工作流程

健康体检机构的服务流程主要包括预约、咨询、体检、导检、总检、健康评估和预警分层、健康随访和指导、检后就医、客户服务与管理等。

以体检实施为参照事件,可以把上述流程分为三个阶段,即检前、检中和检后。检前包括预约和咨询;检中包括体检、导检和总检;检后包括健康评估和预警分层、健康随访和指导、检后就医、客户服务与管理等。本章将按照上述三个阶段,结合具体案例进行阐述。

作为健康体检机构的健康管理师,需要掌握的知识和具备的技能有:

① 熟悉健康体检工作流程;

② 检前,能开展个人问卷调查、会制订个性化体检套餐、会制订体检预约方案;

③ 检中,能规范管理体检客户信息、能规范陪同体检;

④ 检后,能规范进行健康风险评估、能正确解读健康风险评估报告、能规范开展健康随访、能规范开展健康指导、能规范开展客户服务与管理。

二、健康体检前期工作

客户体检前期的准备工作主要有制订健康体检套餐、预约安排健康体检和建立健康档案。

(一)制订健康体检套餐

随着健康事业的发展,如今体检项目已多达几百种,每一位走进专业体检中心的人都会碰到这样的问题:我该查哪些项目?体检项目的选择就像到餐厅吃饭,体检套餐是体检中心精心配好的桌席。

作为体检机构的健康管理师,为客户量身定制体检套餐是必备的职业技能之一。只有充分了解健康体检项目、客户状况和需求,掌握工作原则,才能科学制订健康体检套餐。

1. 健康体检的项目

要全面评价个体的健康状况,需要做四方面检查,即常规检查(躯体检查)、中医体检、心理体检和体适能检查。

(1) 常规检查（躯体检查） 常规检查包括一般检查、物理检查、实验室检查、仪器检查等。

检查项目可分为必查项目、选择项目和"深度体检"项目（高端体检项目）三类。

① 必查项目。包括各科物理体检和三大常规、粪便隐血、胸部 X 射线、心电图、腹部 B 超、血液生化指标、乙肝病毒携带情况检查等。具体指：身高、体重、血压、体重指数的测量；既往史、家族史、生活方式的问诊和问卷调查；内科、外科、眼科、耳鼻咽喉科、妇科等物理检查；血常规、尿常规、粪便隐血、血液生化、乙肝五项等实验室检查；超声检查、心电图检查、胸部 X 射线检查等仪器检查。根据体检目的不同，必查项目又分为基本项目和专用体检项目两类。基本项目适用于任何人；专用体检项目因年龄、性别和疾病风险不同而各异。

② 选择项目。包括动态血压、动态心电图、脑电图、睡眠监测，糖耐量、骨密度、血液黏度、性激素、过敏原、免疫球蛋白、肿瘤肝糖原、内窥镜检查等。

③ "深度体检"项目（高端体检项目）。包括 CT 冠脉造影，胶囊胃镜，全身磁共振检查，单项、多项或全项基因检测。

(2) 中医体检 中医体检包括体质判定和中医四诊。

① 体质判定。中医把体质分为平和质、气虚质、阳虚质、阴虚质、痰湿质、湿热质、气郁质、血瘀质、特禀质 9 种。每种体质分别从总体特征、形态特征、常见表现、心理特征、发病倾向、对外界环境适应能力等六大方面进行判定。平和质为正常体质，其余 8 种体质为偏颇体质。

② 中医四诊。中医四诊法是指望、闻、问、切四种诊察疾病的方法，古称"诊法"，即看病时利用望、闻、问、切四诊方法，了解患者的现状和病史，探索发病的病因和病机，掌握证候特点，进行综合分析，从而判断疾病的性质、病位所在和邪正虚实、病情顺逆等变化。

中医体检正是在中医整体观念的指导下，借助望闻问切四诊，全面了解客户的身体状况，最后得出辨证结论的过程。

(3) 心理体检 心理体检就是依据心理学理论，使用一定的操作程序，通过分析受检者的行为或受检者对问题的回答情况，对受检者的心理特点作出推论和数量化分析的一种科学手段。

心理体检最主要的工具是专业权威的心理测评问卷。常用的有心理特质测试问卷、心理状态测试问卷、心理过程测试问卷和心理应激测试问卷等。

常用的心理测试仪器有亮点闪烁仪、视觉反应时实验仪、动作稳定器、眼动仪、测谎仪、生物反馈仪、精神压力分析仪、沙盘、量子亚健康检测仪、注意力集中能力测定仪、学习迁移测试仪等。

需要注意的是，由于心理测试自身的局限性，其测试数据只能作为一种临床诊断的参考标准，不可盲目依靠数据下诊断。

(4) 体适能检查 世界卫生组织对体适能的定位为：在应付工作之余，身体不会感觉到过度疲劳，还有余力去进行休闲活动及应付突发事件，可以进一步理解为身体适应生活、运动与环境的综合能力。

① 体适能测试的指标：一是身体形态，包括身高、坐高、体重、胸围、腰围、臀围、皮褶厚度等身体成分测试；二是身体机能，包括脉搏、血压、肺活量等有关心肺的机能测

试；三是身体体能，包括肌力、肌耐力、肌肉爆发性、敏捷性、柔软度、协调性、速度等。

② 主要测试设备：人体成分分析仪和骨密度仪等身体形态测试设备；功率自行车、肺功能测试仪、医学跑台、台阶测试仪等身体机能测试设备；握力测试仪、电子坐位体前屈测试仪、纵跳仪、闭眼单脚站立仪、反应时测试仪等身体体能测试设备。

各年龄段的体适能测试项目略有差异。

2. 健康体检套餐的选择原则

健康体检是一门科学，哪些人群该查哪些项目，不同的年龄段和生命周期重点查什么项目，是有一定讲究的。体检时，什么检查都做，虽然也是一种方式，但这是不科学的，一是没有多少人能负担得起，二是没有必要。

一套合理的体检套餐，以能够实现真实反映客户身体状况为目的。健康体检一般应根据年龄、性别、个人既往的健康状况及家族遗传病史、近况、生活方式等综合因素考虑，决定选择较适合客户体检项目的菜单。

（1）必查项目不可少　不管是谁参加体检，必查项目不可少。这些项目一般包括：身高，体重，血压，脉搏；内科、外科、五官科常规体格检查；妇科常规体格检查；血常规，尿常规，大便常规，肝功能，血脂，空腹血糖，肾功能，乙肝表面抗原；心电图，胸部X射线，B超（肝、胆、脾、胰、肾）等。

根据受检者身体状况、生活方式不同及年龄和财力情况，可在基础项目上适当增加检查内容。

（2）个人识别信息作参考

① 30岁以下的年轻人，如无特殊情况，只需做基础项目的检查，不必增加检查内容。对青少年来说，重点是了解其生长发育情况，因此，检查项目重点应该针对生长发育的一些指标，如身高、体重、血压、肺活量、肺功能、视力、色觉等方面的检查。另外，还要注意腹部器官的生长发育情况，可以做腹部B超检查。还应抽血查肝、肾功能情况和有无感染乙型肝炎病毒情况。

② 工作压力大的中、青年人，在医师指导下，根据工作压力现状，适当增加有关检查项目，如心理压力测定。

③ 40岁以上的男性，定期检查前列腺，包括肛门指检及血清前列腺特异性抗原（PSA）测定。另外，脉搏波传导速度（PWV）、心脏负荷测定系统（AI）都是预防心血管病良好的检查项目。

④ 成年女性每年必须进行乳房、卵巢及子宫的检查，已婚女性要求每年做一次常规妇科检查，以便对于妇女常见病、多发病及肿瘤早发现、早治疗。红外成像系统可供选择。

⑤ 老年人身体功能出现衰退，应在基础项目外，增加心脑血管病、糖尿病的早期筛查，如颈动脉超声、餐后血糖，以及包括各种早期肿瘤标志物在内的相关检查。生理功能评价和疾病预测检查是较好的检测项目。

⑥ 有家族史的人群，根据实际情况，有针对性地增加相关检查项目，如选择肿瘤筛查和基因检测。

⑦ 有慢性疾病的人群，根据疾病种类，尽可能在该病范围内，去专科全面彻底地进行检查。

⑧ 特殊行业人群，除了基础检查项目外，应在医师指导下有针对性地增加亚健康检查

项目，如微量元素、毒性元素测定等。

接受健康体检的对象是主动的"客户"，而不是"患者"。对于存在某种疾病较高发病风险的个体而言，可以先接受无创性能起到筛查作用的项目，不必直接接受有创性检查。既不会延误诊断，又可以免受检查带来的不适合风险。例如，胃部经常不适的客户，可以先接受尿素呼气试验，不必直接做胃镜检查。

3. 制订健康体检套餐的工作流程

第一步：通过问卷调查，收集健康信息。

① 调查问卷的内容。调查问卷内容包括个人基本信息和生活方式信息。个人基本信息包括识别信息、婚姻状况、职业、药物过敏史、既往史、家族史和遗传病史等。生活方式信息息包括吸烟、饮酒、膳食和身体活动等情况。

② 健康信息的收集。按照选定的健康调查表（健康信息记录表），逐项询问客户相关的信息。这些资料是客户健康档案的重要组成部分，是检后进行健康风险评估的重要依据。

a. 收集资料前的准备：熟悉所要使用健康信息记录表的每一项内容。

b. 签署知情同意书：知情同意书由被调查对象自主、自愿签署，不得诱导和胁迫。

c. 开始调查：以面对面直接询问的方式进行调查。按问卷各项目的顺序逐一询问和记录。

d. 记录表的核查：完成询问后初步核对所调查的结果，看是否有漏问、漏填的项目以及填写项目是否正确等，并及时改正。

e. 结束调查，致谢：填写调查日期、调查人员签名和联系电话等。

f. 资料的保存：当日收集的调查表做好当日记录后上交管理者或保存在规定的地方。

第二步：依据原则，制订个性化健康体检套餐。

案例 1

男，40 岁，已婚，某企业总经理，平时工作压力较大，经常出差应酬。

首先，需要制订一份调查问卷，了解客户的身体情况、家族史、既往史，如果现在身体状况不是太好的，了解目前的治疗方案。综合各方面来制订体检方案，做到真正的个性化。

个性化套餐（着重检查的项目）：着重检查心脑血管方面，除了常规的基本检查项目如血脂、血压外，还应该增加心肌酶、心脏彩超、颈动脉彩超、头颅磁共振、经颅多普勒、胸部 CT。

另外，可能会有饮食不规律的生活习惯，所以还应该增加消化系统方面的检查，如胃功能、幽门螺杆菌、胶囊胃镜检查。

案例 2

女，35 岁，已婚，家庭和工作都要兼顾，生活琐事比较多，母亲和外婆都有乳腺癌。

了解个人的体检需求，首先，了解其既往史，有哪些是比较想检查的；其次，针对个人的家族史、生活习惯和目前比较高发的已婚女性病变项目，进行套餐的制订。

个性化套餐（着重检查的项目）：首先因为这位女士有乳腺癌的家族史，所以在套餐的配制中，乳腺的检查肯定是非常有必要的，如乳腺彩超、乳腺钼靶、肿瘤标志物（CA153）检查、关于乳腺癌的基因检查。如果经济条件允许，可以做肿瘤全筛，会大大提高肿瘤的查出率。

另外，因为已婚，且生活压力比较大，建议每年做一次全面的妇科检查，包括宫颈癌病毒筛查、阴道彩超检查、女性雌激素检查。

如果经常在家中做饭，也建议每年做一次低剂量胸部CT检查。

案例3

某科技公司，平均年龄25～35岁，个别40岁以上，男女比例为3∶1，男性居多，工作性质为办公室伏案工作，且经常熬夜，精神压力大，吃夜宵和吸烟现象比较普遍。

个性化套餐：套餐分等级，以40岁为分界点，40岁以下的人一个套餐，40岁以上的人一个套餐。两个套餐除检查基础项目外，都应该有DR颈椎侧位X射线片检查（伏案工作者）、肝功能全套检查、心肌酶检查、胃功能检查、甲状腺B超检查（熬夜、压力大者）、胸部CT（吸烟者）。

40岁以上者的套餐，再增加一些心脑血管方面的检查，如心脏彩超、颈动脉彩超检查等。

套餐制订的一个大原则，是在有限的预算内，将检查的项目涉及身体的各个部位，做到真正全面的健康早期筛查。另外，需要了解针对各部分的情况，相对应的检查项目有哪些，或者说某个情况的工作会造成哪些相对应的疾病（比较高发的）。

如果碰到预算并不是太高的，在300元左右的，在套餐的制订上，侧重点又会不同。如果不能所有项目都检查到，那么需要结合当前的健康数据，判断哪些健康问题相对来说是需要着重检查的。

此外，还有一些单位的特殊工种有存在危险因素的职业病，那么针对这一类人群，就应该制订更加有目的性的套餐。

4. 健康体检套餐举例

（1）40岁及以上人群的基本套餐　一般检查（身高、体重、血压、体重指数）；内科检查（心脏、肝脏、肺脏、脾脏等检查）；外科检查［脊柱四肢、浅表淋巴结、甲状腺、乳腺（女）、肛门检查等］；眼科检查（视力、色觉、外眼、眼底检查）；耳鼻喉科检查（外耳、外耳道、鼓膜、鼻腔、鼻旁窦、鼻咽、口咽检查）；妇科检查（外阴、阴道检查，宫颈刮片）；实验室检查（血常规、尿常规、粪便隐血、血液生化、乙肝五项检查）；仪器检查（超声、心电图、胸部X射线检查）等。

（2）糖尿病筛查套餐　在一般套餐基础上增加臀围、腰臀比检查，餐后2h血糖、糖化血红蛋白、低密度脂蛋白、高密度脂蛋白、总蛋白、白蛋白、球蛋白、总胆红素、尿微量白蛋白含量测定等。

（3）脑卒中筛查套餐　在一般套餐基础上增加眼底筛查，心脏彩超、经颅多普勒、颈动脉彩超、头颅CT平扫检查，血脂、高敏C反应蛋白、凝血四项检查等。

（二）预约安排健康体检

为了让客户得到细致、温馨、优质的服务，保证整个服务过程畅通、快捷，客户消费之前必须提前进行服务预约。

1. 健康体检预约方式

① 客服预约。直接拨打体检中心客服热线进行预约。

② 网页预约。用账号和密码登录即可。

③ APP 预约。进入某 APP 体检预约入口用账号和密码登录即可。
④ 微信公众号预约。添加"某某某"，在"我的"栏目内自助预约。
⑤ 专人预约。通过短信、电话、微信预约。

2. 健康体检预约时间

要根据体检中心近期工作量和接受能力的具体情况，规定预约时间。普通个体客户、高级贵宾、团体客户接受的服务内容不同，预约时间长短也要区别对待。

3. 体检预约注意事项

① 在客户服务项目预约成功之后，体检中心必须以短信温馨告知客户预约成功。在客户到达体检中心前一天再次用电话、邮件或短信确认行程安排、医疗体检注意事项以及其他服务温馨提示。

② 无论以何种方式接收到的体检预约信息，预约工作人员必须在第一个工作日内按照健康套餐与相关部门及科室协调好接待工作，包括用车、住宿、旅游安排和服务项目相关科室准备等，确定客户行程安排。

③ 在客户达到前一个工作日通知相关部门做好接待准备，以"贵宾接待通知表"和"团体客户接待通知表"形式通知各相关部门及科室，必要时与部门及科室负责人再次电话联系，确保接待工作顺利完成。

（三）建立健康档案

健康档案是记录每个人从出生到死亡的所有生命体征的变化，以及自身所从事过的与健康相关的一些行为与事件的档案。它包括健康状况、既往病史、诊治情况、家族病史、历次体检结果、预防接种史、生活习惯、行为方式、心理状态等。体检机构客户的健康档案包括首次咨询记录、健康信息调查问卷、体检预约安排、体检报告单、检后随访记录单、检后服务单等。

健康档案是客户健康信息的全记录，帮助客户系统、完整地了解自己不同生命阶段的健康状况及接受医疗卫生机构的健康咨询和指导情况，提高客户自我预防保健意识和主动识别健康危险因素的能力。持续积累、动态更新的健康档案有助于卫生服务提供者系统地掌握服务对象的健康状况，及时发现重要疾病或健康问题、筛选高危人群并实施有针对性的防治措施，从而达到预防疾病和促进健康的目的。

1. 健康档案的保存

健康档案的保存原则是保证信息档案的完整、安全、方便查阅。所有需要保存的资料均要有纸质版和电子版备份。对保存的文档要建立目录卡，进行编号摆放，并留有空间以备扩充，方便取用。

2. 健康档案的安全

信息安全主要包括五方面内容，即需保证信息的保密性、真实性、完整性、未授权拷贝和所寄生系统的安全性。

健康档案是客户的个人隐私，必须客观、真实，在未经本人同意的情况下不能以任何理由或方式泄露。

三、健康体检实施

健康体检实施中的主要工作有优化体检流程和陪同体检服务。

（一）优化体检流程

一般来说，根据体检客户人数分为团体体检和个人体检，其中个人体检又分贵宾（VIP）体检和普通客户体检。

客户体检项目具有多样性。针对不同目的的体检需求，要对体检中心各方面工作做合理安排，否则会影响到整个体检的效果。根据体检中心的实际情况，可安排不同的体检流程，原则上以 VIP 优先、空腹项目优先。

由于体检中心的工作一般集中在上午，特别是餐前项目，在人员集中、项目集中的情况下，要能够尽最大能力处理排队无序、各体检室工作量不平衡、环境嘈杂等问题。由于受检人员年龄、性别、职业、受教育程度等的不同，其对体检工作配合差异大，工作人员要及时了解体检者的心理状态，通过良好的沟通及时调整不当局面，以提高效率。

以早餐为分界点，把体检项目分为餐前和餐后。要设计出多条体检路线，并安排导检人员进行引导。

（二）陪同体检服务

陪同的客户基本为已经合作的企业领导、负责人、年龄较大员工、有特殊情况或优质的个检客户。

陪检的目的是提高客户在整个体检过程的感受度，以及有健康问题可以及时得到帮助。主要有两个着重点：一是减少排队及等待时间；二是提高医疗服务质量。

体检前一天晚上体检中心提前和客户沟通好大概几点到体检中心，互相留好联系方式。体检当天早上提早在体检中心等待，在客户来之前，要打印好客户的体检导引单。平时等待时间比较久的科室，给客户排队预约。了解重要科室是哪几位医生在岗，给客户安排到医生资质比较不错的科室做检查。

在体检过程中，优先安排空腹的项目。如果客户觉得饿或者有高血压、糖尿病等病史，应先安排其就餐。在带领的过程中，和客户多沟通健康方面的小知识可以加分不少。全部做完之后，帮客户交单子并送其离开。

四、健康体检后风险评估及健康指导

健康体检的指导思想是"治未病"。与常规医疗体检寻找疾病不同，健康体检更侧重于发现边缘及异常指标，对其进行风险评估并给予干预，达到未病先防、已病防变、瘥后防复的目的。客户健康体检结束后的工作主要有健康风险评估和预警分层、健康指导和随访、检后就医服务、客户服务与管理等。

（一）健康风险评估和预警分层

1. 健康风险评估概念

健康风险评估（health risk appraisal，HRA）也称为健康危害评估，是一种分析方

法和工具，用于描述和估计某一个体未来可能发生的某种特定疾病或由某种特定疾病导致死亡的可能性，这种分析的目的在于估计特定事件发生的可能性，而不是作出明确的诊断。

健康风险评估就是根据个人的生活方式、生理特点、心理素质、社会环境、遗传因素与健康状况，预测个人的寿命与慢性病、常见病的发生率和死亡率，并通过数理模式，对上述可变因素作出定量调整，而重新估测人的寿命与发病率。因此，健康风险评估可以定义为是对个人的健康状况及未来患病和（或）死亡危险性的量化估计。

健康风险评估是对个人的身体状况、生活习惯、行为方式、饮食、运动、心理状态、环境等因素进行逐一分析、对比，得出综合的风险评估结论。

2. 健康风险评估的人群分类

对个体进行健康风险评估后，可以得出量化的评估结果，与同性别、年龄组人群平均风险进行比对，得出个体风险级别，如低风险、较低风险、平均风险、较高风险和高风险等。同理，根据健康风险评估结果，可以把人群进行分类。

分类的标准主要有两类：健康风险的高低、医疗花费的高低。前者主要根据健康危险因素的多少、疾病危险性的高低等进行人群分组；后者主要根据卫生服务的利用水平、设定的阈值或标准等进行人群划分。不难理解的是，高健康风险的人群其医疗卫生花费通常也处于较高水平。

分类后的各个人群，由于已经有效地鉴别了个人及人群的健康危险状态，故可提高干预的针对性和有效性，通过对不同风险的人群采取不同等级的干预手段，可达到资源的最大利用和健康的最大效果。换句话说，健康风险评估后的各个人群，可依据一定的原则采取相应的策略进行健康管理。也只有这样，体检过程和体检报告才能不流于形式，真正实现个性化的健康管理。

3. 操作方法

第一步：准备健康风险评估所需工作条件。

包括计算机、网络和健康风险评估软件。市场上，健康风险评估软件有很多，要进行遴选。建议把软件与体检系统对接，可以直接使用体检数据，能提高工作效率。

第二步：收集个人健康有关信息。

个人健康信息包括年龄、性别、职业、受教育程度等识别信息；家族史、疾病史、膳食习惯、生活方式、体力活动等；体格测量、心电图检查和临床实验室检查结果等。可见，个人健康信息的来源主要为问卷调查和健康体检。在健康体检前，已经针对个体进行过问卷调查的，可以直接使用，否则要补充。

第三步：录入信息并进行健康风险分析。

信息收集完成后，由健康管理师将其录入健康风险评估软件，核查无误后，选择评估内容进行健康风险分析。健康风险评估软件可以评估生活方式、单病种或多病种。按需进行，并出具"个人健康信息清单"、按病种分类的"疾病危险性评价报告"及"个人健康管理处方"等。

第四步：解读健康风险评估报告。

不同软件产生的报告种类及份数会有所不同。但由于健康风险评估的目的是作为健康促进的工具和效果考核的指标，因而在内容上会有许多共同点。

主要的报告内容有个人健康信息汇总、缺血性心血管疾病评估、糖尿病风险评估、肺癌风险评估、高血压评估、生活方式评估、个性化膳食处方、个性化运动处方、危险因素重点提示等。

这些报告为受评估者提供未来若干年内患某种疾病的可能性相对于同年龄、同性别的一般人群的预测结果，并提示受评估者可努力改变的空间，同时依据受评估者存在的健康危险因素，产生相应的个性化膳食和运动处方，以便进行评估后的后续干预。

为客户解读健康风险评估报告时，务必要讲清楚这几件事：

① "个人健康信息汇总"是个体目前健康信息的真实反馈，与相关医疗诊断无关。

② "单病种的评估报告"包括风险等级、危险因素状况、可改变的危险因素提示。风险等级中的低、中或高是相对于同性别、同年龄一般人群的危险性的增减量，是一种预测，并不是明确的诊断。

③ 健康促进与指导信息。务必把个性化的膳食处方、运动处方介绍清楚，这些才是进行健康风险评估的出发点和落脚点。

（二）健康随访和指导

不良生活习惯的形成和慢性病的发生不是一时形成的，而不良生活习惯的纠正和慢性病的干预控制也不是一蹴而就的，所以要对客户的健康状况进行随访与指导才能实现干预的目的。

1. 健康状况监测

使用健康管理平台定期监测客户的健康危险因素、身体指标、异常体检指标、生活习惯、营养状况、心理状态、体能状况等变化情况。

2. 健康指导

对于体检的个体客户。要及时定期用邮件、微信、短信和电话等各种方式与客户交流，根据实时健康状况监测数据，提出最适当的保健方案，了解其反馈，为其制订下一阶段的管理目标和管理计划，指导其做好日后的健康维护。这种定期的联系有利于与客户建立长期稳定的合作关系。对于团检客户，健康体检完成之后，邀请医生去对方单位进行报告解读，根据企业健康汇总报告中提示的重点问题，安排针对性的健康讲座，提高大家的健康意识和预防意识，在第二年的体检方案的制订中会更加有针对性和对比性。

3. 健康随访技巧

健康管理师对个人或群体进行健康风险评估和分析后，很重要的一项工作就是对个人或群体进行健康指导，此过程主要通过健康管理师与服务对象之间的人际沟通来完成。

健康管理师在工作中与服务对象完成一次有效的随访，应该完成以下工作。

① 事前准备。健康管理师要查看服务对象的基本信息和进展情况，建立本次沟通的目标，准备好信息发送方法（如电话、邮件或交谈等）和信息内容。

② 总结进展。健康管理师要在开始沟通的最初询问服务对象自上次沟通以来的情况，

提问后以聆听为主。通过积极聆听，设身处地去听，用心和用脑去听，从而理解对方的意思，并及时进行确认和反馈。当没有听清楚、没有理解对方的话时，要及时提出，一定要完全理解对方所要表达的意思，做到有效沟通。

③ 确认需求。在对服务对象已有的进步予以肯定后，与其共同分析目前存在的问题。

④ 达成共识。健康管理师要协助服务对象找到解决问题的办法，并达成进一步共识，拟定下一阶段的目标。

⑤ 安排下次随访的时间和方式。人体处于不断变化中，由它传达出的健康信息也随之变化，因此健康管理并非一劳永逸，而应时刻更新。通过定期复检、随访随时监测个体的健康变化，掌握其最新的身体状况。根据动态监测的结果，随时调整干预方案，使之在下一阶段最适合该个体执行。

（三）检后就医服务

对于总检医生认为需要接受进一步医疗干预的客户，健康体检机构可以提供检后就医服务。服务形式包括特需门诊和远程会诊等。

1. 特需门诊

首先，客服人员与客户沟通协商并建议特需专家服务，取得同意并签署《特需专家服务知情同意书》。其次，客户在客服人员提供的特需专家信息中选择专家，然后客服人员联系专家、安排就诊并陪同。最后，客服人员要进行定期随访，根据需要继续安排就诊，就诊服务内容包括门诊和手术。

2. 远程会诊

根据客户的具体情况，客服人员在征得客户同意的情况下也可以安排远程会诊。客服人员全程做好对接、联系、资料存储和长期随访等工作。

（四）客户服务与管理

客户服务与管理贯穿体检前、中、后全程。一次体检结束并非体检中心与受检查者关系的终结。做好客户服务与管理是为了维系客户满意度，进而拓展市场、保留客户、提高效益。

1. 检前

一是制订体检计划，根据单位的实际情况制订适合不同行业、年龄、性别的体检项目套餐；二是制订预约方案；如网络预约、微信预约、相关 APP 预约等；三是组织健康讲座，增加员工健康意识，提升体检率；四是建立健康档案，进行个人健康信息的收集；五是制订个性化体检套餐，遵照原则结合本人特点和意愿。

2. 检中

一是信息管理，收集个人信息并提前录入系统，现场体检，个人信息自动录入保存。二是现场智能指导，缩短流程时间，提高体检效率。

3. 检后

一是健康评估，对检后个人或团队客户，有针对性地进行健康指导；二是健康随访，提供健康跟踪、健康讲座、健康调理、健康监控、健康干预、绿色就医通道等健康管理服务，将健康状况调整到正常状态，进行复检流程，判定最新的健康水平；三是建立客户个人健康档案，将历年健康结果信息进行对比，建立健康数据库。

[实训16] 健康体检方案的制订

【实训案例】

案例1：30岁，男，个体户，有肺癌家族史，经常吸烟、饮酒，喜欢吃偏咸、腌制的食物。

案例2：25岁，女，公司白领，居住在上海，平时工作压力较大，经常晚睡，未婚，但是有男朋友和性生活。

案例3：青少年，18岁，男，目前学习压力较大，平时运动较少，一般运动之后有胸闷、心率加快的情况。

【工作流程】

1. 收集健康信息

制作问卷，收集客户信息，问卷内容包括客户基本信息、患病情况（既往史、现病史、家族史）、膳食结构、运动锻炼情况、饮酒情况、吸烟情况等相关信息，借此来收集客户的健康信息，建立健康档案作为制订方案的依据。

2. 制订健康体检方案

案例1：通过问卷调查，了解客户存在患肺癌疾病的高危因素。由于生活习惯不良，其肝功能、血压、血脂、消化系统都存在一定的风险。体检套餐项目一般包括一般检查、生化项目检查以及物理检查。根据收集到的信息，套餐内容必须包含胸部CT、肝功能、幽门螺杆菌、胃功能、心脑血管相关检查（血脂、血压、血糖、心电图、心肌酶等检查），费用可调的情况下，还可增加心脏彩超、颈动脉彩超、胶囊胃镜等费用较高的项目。

案例2：通过问卷调查，该客户的主要危险因素来源于工作和生活，尤其要注重甲状腺和心功能方面的检查，目前由于压力，很多人都患有甲状腺疾病，猝死在年轻人中越来越常见。因此，该客户的体检套餐项目除了要有基础检查，还要包含的项目有甲状腺彩超、甲状腺功能、心脏彩超、心肌酶检查，另外也要特别注重乳房彩超、妇科检查以及HPV宫颈癌筛查。

案例3：通过问卷调查，得知该客户比较年轻，身体机能比较不错，但是我们不可否认的是，目前很多疾病越来越高发且趋于年轻化，因此，年龄不再是我们放纵的资本。套餐内容涉及的范围可以比较广，但是每个项目检查的深度不需要特别突出。但因为学习压力较大，用眼比较多，眼科检查可以比较全面。另外，该客户运动较少，运动之后有胸闷、心率加快的情况,所以需要注重心肺功能的检测。

▶【案例总结】

通过以上案例的学习,我们需要掌握根据客户的差异性来制订具有个性化的体检套餐的技能。

以案例1举例,该客户有肺癌家族史,也存在生活习惯方面的危险因素。因此在定制套餐的时候,重点关注的项目,首先一定是肺癌疾病方面的检测,因为这个危险因素不可控;其次,根据他的生活习惯可能造成的高危疾病,我们再针对性地增加体检项目。体检属于二级预防,在做好定期健康体检的同时,可以分析收集到的健康数据,对客户的健康状况作一个风险评估,分为可干预危险因素和不可干预危险因素。其中,不可干预危险因素有家族史、年龄;可干预危险因素有吸烟、饮酒,喜欢吃偏咸、腌制的食物。那么,我们就可以在后期为客户制订专业的健康分析报告,采取行动,纠正其不良的生活习惯,建立合理的生活方式并定期跟踪随访,以此来提高客户的生活质量。

(、周晓波)

项目十七　体格测量与常用健康管理技能

驱动目标

1. 掌握头围的测量方法。
2. 掌握胸围的测量方法。
3. 掌握腰围的测量方法。
4. 掌握臀围的测量方法。
5. 掌握身高的测量方法。
6. 掌握体重的测量方法。
7. 掌握血压的测量方法。
8. 掌握体温的测量方法。
9. 掌握无菌手套的穿脱方法。
10. 掌握七步洗手法。

必备知识

一、测头围

头围是反映大脑和颅骨的发育指标,与脑发育正常与否有关。3岁以下儿童应测量头围。头围过大常见于脑积水和佝偻病后遗症,过小见于脑发育不全及小头畸形。

(一)使用器材

头围的测量应使用符合国家标准生产的软尺。使用前先用标准钢尺校对,每米误差不超过 0.2cm。

(二) 测量方法

测量者用拇指将软尺零点固定于头部右侧齐眉弓上缘处，软尺紧贴头皮（头发过多将其拨开），从头部右侧经枕骨粗隆最高处及另一侧眉弓上缘回到"0"点（图 17-1）。

读数以"cm"为单位，读至 0.1cm。

(三) 儿童头围的评价

中国 3 岁以下儿童头围标准值见表 17-1、表 17-2。

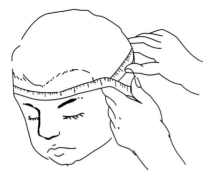

图 17-1 头围的测量方法

我国儿童出生时平均头围 34cm，前半年增长 8~10cm，后半年增长期 2~4cm；6 个月时平均头围 44cm；1 岁时平均头围 46cm（同胸围）；2 岁时平均头围为 48cm；5 岁时平均头围 50cm；15 岁时平均头围接近成人，为 54~58cm。

表 17-1 中国 3 岁以下男童头围标准值

年龄	月龄/月	-3SD/cm	-2SD/cm	-1SD/cm	中位数/cm	+1SD/cm	+2SD/cm	+3SD/cm
出生	0	30.9	32.1	33.3	34.5	35.7	36.8	37.9
	1	33.3	34.5	35.7	36.9	38.2	39.4	40.7
	2	35.2	36.4	37.6	38.9	40.2	41.5	42.9
	3	36.7	37.9	39.2	40.5	41.8	43.2	44.6
	4	38.0	39.2	40.4	41.7	43.1	44.5	45.9
	5	39.0	40.2	41.5	42.7	44.1	45.5	46.9
	6	39.8	41.0	42.3	43.6	44.9	46.3	47.7
	7	40.4	41.7	42.9	44.2	45.5	46.9	48.4
	8	41.0	42.2	43.5	44.8	46.1	47.5	48.9
	9	41.5	42.7	44.0	45.3	46.6	48.0	49.4
	10	41.9	43.1	44.4	45.7	47.0	48.4	49.8
	11	42.3	43.5	44.8	46.1	47.4	48.8	50.2
1 岁	12	42.6	43.8	45.1	46.4	47.7	49.1	50.5
	15	43.2	44.5	45.7	47.0	48.4	49.7	51.1
	18	43.7	45.0	46.3	47.6	48.9	50.2	51.6
	21	44.2	45.5	46.7	48.0	49.4	50.7	52.1
2 岁	24	44.6	45.9	47.1	48.4	49.8	51.1	52.5
	27	45.0	46.2	47.5	48.8	50.1	51.4	52.8
	30	45.3	46.5	47.8	49.1	50.4	51.7	53.1
	33	45.5	46.8	48.0	49.3	50.6	52.0	53.3
3 岁	36	45.7	47.0	48.3	49.6	50.9	52.2	53.5
	42	46.2	47.4	48.7	49.9	51.3	52.6	53.9

表 17-2　中国 3 岁以下女童头围标准值

年龄	月龄/月	−3SD/cm	−2SD/cm	−1SD/cm	中位数/cm	+1SD/cm	+2SD/cm	+3SD/cm
出生	0	30.4	31.6	32.8	34.0	35.2	36.4	37.5
	1	32.6	33.8	35.0	36.2	37.4	38.6	39.9
	2	34.5	35.6	36.8	38.0	39.3	40.5	41.8
	3	36.0	37.1	38.3	39.5	40.8	42.1	43.4
	4	37.2	38.3	39.5	40.7	41.9	43.3	44.6
	5	38.1	39.2	40.4	41.6	42.9	44.3	45.7
	6	38.9	40.0	41.2	42.4	43.7	45.1	46.5
	7	39.5	40.7	41.8	43.1	44.4	45.7	47.2
	8	40.1	41.2	42.4	43.6	44.9	46.3	47.7
	9	40.5	41.7	42.9	44.1	45.4	46.8	48.2
	10	40.9	42.1	43.3	44.5	45.8	47.2	48.6
	11	41.3	42.4	43.6	44.9	46.2	47.5	49.0
1 岁	12	41.5	42.7	43.9	45.1	46.5	47.8	49.3
	15	42.2	43.4	44.6	45.8	47.2	48.5	50.0
	18	42.8	43.9	45.1	46.4	47.7	49.1	50.5
	21	43.2	44.4	45.6	46.9	48.2	49.6	51.0
2 岁	24	43.6	44.8	46.0	47.3	48.6	50.0	51.4
	27	44.0	45.2	46.4	47.7	49.0	50.3	51.7
	30	44.3	45.5	46.7	48.0	49.3	50.7	52.1
	33	44.6	45.8	47.0	48.3	49.6	50.9	52.3
3 岁	36	44.8	46.0	47.3	48.5	49.8	51.2	52.6
	42	45.3	46.5	47.7	49.0	50.3	51.6	53.0

注：SD 是标准差的意思，−1SD 表示头围在同年龄同性别的孩子中处于中下水平，正常范围是 −2SD~+2SD 之间，大概 75% 的人群在此范围内，超过此范围说明头围大或小。

（四）注意事项

测量时软尺应紧贴皮肤、左右对称。对于长发者，应在软尺经过处将头发向上、下分开。

二、测胸围

胸围是胸廓的最大围度，是人体宽度和厚度最有代表性的指标，反映胸廓的大小和肌肉发育状况，在一定程度上反映身体形态和呼吸器官的发育状况，同时也是青少年生长发育水平的重要指标。

（一）使用器材

胸围的测量应使用符合国家标准生产的软尺。使用前先用标准钢尺校对，每米误差不超过 0.2cm。

(二) 测量方法

1. 被测者姿势

自然站立，两足分开与肩同宽，肩放松，两臂自然下垂，呼吸平静。

2. 测量定位

男性和未发育的女性，软尺下缘在胸前乳头上缘；已发育的女性，软尺在乳头上方与第四肋骨平齐，将软尺上缘经肩胛下角下缘向胸前围绕一周。软尺围绕胸部的松紧度应适宜（皮肤不产生明显凹陷）。软尺上与"0"点相交的数值即为测量值（图17-2）。

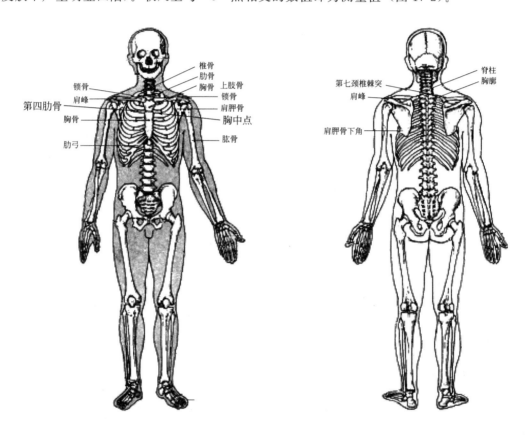

图 17-2　胸围测量定位示意图

3. 读数要求

在被测者呼气末（平静呼吸）读数，以"cm"为单位，精确到小数点后1位（0.1cm）。测量误差不得超过1.0cm。

(三) 注意事项

① 测量时，被测者姿势要正确，不要低头、耸肩、挺胸、驼背等。
② 检测人员应严格控制软尺的松紧度，以对皮肤不产生明显压迫为度。

③ 如触摸不到肩胛下角，可让受检者扩胸，待触摸清楚后，受检者应恢复正确测量姿势。

④ 如两侧肩胛下角高度不一致，以低侧为准。若两侧肩胛下角的高低相差过大，视为非正常，应将测量到的数值予以剔除。

三、测腰围

腰围与腹内脂肪含量相关，是反映脂肪总量和脂肪分布的综合指标，对于向心性肥胖诊断具有重要意义。

（一）使用器材

腰围的测量应使用符合国家标准生产的软尺。使用前先用标准钢尺校对，每米误差不超过 0.2cm。

（二）测量方法

在清晨未进食的条件下，被测者自然站立，双脚分开 25～30cm，体重均匀分配，勿用力挺胸或收腹。用一根没有弹性、最小刻度为 1mm 的软尺，放在水平位髂前上棘和第 12 肋骨下缘连线的中点（通常是腰部自然最窄部位，见图 17-3），沿水平方向围绕腹部一周。

在正常呼气末测量腰围，以"cm"为单位，读至 0.1cm。两次测量之间的误差不超过 1.0cm。

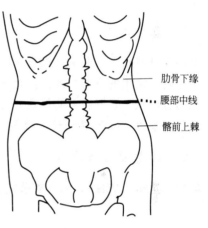

图 17-3　腰围的测量定位示意图

（三）注意事项

① 测量时，软尺要紧紧地贴在皮肤上，松紧度应适宜（使皮肤不产生明显凹陷）。
② 测量时，受试者被测部位要充分裸露。
③ 测量时，受试者不能有意识地挺腹或收腹。
④ 测试环境安静，相对隔离。

（四）向心性肥胖的判定

标准腰围的计算方法：

$$男性腰围 = 身高(cm) \div 2 - 11cm$$
$$女性腰围 = 身高(cm) \div 2 - 14cm$$

低于或超出标准值的 5% 为正常范围。所测人群的腰围只要在公式计算的正常范围内，体重指数几乎都在正常范围，腰围低于或超出正常值范围的百分数和与之相应的体重指数降低或升高的百分数也基本相符。

正常成人腰围的判断标准见表 17-3，超过此标准者为腹部肥胖（向心性肥胖）。

表 17-3 正常成人腰围的判断标准

项目	WHO/cm	亚洲/cm	中国/cm
男性	<94	<90	<85
女性	<80	<80	<80

四、测臀围

臀围是臀部的最大围度,是反映臀部脂肪分布的重要指标。同时测量臀围和腰围以计算腰臀比,可以用来反映人体的脂肪分布特点和肥胖特点。

(一)使用器材

臀围的测量应使用符合国家标准生产的软尺。使用前先用标准钢尺校对,每米误差不超过 0.2cm。

(二)测量方法

被测者自然站立,两腿并拢直立,臀部放松,两臂自然下垂,呼吸自然。
臀围测量常用的有两个部位:臀部的臀大肌最凸处(最大围);股骨大粗隆水平。
测量者用软尺置于臀部测量点,水平围绕臀部一周进行测量。
读数要求以"cm"为单位,读至 0.1cm。

(三)腰臀围比值计算

腰臀围比值(WHR)的计算公式:

$$WHR = \frac{腰围值}{臀围值}$$

男性大于 0.9 或女性大于 0.85,则可诊断为向心性肥胖,但其分界值随年龄、性别、人种的不同而不同。目前一般用腰围代替腰臀比来判断向心性肥胖。

(四)注意事项

① 测试人员应严格控制软尺的松紧度。
② 测量时,被测者身穿单薄长裤,可直接测量。男性被测者只能穿短裤;女性被测者穿短裤、背心或短衫。
③ 测量时,被测者不能有意识地挺腹或收腹。
④ 测量前须取出裤袋内物品(如钥匙、钱包、手机等),以免影响测量结果。
⑤ 如果被测者穿数条长裤,则让其脱掉外裤,留最里面的一条长裤进行测量。

五、测身高

身高是反映人体骨骼生长发育和人体纵向高度的主要形态指标。

(一)使用器材

身高的测量应使用符合国家标准生产的电子或机械的身高计,目前常见的是复合式的电子或机械的身高体重计。使用前应校对"0"点,以标准刻度钢尺检查其刻度是否准确,1m的误差不能大于0.1cm。

(二)测量方法

被测者应当空腹、赤足、只穿轻薄的衣服,以立正姿势站在身高计的底板上(上肢自然下垂,足跟并拢,足尖分开成60°),足跟、骶骨部及两肩胛间区与立柱相接触(三点靠立柱),躯干自然挺直,头部正直,两眼平视前方,耳郭上缘与眼眶下缘保持水平(两点呈水平)。

测量者站在被测者右侧,将水平压板下滑至被测者头顶(机械身高计)。

测量人员读数时双眼应与压板的平面等高,以"cm"为单位,读至小数点后一位(0.1cm)。电子身高计读数时直接读显示屏上的数字并记录。

每次测量身高最好连续测两次,间隔30s。两次测量的结果应大致相同。身高计的误差不得超过0.5cm。

记录方式:将读数(含小数点后1位)填入方格内。如果被测者身高不足100cm,则在方格首位加"0"。

如:某被测者,身高测量值为99.6cm,则记录为:

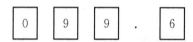

(三)注意事项

① 测量器材应置于平坦地面并靠墙。
② 测量姿势要求"三点靠立柱""两点呈水平"。
③ 水平压板与头部接触时松紧要适度,头发蓬松者要压实。妨碍测量的发辫要放开,发结等饰物要取下。

六、测体重

体重是反映人体横向生长,围、宽、厚度及重量的整体指标。它不仅反映人体骨骼、肌肉、皮下脂肪及内脏器官的发育状况和人体的充实程度,而且也间接反映人体的营养状况。

连续观测和记录体重的变化能有效地反映机体能量代谢和蛋白质的储存状况。体重是人体测量指标中测量方法最方便、使用工具最价廉的指标。

(一)使用器材

体重的测量应使用符合国家标准生产的电子或机械的体重秤(计),目前常见的是复合式的电子或机械的身高体重计(秤)。使用前检验其准确度和灵敏度,准确度要求误差不超过0.1kg。检验方法是分别称量备用的10kg、20kg、30kg标准砝码,检查指示读数与标准砝码差值是否在允许范围。

灵敏度检验方法是置100g砝码,机械的体重秤应观察刻度尺抬高了3mm或游标移动显示0.1kg位置,电子体重计应显示0.1kg。

(二) 测量方法

将机械的体重秤置于平坦地面上，调至"0"点。被测者测量前排空二便，穿着短裤、短袖衣站在秤台中央。待被测者站稳、秤的指针或数字显示稳定后读数和记录。读数以"kg"为单位，精确至0.1kg。两次测量的读数误差不超过0.1kg。

(三) 注意事项

① 每天使用前进行校正。
② 测量时，体重计（秤）应放置在平坦地面上。
③ 被测者应尽量减少着装，脱去鞋、袜。男性被测者只着短裤，女性被测者着短裤和短袖衫。
④ 上、下体重计（秤）时，动作要轻缓，严禁蹦跳，避免损坏体重传感器。被测者在量盘上要站稳、站直，减少身体晃动。
⑤ 测量体重前，应让被测者排空二便、不要大量喝水，也不要进行剧烈的体育活动和体力劳动。
⑥ 男、女分开独立测试。

(四) 体重测量评价

常采用以下指标评价成人体重状况。

1. 标准体重（参考体重）**评价法**

(1) 标准体重的计算　主要有3种计算公式。
① 标准体重＝身高(m)×身高(m)×标准系数(女性20、男性22)。

低于或超过标准体重10%为正常体重；低于或超过标准体重10%~20%为体重偏重或偏轻；低于或超过标准体重20%以上为肥胖或消瘦。

② 标准体重(kg)＝身高(cm)－105。

例如，一个身高180cm的男子，他的标准体重应该是：180－105＝75（kg）。凡是超过标准体重10%者为偏重，超过20%以上者为肥胖；低于标准体重10%者为偏瘦，低于20%以上者为消瘦。

注意：上述计算方法只适用于成年人。对儿童、老年人或身高过于低的人并不适用。
③ 标准体重(kg)＝［身高(cm)－100］×0.9。

注意：这一公式的计算结果适合于亚洲人的具体情况。

(2) 标准体重百分率的计算

$$标准体重百分率(\%) = (实际体重 - 标准体重) \div 标准体重 \times 100\%$$

式中，标准体重和实际体重的单位为"kg"。

(3) 评价标准　标准体重评价法的评价标准见表17-4。

2. 平时体重百分率的计算及评价

体重的变化能有效地反映机体能量代谢状况。平时体重百分率计算公式为：

$$平时体重百分率(\%) = 调查时的实际体重(kg) \div 平时体重(kg) \times 100\%$$

评价标准：85%～95%表示轻度热能营养不良；75%～85%表示中度热能营养不良；75%以下表示重度热能营养不良。

表 17-4　标准体重评价法的评价标准

体重范围	评价
＞(标准体重＋50%×标准体重)	重度肥胖
(标准体重＋30%×标准体重)～(标准体重＋50%×标准体重)	中度肥胖
(标准体重＋20%×标准体重)～(标准体重＋30%×标准体重)	轻度肥胖
(标准体重＋10%×标准体重)～(标准体重＋20%×标准体重)	超重
(标准体重－10%×标准体重)～(标准体重＋10%×标准体重)	正常体重
(标准体重－20%×标准体重)～(标准体重－10%×标准体重)	轻度营养不良
(标准体重－30%×标准体重)～(标准体重－20%×标准体重)	中度营养不良
＜(标准体重－30%×标准体重)	重度营养不良

3.体重损失率的计算及评价

根据不同时期的实际体重进行计算和评价。其计算公式为：

体重损失率(%)＝[上次体重(kg)－这次体重(kg)]÷上次体重(kg)×100%

评价标准：体重损失率一周内超过2%、1个月内超过5%、2个月内超过7.5%、6个月内超过10%均说明个体存在蛋白质热能营养不良。

4.成人体重指数（BMI）

BMI是评价18岁以上人群营养状况的常用指标。它不仅能较敏感地反映体型的胖瘦程度，而且与皮褶厚度、上臂围等营养状况指标的相关性也较高。

BMI的计算公式为：

$$BMI＝体重(kg)/[身高(m)]^2$$

BMI的评价标准见表17-5。

表 17-5　成人 BMI 评价标准

评价	WHO 成人标准/(kg/m²)	中国成人标准/(kg/m²)
体重过低	＜18.5	＜18.5
正常范围	18.5～24.9	18.5～23.9
超重	25.0～29.9	24.0～27.9
肥胖	≥30	≥28

应用BMI进行营养状况评价具有简单、方便、有效的特点。但是要注意BMI的适用范围，成人BMI不适合下列人群：年龄小于18岁者、运动员、肌肉特别发达者、孕妇、哺乳期妇女、体弱或需久坐的老人。

例如：个人的身高为1.8m，体重为68kg，他的 BMI＝68/(1.8×1.8)＝20.9(kg/m²)，当BMI指数为18.5～23.9kg/m²时属正常。

5.腰围和腰臀比（WHR）

判断标准见本节测腰围与测臀围部分。

七、测血压

血压通常指动脉血压或体循环血压,是重要的生命体征。血压测量是评估血压水平、诊断高血压及观察降压疗效的主要手段。准确地测量血压是基层开展高血压管理的基础。

正常的血压是血液循环流动的前提,血压过高或过低(高血压、低血压)都会造成严重的后果。

(一) 使用器材

血压计主要分为水银血压计和电子血压计。

水银血压计用于听诊法测量血压,必须配合听诊器,测出收缩压和舒张压的读数。电子血压计体积小,携带使用方便,包括臂式、腕式、手指式。腕式及手指式的电子血压计误差较大,建议糖尿病、高血压、高血脂患者及老年人尽量选择臂式电子血压计。

(二) 测量方法

测量血压的方法有听诊法、电子血压计测量法、动态血压监测法。最常用的血压测量方法是听诊法,又叫柯氏音法,分为人工柯氏音法和电子柯氏音法。

1. 听诊法

人工柯氏音法是用压力表与听诊器进行测量血压的方法。

(1) 听诊法测量血压的方法

① 被测量者取坐位,最好坐靠背椅,裸露上臂,使上臂与心脏处在同一水平。将袖带紧贴在被测者的上臂,袖带的下缘应在肘部上2.5cm。将听诊器探头置于肱动脉搏动处。

② 测量时快速充气,使气囊内压力达到桡动脉搏动消失后再升高20~30mmHg,然后以恒定的速率(2~6mmHg/s)缓慢放气。对于心率缓慢者,放气速率应更慢些。获得舒张压读数后,快速放气至"0"。

③ 在放气过程中仔细听取柯氏音,观察柯氏音第Ⅰ时相(第一音)和第Ⅴ时相(消失音)水银柱凸面顶端的垂直高度。收缩压读数取柯氏音第Ⅰ时相,舒张压读数取柯氏音第Ⅴ时相。

④ 应相隔1~2min重复测量,取两次读数的平均值并记录下来。如果收缩压或舒张压的两次读数相差5mmHg以上,应再次测量,取3次读数的平均值并记录下来。

(2) 听诊法测量血压的注意事项

① 选择符合计量标准的水银血压计进行测量。

② 被测者至少安静休息5min,测量前30min内应避免剧烈运动、进食、喝含咖啡的饮料、吸烟以及服用影响血压的药物。测量血压之前,应排空膀胱。

③ 袖带的大小适合被测者的上臂臂围,至少覆盖上臂的2/3。大多数人的上臂围为25~35cm,应使用长35cm、宽12~13cm规格气囊的袖带;肥胖者或臂围大者应使用大规格的袖带;儿童使用小规格的袖带。

④ 老年人、糖尿病患者及出现体位性低血压情况者,应加测站立位血压。站立位血压应在卧位改为站立位后1min和5min时测量。

⑤ 12岁以下儿童、妊娠妇女，以及严重贫血、甲状腺功能亢进、主动脉瓣关闭不全及柯氏音不消失者，以柯氏音第Ⅳ音（变音）作为舒张压读数。

⑥ 读取血压数值时，末位数值只能为 0、2、4、6、8，不能出现 1、3、5、7、9，并应注意避免末位数偏好。

⑦ 因存在双上肢血压不同的可能性，首次就诊时应测量左、右上臂血压，以后通常测量血压较高一侧。

2. 电子血压计测量法

电子血压计测量法则是用电子技术代替柯氏音测量血压的方法。

（1）购买符合国家标准的血压计　购买血压计时应注意其是否符合国家标准。

（2）正确认识血压的自然波动　每个人的血压在一天之内正常波动，上午 8～10 点和下午 4～6 点的血压相对较高，晚上较低，并随着人的心理状态、季节、气温的变化以及测量的部位（臂或腕）、体位（坐或卧）的不同而发生变化。因此，每次测量血压的数值不同属正常现象。

（3）正确的测量方法　首先，每次测量的时间、部位、体位要一致，以增加可比性。其次，袖带的高度要与心脏位置处于同一高度（图 17-4），且袖带的胶管应放在肱动脉搏动处，袖带的底部应高于肘部 1～2cm 处，袖带卷扎的松紧度以能够刚好插入一指为宜。最后，测量前一定要保持安静状态至少 5～10min。

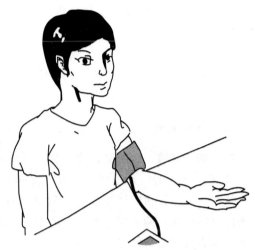

图 17-4　袖带的高度与心脏位置处于同一高度

3. 动态血压监测法

动态血压是指被测者佩戴动态血压监测仪记录的 24h 血压。国内动态血压的正常参考标准值为：24h 平均值＜130/80mmHg，白天平均值＜135/85mmHg，夜间平均值＜125/75mmHg。正常情况下，夜间血压平均值比白天血压平均值低 10%～15%。

动态血压监测在临床上可用于诊断白大衣性高血压、隐性高血压、难治性高血压、发作性高血压或低血压，评估血压升高严重程度，但不能取代诊室血压测量。

八、测体温

体温测量常用的方法有口腔测量法、腋下测量法和肛门测量法三种。用于口腔测量的体温表叫口表；用于腋下测量的体温表叫腋表；用于肛门测量的体温表叫肛表。体温计的类型主要有三种，分别是水银体温计、电子体温计、红外线体温计。

（一）使用器材

测温盘内备消毒好的体温计、消毒液、纱布、弯盘。

(二) 测量方法

无论用哪种测量方法,测量前都应将体温表内的水银柱甩至 35℃ 以下。测量体温的具体方法如下。

1. 口腔测量法

将口表消毒、擦干,将水银头端放于被测者舌下,让被测者紧闭口唇,切勿用牙咬,也不要说话,以免体温表被咬碎或脱落。3min 后取出,在光亮处,将体温表横持,并慢慢转动,观察水平线位置的水银柱所在刻度。测毕后,体温表用冷水予以清洗,擦干后收存。如被测者为传染病患者,测毕后体温表须在 75% 酒精中浸泡半小时。正常人的口腔温度为 36.2~37.2℃。

注意:①如进食、饮水或吸烟,须隔半小时后测量;②寒冷季节从室外进屋,须隔 15min 后测量;③如不慎咬破口表,应用清水漱口并吐出口腔内碎玻璃及水银,也可口服牛奶或鸡蛋清。

2. 腋下测量法

擦干被测者腋下,将腋表轻轻放入被测者腋下,使水银头端位于腋窝的顶部,让被测者夹紧腋窝。5~10min 后取出,查看方法同口表。正常腋下温度为 36~37℃。

注意:①出汗多时要先擦去腋窝部的汗水;②若洗澡后,须隔 20min 才能测温;③体温表应紧贴皮肤,两者间不能夹有内衣或被单;④腋窝周围不应有影响温度的冷热物体,如热水、冰袋、开启着的电热毯等。

3. 肛门测量法

让被测者屈膝侧卧或俯卧,露出臀部,测量者将涂有凡士林或肥皂液的肛表水银端轻轻插入被测者肛门内约 3~4cm。3min 后取出,用软纸擦净体温表后,读出体温刻度。正常肛门温度为 36.5~37.7℃。

注意:测温期间最好握住体温表的上端,以防脱落折断。有腹泻症状和直肠、肛门疾患者不宜采用肛门测量法。

九、穿脱无菌手套

为确保医疗健康操作的无菌效果,在执行某些无菌操作或接触某些无菌物品时,须戴无菌手套,以避免交叉感染,保证操作的无菌性。

(一) 工具

口罩、无菌手套包、洗手液、无菌巾。

(二) 步骤/方法

1. 洗手

工作人员着装整洁,修剪指甲,戴口罩,洗净擦干双手。

2. 开包

打开无菌手套包，摊开手套袋。

3. 戴手套

一只手掀起手套袋开口处，另一只手捏住手套翻折部分，垂直取出两只手套，将手套对准五指戴好一只。已戴好手套的手插入另一只手套的翻折内面，对准五指戴好。双手不得低于腰部、高于肩部。将手套的翻折处套在工作服袖上。

4. 调整

双手对合交叉调整手套的位置。

5. 脱手套

操作完毕，用一只戴手套的手捏住另一只手套的外面翻转脱下至手指，已脱下手套的拇指插入未脱的手套口内，将其翻转脱下。将脱下的手套一起放入医疗垃圾袋内。

（三）注意事项

① 严格区分无菌面和非无菌面，戴手套时应注意未戴手套的手不可触及手套外面，而戴手套的手则不可触及未戴手套的手或另一只手套的里面。
② 戴手套后如发现手套破裂，应立即更换。
③ 脱手套时，须将手套口翻转脱下，不可用力强拉手套边缘或手指部分，以免损坏。
④ 戴手套后，手臂不可下垂，应保持在腰上、肩下范围内活动。

十、七步洗手法

七步洗手法是医务人员进行操作前的洗手方法。用七步洗手法清洁自己的手，清除手部污物和细菌，预防接触感染，减少传染病的传播。

（一）前期准备

环境要求：宽敞明亮、有非接触式自来水龙头和齐腰高的水槽。

洗手前准备：手部无伤口，修剪指甲；穿好洗手衣（或收好袖口），戴好口罩、帽子；备好洗手液（或肥皂）、干燥的无菌擦手巾。

（二）步骤

第一步（内）：洗手掌。用流水湿润双手，涂抹洗手液（或肥皂），掌心相对，手指并拢相互揉搓（图17-5）。

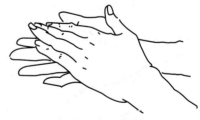

图 17-5　洗手掌

第二步（外）：洗背侧指缝。手心对手背沿指缝相互揉搓，双手交换进行（图17-6）。
第三步（夹）：洗掌侧指缝。掌心相对，双手交叉沿指缝相互揉搓（图17-7）。

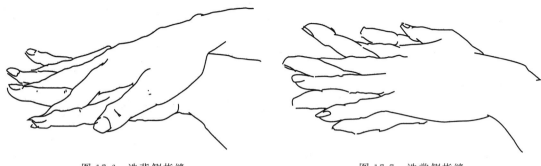

图 17-6　洗背侧指缝　　　　　　　　图 17-7　洗掌侧指缝

第四步（弓）：洗指背。弯曲各手指关节，半握拳把一只手指背放在另一只手掌心旋转揉搓，双手交换进行（图 17-8）。

第五步（大）：洗拇指。一只手握另一只手大拇指旋转揉搓，双手交换进行（图 17-9）。

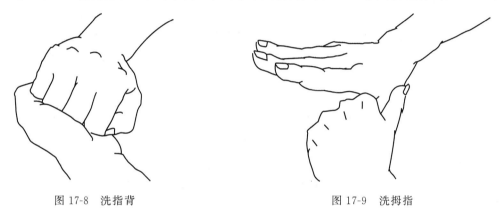

图 17-8　洗指背　　　　　　　　　　图 17-9　洗拇指

第六步（立）：洗指尖。弯曲各手指关节，把一只手指尖合拢在另一只手掌心旋转揉搓，双手交换进行（图 17-10）。

第七步（腕）：洗手腕、手臂。揉搓手腕、手臂，双手交换进行（图 17-11）。

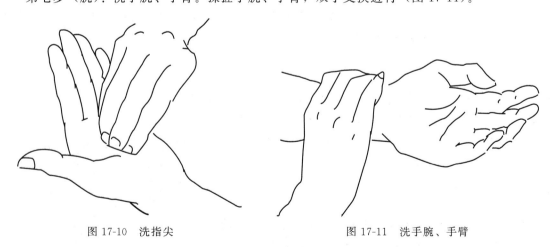

图 17-10　洗指尖　　　　　　　　　　图 17-11　洗手腕、手臂

最后用流水冲净手上的洗手液（或肥皂），用干燥的无菌擦手巾擦干双手。

特别要注意彻底清洗戴戒指、手表和其他装饰品的部位，应先摘下手上的饰物再彻底清洁。每个步骤不少于 15s，整个过程不少于 2min。

[实训17-1] 成人体格测量及体重判定

▶【实训案例】

案例1：某成年男性，身高168cm，体重73kg。
案例2：某女士，今年60岁，身高162cm，体重71kg，腰围90cm。
案例3：某男性，身高167cm，体重75kg，腰围87cm。

▶【实训目标】

① 会计算体重指数。
② 能正确进行测量操作。
③ 会进行肥胖及向心性肥胖的判定。
④ 提出一项能进一步了解脂肪分布情况的体格测量项目。

▶【工作流程】

1. 熟悉相关成人体格测量标准、评价标准
2. 测量身高、体重

测量身高时，被测者赤足，背向立柱站立在身高计的底板上，躯干自然挺直，头部正直，两眼平视前方，耳郭上缘与眼眶下缘最低点保持水平。上肢自然下垂，两腿伸直。两足跟并拢，足尖分开约60°。背部与立柱相接触，呈"三点靠立柱"站立姿势。测量人员单手将水平压板沿立柱向下滑动至被测者头顶。读数时，测量人员双眼要与水平压板平面等高读数。记录以"cm"为单位，精确到小数点后1位。测量误差不得超过0.5cm。

测量体重时，如使用电子身高体重计，每次使用前应先检查身高体重计是否平放在地面上。如不平，可转动底板下面的4个调节螺钉，保证其全部接触地面，并与地面垂直，不晃动。检查仪器是否已接通电源；打开仪器盒和电机电源开关，电源指示灯亮，活动标杆缓缓上升至最高点，上行指示灯亮，显示屏上显示"0000"，表示设备正常，可以开始检测。仪器进入正常工作状态后，被测者穿短衣裤、赤足，自然站立在体重计量盘的中央，保持身体平稳，开始测量。等显示屏上显示的数值稳定后，记录显示的数值。记录以"kg"为单位，精确到小数点后1位。测量误差不得超过0.1kg。

3. 测量腰围

受试者自然站立，两肩放松，双臂适度张开下垂；双腿合并，使体重均匀分担在双腿，露出腹部皮肤；测量时平缓呼吸，不要收腹或屏气。测量人员面对被测者，将软尺经脐上1cm处水平绕一周。软尺围绕腰部的松紧度应适宜（使皮肤不产生明显凹陷）。记录以"cm"为单位，精确到小数点后1位。测量误差不得超过1.0cm。

4. 肥胖的判定

（1）人体BMI指数　体重（kg）/[身高（m）]^2。按中国标准来对照，BMI指数在18.5~23.9kg/m^{2}之间者为正常体重，在24.0~27.9kg/m^{2}之间者为超重，大于等于28.0kg/m^{2}者则为肥胖。

(2) 腰围　男性腰围≥85cm，女性腰围≥80cm，都属于向心性肥胖。

(3) 人体体脂肪率　它反映人体内脂肪含量的多少，当男性体脂肪率＞25%、女性体脂肪率＞30%就属于肥胖。

5. 对案例客户营养状况进行评价

▶【案例总结】

体格测量要掌握对应的解剖标志，测量位置要正确，选用合适的测量工具，正确进行测量操作，读数要正确。能根据测量数据进行相应指数的推算。

[实训17-2] ▶▶ 血压的测量

▶【实训案例】

某男性，40岁，离异，身高172cm，体重79kg，吸烟20年，每天1包。父母均有高血压病史。最近经常觉得头晕头痛、眼花、胸闷，便到健康管理中心咨询，了解是否有高血压。请给他测量血压。

▶【实训目标】

① 能正确进行血压的测量。

② 能对高血压进行分级判定。

▶【实训步骤/工作流程】

1. 做好用物准备，包括血压计、听诊器、记录本、笔。检查血压计玻璃管有无破损、水银有无漏出，检查加压气球和橡胶管有无老化、漏气，听诊器是否完好等。

2. 被测者个人准备，取舒适体位（坐、平躺），手臂位置（肱动脉）与心脏同一水平，站立或坐位时平第四肋（相当于乳头水平），卧位时平腋中线，卷袖，露臂，手掌向上，肘部伸直。

3. 测量血压。

① 打开血压计，垂直放妥，开启水银槽开关。

② 排尽袖带内空气，平整地置于上臂中部，下缘距肘部2~3cm，松紧度以能插入一指为宜。

③ 听诊器置肱动脉搏动最明显处，一只手固定，另一只手握加压气球，关阀门，注气至肱动脉搏动消失再升高20~30mmHg。

④ 缓慢放气，速度以水银柱每秒下降4mmHg为宜。

⑤ 当听诊器中出现第一声搏动声，此时水银柱所指的刻度即为收缩压；当搏动声突然变弱或消失，此时水银柱所指的刻度即为舒张压。

⑥ 测量结束，排尽袖带内余气，拧紧压力阀门，整理后放入盒内；血压计盒盖右倾45°，使水银全部流回槽内，关闭水银槽开关，盖上盒盖，平稳放置。

4. 记录血压值，用分数式表示：收缩压/舒张压 mmHg，如120/80mmHg。

5. 判定该血压值是否正常，如果是高血压，请进行高血压分级。

▶【案例总结】

对于高血压患者，要进行评估，一是对血压的高低进行分级，根据血压高低，可以分为1级、2级、3级，级别越高，说明高血压升高的程度就越重。对高血压分级之后，要对高血压的危险进行评估，风险评估包括对危险因素的评估、对靶器官损伤的评估，以及对有没有合并临床状况进行评估。根据这种评估，将未来十年内发生心血管病事件的风险分为低危、中危、高危和很高危这四种危险层次。高血压的分级和危险分层对于指导治疗以及判断预后很有指导意义。所以对于每一个高血压患者，都应该做分级以及危险分层的评估。

（黎壮伟）

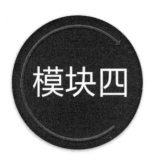

模块四 生命急救技能

项目十八 心肺复苏术

 驱动目标

1. 掌握心脏骤停的临床表现。
2. 能单人独立或者双人配合进行心肺复苏操作。
3. 能判断心肺复苏是否成功。

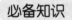 **必备知识**

PPT 课件

一、心脏骤停概述

心脏骤停是指心脏射血功能的突然终止,患者对刺激无意识、无脉搏、无呼吸或濒死叹息样呼吸,如不能得到及时有效的救治,常致患者即刻死亡,即心脏性猝死。

心脏骤停的临床表现包括:

① 无意识——患者意识突然丧失,对刺激无反应,可伴四肢抽搐;

② 无脉搏——心音及大动脉搏动消失,血压测不出;

③ 无呼吸——面色苍白或发绀,呼吸停止或濒死叹息样呼吸。

心脏骤停的心电图表现——四种心律类型:

① 心室颤动。心电图的波形、振幅与频率均不规则,无法辨认 QRS 波、ST 段与 T 波。

② 无脉性室速。脉搏消失的室性心动过速。

注:心室颤动和无脉性室速应予除颤治疗!

③ 无脉性电活动。过去称电-机械分离,心脏有持续的电活动,但是没有有效的机械收缩。心电图表现为正常或宽而畸形、振幅较低的 QRS 波群,频率多在 30 次/min 以下(慢而无效的室性节律)。

④ 心室停搏。心肌完全失去电活动能力,心电图上表现为一条直线。

二、心肺复苏

心肺复苏(CPR)是指对早期心搏、呼吸骤停的患者,通过采取人工循环、人工呼吸、电除颤等方法帮助其恢复自主心搏和呼吸。它包括三个环节：基本生命支持、高级生命支持、心脏骤停后的综合管理。

《2018美国心脏协会心肺复苏及心血管急救指南》提出心脏骤停患者的五个链环，即早期识别与呼叫、早期心肺复苏、早期除颤/复律、早期有效的高级生命支持、心脏骤停后的综合管理。

（一）早期识别与呼叫

1. 心脏骤停的识别

（1）无意识　判断方法：轻轻摇动患者双肩，高声呼喊"喂，你怎么了？"如认识，可直呼其姓名，如无反应，说明意识丧失。

（2）无脉搏　判断方法：用食指及中指指尖先触及气管正中部位，然后向旁边滑移2～3cm，在胸锁乳突肌内侧触摸颈动脉是否有搏动。

注：检查时间不要超过10s，如10s内不能明确感觉到脉搏，则应开始胸外按压。

（3）无呼吸　判断方法：不再推荐通过"一听二看三感觉"来评估呼吸。

2. 呼叫急救系统

一旦发现患者无意识、无脉搏、无呼吸，则可判定发生心脏骤停，先立即高声呼唤其他人前来帮助救人，并尽快拨打急救电话120或附近医院电话，然后将患者放置成复苏体位（图18-1），即患者仰卧，头、颈、躯干平直无扭曲，双手放于躯干两侧。如现场只有一个抢救者，则先进行1min的现场心肺复苏后，再联系求救。

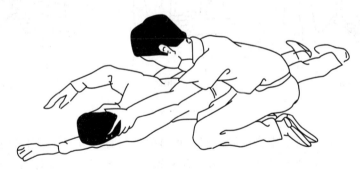

图18-1　放置成复苏体位

（二）早期心肺复苏

《美国心脏协会心肺复苏及心血管急救指南》的心肺复苏操作顺序为C—A—B，即C（compression）胸外按压—A（airway）开放气道—B（breathing）人工呼吸。

1. 胸外按压

只要判断心脏骤停，应立即进行胸外按压，以维持重要脏器的功能。

（1）体位　患者仰卧位于硬质平面上，头、颈、躯干平直无扭曲，保持呼吸的通畅（图18-2）。

（2）按压部位　迅速找到按压的部位：首先以示指、中指并拢沿患者肋弓向中间滑移，在两侧肋弓交点处寻找胸骨下切迹（剑突处），以此为定位标志（图18-3）。

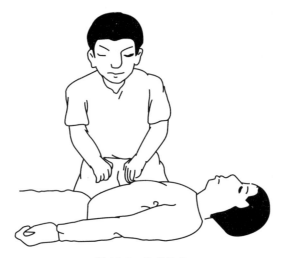

图18-2　患者体位

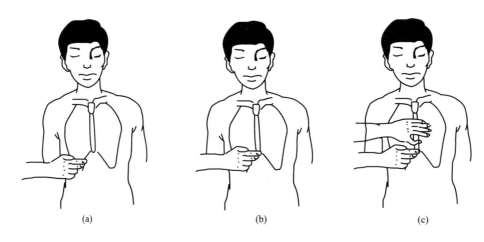

图18-3　胸外心脏按压的定位

（3）按压方法　按压时上半身前倾，双肩正对患者胸骨上方，一只手的掌跟放在患者胸骨中下部按压部位，然后两手重叠，手指离开胸壁（图18-4）；双臂绷直，以髋关节为轴，借助上半身的重量垂直向下按压（图18-5）。每次抬起时掌根不要离开胸壁，并应随时注意有无肋骨或胸骨骨折。

注意：一只手的掌根部放在按压区，另一只手掌根重叠放于第一只手背上，使第一只手的手指脱离胸壁，以掌跟向下按压。

（4）按压频率　按压频率至少100次/min。

（5）按压幅度　按压幅度至少5cm或者胸廓前后径的1/3，压下与松开的时间基本相等，压下后应让胸廓充分回弹。

（6）按压职责更换　每2min更换按压者，每次更换尽量在5s内完成。

2. 开放气道

开放气道应先去除气道内异物。如无颈部创伤，清除口腔中的异物和呕吐物时，可一只

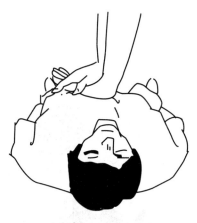

图 18-4 双手姿势

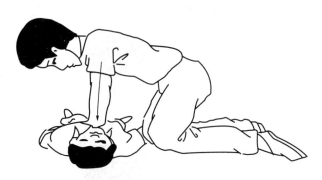

图 18-5 按压时的姿势

手按压打开下颌,另一只手用食指将固体异物钩出,或用指套或手指缠纱布清除口腔中的液体分泌物。

(1) 仰头抬颏法　用一只手按压伤病者的前额,使其头部后仰,同时另一只手的食指及中指置于颏骨骨性部分向上抬颏,使下颌尖、耳垂连线与地面垂直(图 18-6)。

(2) 双下颌上提法(颈椎损伤时)　将肘部支撑在患者所处的平面上,双手放置在患者头部两侧并握紧下颌角,同时用力向上托起下颌。如果需要进行人工呼吸,则将下颌持续上托,用拇指把口唇分开,用面颊贴紧患者的鼻孔进行口对口呼吸(图 18-7)。此方法难以掌握,且常常不能有效地开放气道,还可能导致脊髓损伤,因而不建议非医务人员采用。当双下颌上提法不能保证气道通畅时仍应使用仰头抬颏法。

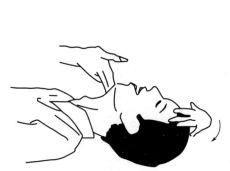

图 18-6 仰头抬颏法

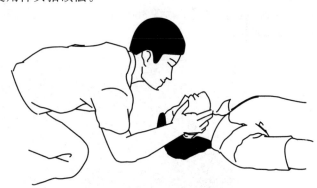

图 18-7 双下颌上提法

3. 人工呼吸

(1) 口对口人工呼吸法(图 18-8)

① 开放气道。

② 用按于前额的手的食指和拇指捏紧患者鼻孔。

③ 正常吸气后紧贴患者的嘴,要把患者的口部完全包住。

④ 缓慢向患者口内吹气(1s 以上),保证足够的潮气量以使得患者胸廓抬起。

⑤ 每一次吹气完毕后,应与患者口部脱离,抬头看患者胸部。

⑥ 吹气时暂停按压,吹气频率 10~12 次/min,按压与通气比例为 30∶2。

(2) 口对鼻人工呼吸法（图 18-9）

对某些患者来说，口对鼻人工呼吸更有效，如患者口不能张开（牙关紧闭）、口部严重损伤或抢救者不能将患者的口部完全紧紧地包住。

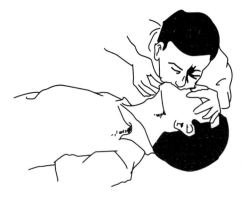

图 18-8　口对口人工呼吸法

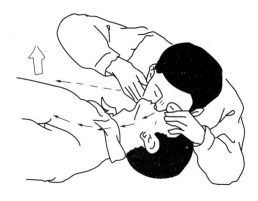

图 18-9　口对鼻人工呼吸法

(3) 球囊面罩（图 18-10）加压通气法

① 体位：患者头后仰体位，抢救者位于患者头顶端。

② 手法：左手以 E-C 手法固定面罩，用右手挤压气囊。

E：抢救者左手中指、示指和小指放在患者下颌角处，向前上托起下颌，保持气道通畅。

C：抢救者左手拇指和食指将面罩紧扣于患者口鼻部，固定面罩，保持面罩不漏气。

③ 通气量：潮气量约需 500～600ml，即 1L 气囊的 1/2、2L 气囊的 1/3，充气时间超过 1s，使胸廓扩张。

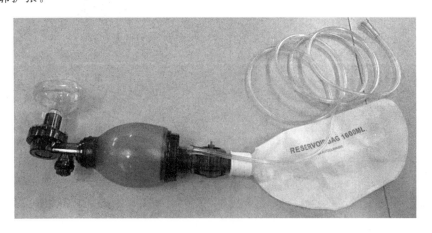

图 18-10　球囊面罩

4. 重新评价

(1) 单人 CPR　5 个按压-通气周期（约 2min）后，再次检查和评价，如仍无循环体征，继续进行 CPR。

(2) 双人 CPR　一人行胸部按压，另一人行人工通气，同时监测颈动脉搏动，评价按压效果。每 2min 更换按压职责,避免因劳累降低按压效果。

5. 高质量心肺复苏要点

① 按压频率至少 100 次/min。
② 按压深度至少 5cm 或胸廓前后径的 1/3。
③ 每次按压后保证胸廓充分回弹。
④ 胸外按压时尽可能减少中断。每次更换按压者应在 5s 内完成,在实施保持气道通畅措施或除颤时中断时间应不超过 10s。
⑤ 避免过度通气。

(三) 早期除颤/复律

1. 除颤

发现患者心脏骤停时,应立即进行心肺复苏,如果是可除颤心律,应尽早除颤。要求院内早期除颤在 3min 内完成,院前早期除颤在 5min 内完成,并且在等待除颤器(图 18-11)就绪时应进行心肺复苏。

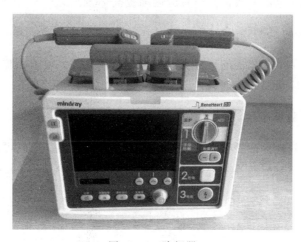

图 18-11　除颤器

(1) 除颤必须及早进行的原因
① 80%～90% 成人突然发生非创伤性心搏骤停的最初心律为心室颤动(简称室颤)。
② 除颤是对室颤最有效的治疗。
③ 除颤成功概率随时间的推移迅速下降,每过 1min 约下降 7%～10%。
④ 室颤常在数分钟内转变为心脏停搏,则复苏成功的希望很小。
因此,在给予高质量心肺复苏的同时进行早期除颤是提高心脏骤停者存活率的关键。
(2) 除颤器的应用
① 体位:患者平卧于病床上,将其胸前衣物解开并移走其他异物,特别是金属类的物品,如项链、纽扣等。
② 电极板的准备:在电极板上均匀涂上导电糊,或包裹 4～5 层纱布后在盐水中浸湿。
③ 电极板的位置:一个电极板置于患者右锁骨内侧正下方,另一个电极板放在患者左乳头的左下方(心尖部),两个电极的距离至少在 10cm 以上。

④ 能量选择：双向波 150～200J；单向波推荐高能量除颤（360J）。

⑤ 具体步骤：

a. 打开除颤器并选择除颤能量；

b. 开始充电，充电结束后将电极板压于胸壁上，尽量使胸壁与电极板紧密接触，以减少肺容积和电阻；

c. 双手同时按压放电开关。

注：不建议连续除颤，第 1 次除颤后立即做 2min CPR，并建立静脉通道；如仍为室颤，则进行第 2 次除颤，之后立即做 2min CPR，每 3～5 分钟应用肾上腺素 1mg 并考虑气管插管；如仍为室颤，进行第 3 次除颤，之后立即做 2min CPR，开始考虑使用胺碘酮或治疗可逆病因。

2. 复律

(1) 房颤　首剂量双相波是 120～200J，单相波是 200J。

(2) 心房扑动和其他室上性心律　首剂量 50～100J。

(3) 成人稳定型单型性室性心动过速　首剂量 100J。

注：如果首次复律电击失败，操作者应逐渐提高剂量。

（四）早期有效的高级生命支持

通气的目的是为了维持充足的氧合和充分排出二氧化碳。由于心肺复苏期间肺处于低灌注状态，人工通气时应避免过度通气，以免通气血流比例失调。

1. 气管插管或呼吸机通气

气管内插管可有效地保证呼吸道通畅并防止呕吐物误吸，必要时可以连接呼吸机予以机械通气及供氧。气管插管后通气频率 8～10 次/min，每次通气 1s 以上，通气时不需停止胸外按压。

2. 药物治疗

在心脏骤停中，基本的心肺复苏和除颤是最重要的，药物治疗是次要的。经过初始心肺复苏和除颤后，可考虑应用药物治疗。

(1) 给药途径

① 静脉内给药。包括外周静脉和中心静脉。

② 经气管给药。因气管插管比开放静脉快，故早期插管十分有利。可将必要的药物适当稀释后取 10ml 左右，注入气管中。

③ 骨髓腔内给药。最常用的穿刺部位为胫骨近端。最适用于 1 岁以内的婴儿。

(2) 常用药物

① 肾上腺素。是抢救心脏骤停的首选药，能提高冠状动脉和脑灌注压，并可以改变细室颤为粗室颤，增加复苏成功率。每 3～5min 静脉注射 1mg，不推荐递增剂量和大剂量使用。在至少 2min CPR 和 1 次除颤后开始使用。

注：研究结果表明，血管升压素、去甲肾上腺素及去氧肾上腺素与肾上腺素相比在预后上无差异。

② 胺碘酮。对于序贯应用 CPR—除颤—CPR—肾上腺素治疗无效的室颤或无脉性室速患者应首选胺碘酮。初始量为 300mg 快速静脉注射，随后除颤 1 次，如仍未恢复，10～15min 后可再静脉注射 150mg，如需要可以重复 6～8 次。在首个 24h 内使用维持剂量，先静脉滴注 1mg/min，持续 6h，之后静脉滴注 0.5mg/min，持续 18h。每日最大剂量不超过 2g。

③ 利多卡因。如果没有胺碘酮，可以使用利多卡因，其显效快，时效短。一次静脉给药保持 15～20min，对心肌和血压影响小。初始剂量为 1～1.5mg/kg 静脉注射，如果室颤/无脉性室速持续，每 5～10min 可再给 0.5～0.75mg/kg 静脉注射，直到最大量 3mg/kg。也可静脉滴注 1～4mg/min。

④ 阿托品。新指南不建议在治疗无脉性心电活动/心搏停止时常规性使用阿托品，并已将其从高级生命支持的心脏骤停流程中去掉。

⑤ 碳酸氢钠。大多数研究显示，心脏骤停时应用碳酸氢钠没有益处，甚至与不良预后有关。在心肺复苏的最初 15min 内主要发生呼吸性酸中毒，因此，仅用于代谢性酸中毒、高钾血症及长时间心肺复苏时（15min 以上）。用法：5％碳酸氢钠 40～60ml 静脉滴注，最好根据动脉血气分析结果决定用量。使用原则为晚用、少用、慢用。

⑥ 呼吸兴奋剂。对心脏骤停者无益，只有在自主呼吸恢复后，为提高呼吸中枢的兴奋性才考虑使用。

⑦ 镁剂。只用于低镁血症和尖端扭转型室性心动过速。用法：生理盐水 100ml＋25％硫酸镁 10ml 静脉滴注。

（3）有效指标

① 自主呼吸及心搏恢复。可听到心音，触及大动脉搏动，心电图显示窦性、房性（房颤、心房扑动）或交界性心律。

② 瞳孔变化。散大的瞳孔回缩变小，对光反射恢复。

③ 按压时可扪及大动脉搏动（颈动脉、股动脉）。

④ 收缩压达 60mmHg 左右。

⑤ 发绀的面色、口唇、指甲转为红润。

⑥ 脑功能好转。肌张力增高、自主呼吸、有吞咽动作、昏迷变浅及开始挣扎。

（4）终止指标

① 复苏成功。自主呼吸及心搏已恢复良好，转入下一阶段治疗。

② 复苏失败。自主呼吸及心搏未恢复，脑干反射全部消失，心肺复苏 30min 以上，心电图成直线，医生判断已临床死亡。

（五）心脏骤停后的综合管理

心脏骤停后的综合管理是指自主循环和呼吸恢复后继续采取一系列措施，确保脑功能的恢复，同时继续维护其他器官的功能。

1. 初期目的

① 使心肺功能及器官的血流灌注达到最佳状态。
② 转送患者至可提供心脏骤停复苏后的综合治疗的重症监护室中。
③ 确定并治疗心脏骤停的诱因，并预防复发。

2. 后续目的

① 将体温控制在可使患者存活及神经功能恢复的最佳状态。
② 确定并治疗急性冠脉综合征。
③ 妥善使用机械通气，尽量减少肺损伤。
④ 降低多器官损伤的风险，支持器官功能。
⑤ 客观地评估患者预后。
⑥ 给予存活患者各种康复性服务。

[实训18] ▶▶ 心肺复苏操作技能训练

▶▶【实训案例】

林某，男，35岁，早上跑步时突然晕倒，神志不清，心搏、呼吸停止，需要立即进行心肺复苏术。

▶▶【实训目标】

① 能判断患者意识、心搏和呼吸。
② 能正确进行心肺复苏操作。
③ 能识别复苏成功的指标和终止复苏的标准。

▶▶【工作流程】

1. 评估患者的情况和确认现场安全。在确认现场安全的情况下轻拍患者的肩膀，并大声呼喊"你怎么啦?"检查患者是否有呼吸。如果没有呼吸或者没有正常呼吸（即只有喘息），立刻启动应急反应系统。
2. 如患者无呼吸，立即拨打120，对患者实施心肺复苏术，如需要时立即进行除颤。
3. 心肺复苏的有效指标有：
① 颈动脉搏动：按压有效时，每按压一次可触摸到颈动脉搏动一次；若中止按压，搏动亦消失，则应继续进行胸外按压；如果停止按压后脉搏仍然存在，说明患者心搏已恢复。
② 面色（口唇）：复苏有效时，面色由发绀转为红润；若面色变为灰白，则说明复苏无效。
③ 其他：复苏有效时，可出现自主呼吸，或瞳孔由大变小并有对光反射，甚至有眼球活动及四肢抽动。
4. 送往医院进行进一步治疗。
5. 现场心肺复苏应坚持不间断地进行，不可轻易作出停止复苏的决定，如符合下列条件，现场抢救人员方可考虑终止复苏：
① 患者呼吸和循环已有效恢复；
② 无心搏和自主呼吸，心肺复苏在常温下持续30min以上，救援医疗服务人员到场确定患者已死亡。

③ 有救援医疗服务人员接手承担复苏或其他人员接替抢救。

▶【案例总结】

成人（单人）徒手心肺复苏术操作评分标准见表 18-1。

表 18-1　成人（单人）徒手心肺复苏术操作评分标准

内容	操作要求	分值	评分标准	扣分
准备	人员准备：统一着装、衣帽整洁	1分	仪表不符合要求扣1分	
	用物准备：治疗盘、胸外按压板、纱布3块、舌钳、开口器、手电筒、弯盘、简易呼吸器、手套	9分	缺一项扣1分；一项不符合要求扣0.5分	
判断环境	观察周围环境，确保安全。要求对上、下、左、右及周围环境观察到位，并口述周围环境安全	1分	观察不到位或未口述周围环境安全扣1分	
判断意识、呼吸	拍患者肩部，问"喂，先生你怎么了？"告知无反应。要求靠近患者双耳旁呼叫两次，呼叫声响有效	5分	要求力度适宜，动作规范，一项不符合要求扣1分	
	呼叫："来人啊！抢救患者，请拨打120"	2分	未口述扣2分	
呼吸	快速判断患者有无呼吸或呼吸是否正常。通过看、听、感觉（看胸部有无起伏；听有无呼吸音；感觉有无气体逸出）三步来完成，判断时间不超过10s，告知无呼吸	3分	操作不规范扣1分；未口述判断结果扣1分；超时扣1分	
摆放体位	记录时间，患者取水平仰卧位，放于硬板或地面上，垫胸外按压板，就地抢救（口述），并松解患者衣扣、腰带	3分	体位摆放不符合要求扣1分；未口述扣0.5分；未记录时间扣0.5分；未垫胸外按压板扣1分；未松解患者衣扣、腰带1分	
检查颈动脉搏动	术者食指和中指指尖触及患者气管正中部（相当于喉结的部位），旁开两指，至胸锁乳突肌前缘凹陷处，口述无颈动脉搏动。判断时间不超过10秒	3分	定位不准确扣1分；未口述扣0.5分；超时扣0.5分	
胸外按压	第一周期开始口述按压次数、频率、深度。按压频率100次/min，每个周期按压30次；按压幅度：使胸骨下陷4~5cm	3分	未口述扣1分；口述错误1项扣1分	
	按压部位：胸骨中下1/3交界处，并口述	1分	部位不正确或未口述扣1分	
	按压手法：一只手掌根部放于按压部位，另一只手平行重叠于第一只手背上，手指并拢，只以掌根部接触按压部位，双臂位于患者胸骨的正上方，双肘关节伸直，利用上身重量垂直下压	25分	手法不正确扣3分；以5个周期记录数据为准，错误1次扣0.5分，扣完为止	
	按压幅度：使胸骨下陷4~5cm（以医学人体模型绿色指示灯亮为有效），而后迅速放松，反复进行			
	按压时间：放松时间=1:1	1分	时间比不正确扣1分	
	观察患者面色	1分	未观察扣1分	
开放呼吸道	清理呼吸道，观察有无假牙，并口述无假牙	2分	未操作扣2分；操作不规范扣1分；未口述扣1分	
	开放呼吸道，采用仰头抬颏法	2分	未开放气道扣2分；操作不规范扣1分	
人工呼吸	口对口人工呼吸，送气时捏住患者鼻子，呼气时松开，见胸廓抬起即可（以医学人体模型绿色指示灯亮为有效）	25分	送气时未捏住患者鼻子，呼气时未松开扣1分	
	在第5个循环时，口对口人工呼吸改用简易呼吸器（口述将简易呼吸器连接氧气，氧流量8~10L）一手以"E-C"手法固定面罩，另一手挤压简易呼吸器，每次送气400~600ml，频率10~20次/min		以5个周期记录数据为准，错误1次扣0.5分，扣完为止	
	送气和患者呼气时医者用余光观察患者胸廓起伏情况	1分	未观察扣1分	

续表

内容	操作要求	分值	评分标准	扣分
心肺复苏有效指征	胸外按压：人工呼吸＝30：2；操作5个周期后再次判断颈动脉搏动及呼吸情况10s。 1. 能扪及大动脉搏动，收缩压＞8kPa(60mmHg) 2. 面色、口唇、甲床和皮肤色泽转红 3. 呼吸改善或出现自主呼吸 4. 散大的瞳孔缩小 5. 眼球活动，出现睫毛反射与对光反射，甚至手足抽动、肌张力增高	5分	未判断颈动脉搏动及呼吸情况各扣1分；未口述扣5分，口述错1项扣1分	
	要求口述：复苏成功，进行下一步生命支持	1分	未口述扣1分	
时间要求	从拍患者双肩开始计时：210s	5分	超过210s按每5s扣1分	
评价	要求急救意识强、操作熟练、程序规范、动作迅速	1分	急救意识不强、操作不熟练、程序不规范、动作迟缓扣1分	

（黎壮伟）

项目十九　止血

驱动目标

1. 能准确定位主要浅表动脉的体表位置。
2. 能掌握各种止血法的操作。

必备知识

一、概述

血液是维持生命的重要物质，如果不小心造成身体某部分出血，就必须要快速止血，如果处理不及时，造成身体大量出血，就会危及我们的生命安全。成年人血容量约占体重的8%，即4000～5000ml，一般出血量在5%左右，等于一次献血的量，身体可以自动代偿；如出血量为总血量的20%（800～1000ml）时，会出现面色苍白、肢冷、烦躁、大汗、心率快、血压低或无，甚至导致休克；如出血量达总血量的40%（1600～2000ml）时，就会有生命危险。

出血种类分为内出血、外出血和皮下出血。内出血主要到医院救治；外出血是现场急救重点。就出血特点来说，动脉出血时，血色鲜红，有搏动，量多，呈喷射状，速度快，危险性大；静脉出血时，血色暗红，缓慢流出，危险性小；毛细血管出血时，血色鲜红，慢慢渗出，危险性不大。常用的止血方法有5种：指压动脉止血法、直接压迫止血法、伤口加压包扎止血法、填塞止血法和止血带止血法。使用时要根据具体情况，可选用一种，也可以把几种止血方法结合在一起应用，以达到最快、最有效、最安全的止血目的。

二、方法和步骤

(一) 指压动脉止血法

指压动脉止血法适用于头部和四肢某些部位的大出血。方法为用手指压迫伤口近心端动脉，将动脉压向深部的骨头，阻断血液流通。这是一种不要任何器械、简便、有效的止血方法，但因为止血时间短暂，常需要与其他方法结合进行。

1. 头面颈部指压动脉止血法

头面部的浅动脉如图 19-1 所示。

(1) 指压颞浅动脉止血法　指压颞浅动脉止血法适用于一侧头顶、额部的外伤出血。在伤侧耳前，一只手的拇指对准下颌关节，摸到搏动后，压迫颞浅动脉，另一只手固定伤员头部（图 19-2）。

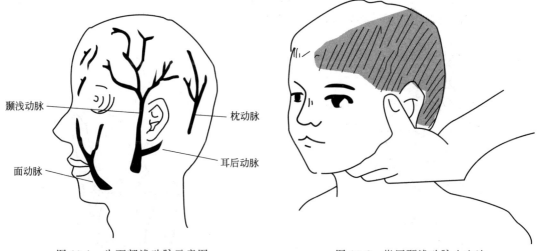

图 19-1　头面部浅动脉示意图　　　　图 19-2　指压颞浅动脉止血法

(2) 指压面动脉止血法　指压面动脉止血法适用于颜面部外伤出血的临时止血。用一只手的拇指和食指或拇指和中指分别压迫双侧下颌角前约 1.5cm 的凹陷处，阻断面动脉血流（图 19-3）。因为面动脉在颜面部有许多小支相互吻合，所以必须压迫双侧。

(3) 指压枕动脉止血法　指压枕动脉止血法适用于一侧头后枕骨附近外伤大出血。用一只手的四指压迫耳后与枕骨粗隆之间的凹陷处，阻断枕动脉的血流，另一只手固定伤员头部（图 19-4）。

(4) 指压锁骨下动脉止血法　指压锁骨下动脉止血法适用于同侧肩部和上臂出血。在锁骨上方、胸锁乳突肌外缘，用拇指摸到搏动后，将该动脉向后内正对第一肋骨处压迫（图 19-5）。

2. 四肢指压动脉止血法

(1) 指压肱动脉止血法　指压肱动脉止血法适用于一侧肘关节以下部位的外伤出血。在肱二头肌内缘中点处摸到搏动后，用一只手的拇指或其余四指将该动脉压迫在肱骨上，阻断肱动脉血流，另一只手固定伤员手臂（图 19-6）。

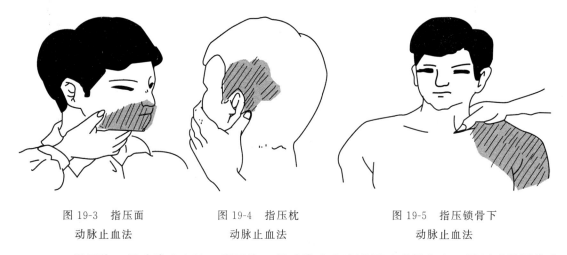

图 19-3 指压面 图 19-4 指压枕 图 19-5 指压锁骨下
动脉止血法   动脉止血法   动脉止血法

(2) 指压桡、尺动脉止血法 指压桡、尺动脉止血法适用于手部出血。用两手的拇指和食指分别压迫伤侧手腕两侧的桡动脉和尺动脉，阻断血流（图 19-7）。因为桡动脉和尺动脉在手掌部有广泛吻合支，所以必须同时压迫双侧。

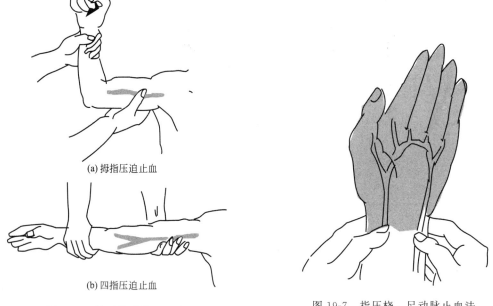

(a) 拇指压迫止血

(b) 四指压迫止血

图 19-6 指压肱动脉止血法 图 19-7 指压桡、尺动脉止血法

(3) 指压指（趾）动脉止血法 指压指（趾）动脉止血法适用于手指（脚趾）出血。用拇指和食指分别压迫手指（脚趾）两侧的指（趾）动脉，阻断血流（图 19-8）。

(4) 指压股动脉止血法 指压股动脉止血法适用于一侧下肢的出血。在腹股沟中点处摸到搏动后，用两手的拇指或者掌跟用力压迫股动脉，阻断股动脉血流（图 19-9）。伤员应该处于坐位或卧位。

(5) 指压胫前、后动脉止血法 指压胫前、后动脉止血法适用于一侧脚的出血。用两手的拇指和食指分别压迫伤脚足背中部搏动的胫前动脉及足跟与内踝之间的胫后动脉（图 19-10）。

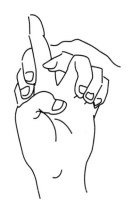
图 19-8 指压指动脉止血法

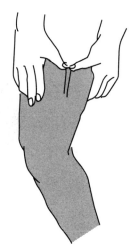
图 19-9 指压股动脉止血法

(二) 直接压迫止血法

直接压迫止血法适用于较小伤口的出血。用无菌纱布直接压迫伤口处，压迫约 10min (图 19-11)。

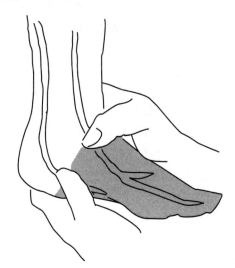
图 19-10 指压胫前、后动脉止血法

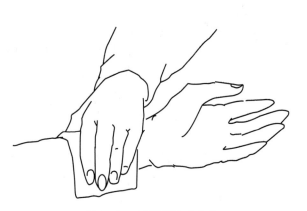
图 19-11 直接压迫止血法

(三) 伤口加压包扎止血法

伤口加压包扎止血法适用于各种伤口，是一种比较可靠的非手术止血法。先用无菌纱布覆盖压迫伤口，再用三角巾或绷带用力包扎，包扎范围应该比伤口稍大（图 19-12）。这是一种目前最常用的止血方法，在没有无菌纱布时，可使用消毒卫生巾、餐巾等代替。

(四) 填塞止血法

填塞止血法适用于颈部和臀部较大而深的伤口出血。先用镊子夹住无菌纱布塞入伤口内,如一块纱布止不住出血,可再加纱布,然后用绷带或三角巾绕颈部至对侧臂根部包扎、固定(图19-13)。

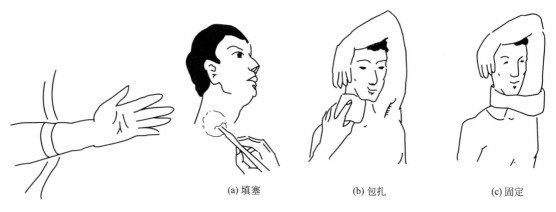

(a) 填塞　　　　(b) 包扎　　　　(c) 固定

图19-12　伤口加压包扎止血法　　　　图19-13　填塞止血法

(五) 止血带止血法

止血带止血法只适用于四肢出血,当其他止血法不能止血时才用此法。止血带有橡皮止血带(橡皮条和橡皮带)、气性止血带(如血压计袖带)和布制止血带。其操作方法各不相同,布制止血带止血法见图19-14。

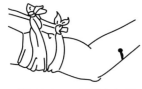

图19-14　布制止血带止血法

使用止血带的注意事项:

① 止血带要扎在伤口的近心端。上臂外伤大出血应扎在上臂上1/3处;前臂或手部大出血应扎在上臂下1/3处,不能扎在上臂的中1/3处,因该处神经走行贴近肱骨,易被损伤。下肢外伤大出血时,止血带应扎在大腿靠近伤口的近心端,在股骨中下1/3交界处。

② 松紧度应以出血停止、远端摸不到脉搏为合适。过松达不到止血目的,过紧会损伤组织。

③ 时间一般不应超过3h。原则上上肢每隔30min、下肢每隔1h要放松1次,放松时间为1~2min,并暂时改用压迫止血法,以免引起肢体缺血而发生坏死。

④ 使用止血带的部位应该有衬垫,否则会损伤皮肤。止血带可扎在衣服外面,把衣服当衬垫。

⑤ 上止血带后要留明显的标签,注明上止血带的时间、部位,放松止血带的时间和重上止血带的时间等。

[实训19] ▶▶ 常用止血方法训练

两个同学为一组,分别模仿不同部位出血,熟练采用指压动脉止血法、直接压迫止血法、伤口加压包扎止血法、填塞止血法和止血带止血法等方法操作止血。

(黎壮伟)

项目二十　包扎

驱动目标

1. 掌握绷带、三角巾包扎的基本要领。
2. 能熟练使用包扎技术。

必备知识

伤口包扎在急救中应用范围较广,可起到保护创面、固定敷料、防止污染和止血、止痛作用,有利于伤口早期愈合。包扎应做到动作轻巧,不要碰撞伤口,以免增加出血量和疼痛。接触伤口面的敷料必须保持无菌,以免增加伤口感染的机会;包扎要快且牢靠,松紧度要适宜,打结要避开伤口和不宜压迫的部位。

一、器材

普通卷轴绷带、三角巾、剪刀、医用橡皮膏。

二、方法和步骤

(一) 绷带包扎法

1. 环形包扎法

环形包扎法适用于包扎额部、手腕和小腿下部等粗细均匀的部位,也用于其他包扎法的开始和结束。将绷带带头斜放于包扎处,用一个拇指压住,将卷带环绕包扎 1 圈后,再将斜放的带头一个小角反折过来,然后继续环绕包扎,后 1 圈覆盖前 1 圈,包扎 3~4 圈即可(图 20-1)。

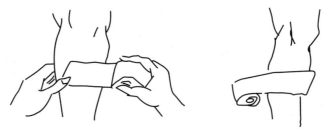

图 20-1　环形包扎法

2. 螺旋形包扎法

螺旋形包扎法适用于包扎上臂、大腿等肢体粗细差不多的部位。先在伤口敷料上用绷带环绕 2 圈,然后从肢体远端绕向近端,每缠 1 圈盖住前 1 圈的 1/2~2/3,呈螺旋形,然后剪掉多余的绷带，最后用胶布固定（图 20-2）。

3. 反折螺旋形包扎法

反折螺旋形包扎法适用于包扎前臂、大腿和小腿等肢体粗细相差较大的部位。先做环形缠绕固定绷带起始部，然后呈螺旋形缠绕上升，但每圈螺旋包扎都必须反折。反折时用拇指压住卷带上缘，将其上缘反折（注意要避开伤处），并压住前 1 圈的 1/2~2/3，每圈的折线应相互平行（图 20-3）。

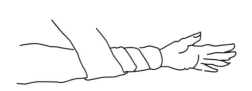

图 20-2　螺旋形包扎法

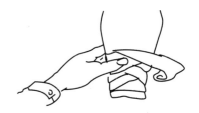

图 20-3　反折螺旋形包扎法

4. "8"字形包扎法

"8"字形包扎法适用于肘关节、膝关节、腕关节、踝关节及附近部位的外伤，有两种包扎方法。

① 从关节中心开始，先做环形包扎，然后将绷带斜行缠绕，1 圈绕关节的上方，1 圈绕关节的下方，两圈在关节凹面处交叉，反复进行逐渐远离关节。包扎时每圈压住前 1 圈的 1/2~2/3，这样反复缠绕，直到完全覆盖伤口，最后在关节的上方或下方以环形包扎结束（图 20-4）。

② 从关节下方开始，先做环形包扎，然后将卷带自下而上、自上而下来回做"8"字形缠绕并逐渐靠拢关节，最后以环形包扎结束（图 20-5）。

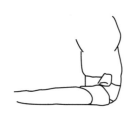

图 20-4　"8"字形包扎法

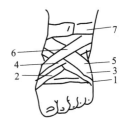

图 20-5　"8"字形包扎法
（包扎顺序 1→2→3→4→5→6→7）

（二）三角巾包扎法

三角巾有顶角、底角、斜边和底边等部位（图 20-6）。

1. 手部三角巾包扎法

手部三角巾包扎法适用于手外伤。先将三角巾的中段紧贴手掌，然后将三角巾在手背交叉，将三角巾的两端绕至手腕交叉，最后在手腕绕 1 周打结固定（图 20-7）。

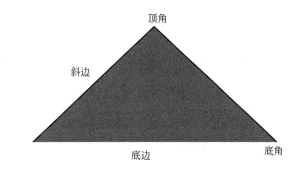

图 20-6 三角巾

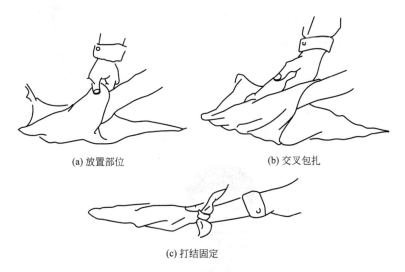

图 20-7 手部三角巾包扎

2. 足部三角巾包扎法

方法与手部包扎相似。

3. 头部三角巾包扎法

头部三角巾包扎法适用于头顶部外伤。先在伤口上覆盖无菌纱布（所有的伤口包扎前均先覆盖无菌纱布，以下不再重复），把三角巾底边的正中放在伤员眉间上部，将三角巾顶角经头顶拉到枕部，将三角巾底边经耳上向后拉紧压住顶角，然后抓住两个底角在枕部交叉后回到额部中央打结（图 20-8）。

4. 小悬臂带法

小悬臂带法适用于锁骨和肱骨骨折。将三角巾叠成四横指宽的宽带，其中央置于伤肢前臂的下 1/3 处，两端在颈后打结（图 20-9）。

5. 大悬臂带法

大悬臂带法适用于除肱骨和锁骨骨折以外的上肢损伤。将三角巾底角搭在健侧肩部，其顶角对准伤臂的肘部，将伤臂屈曲至胸前呈 90°，提起三角巾的另一底角向上包绕前臂过颈后与上面的底角打结，顶角折压在肘关节（图 20-10）。

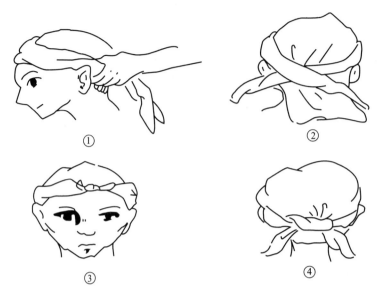

图 20-8 头部三角巾包扎法

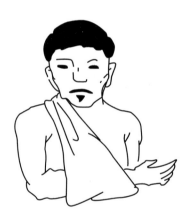

图 20-9 小悬臂带法

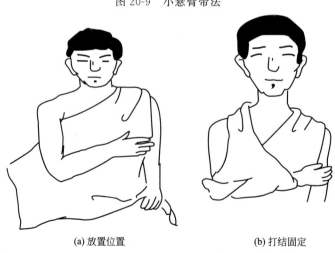

图 20-10 大悬臂带法

[实训20] ▶▶ 伤口包扎训练

两个同学为一组,分别模仿不同部位的伤口,熟练操作各种包扎技术。

(黎壮伟)

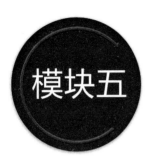

模块五 案例综合实训

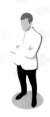

项目二十一 健康风险评估与健康管理方案的制订

▶▶【实训案例】

王某某，男，55岁，公务员。某年常规职工体检结果如下：身高1.75m，体重76.0kg，血压145/94mmHg（30岁时发现有高血压，一直服药控制）；空腹血糖5.6mmol/L（正常值为3.9～6.1mmol/L）；血清总胆固醇6.9mmol/L（正常值为<5.72mmol/L），血清甘油三酯1.4mmol/L（正常值为<1.70mmol/L），血脂其他指标正常；心电图结果提示有轻微心肌缺血；腹部B超显示有脂肪肝。

经调查得知，他从17岁起开始吸烟，平均一天1包；偶尔饮酒，平均一周2次，每次饮白酒50g左右；爱吃肥肉，较少吃蔬菜水果；母亲患有高血压；无肿瘤家族史；性格内向；无呼吸系统病史；几乎没有体育活动，只偶尔做点拖地和洗碗等家务，一次不超过半小时。

▶▶【实训内容】

1. 请根据下面的危险分数转换表（表21-1），试计算王某某一年内死于肺癌和冠心病的风险，再根据表中第1列一般人群死亡概率估计王某某死于2种疾病的概率。如果王某某马上戒烟，上述2种疾病的死亡风险又是多少？

2. 请根据王某某现在的健康风险，为他制订一个健康管理方案。

表21-1 危险分数转换表（男性，46～55岁）

死亡概率	疾病	危险因素	危险分数	可改变的危险分数
212/10万	肺癌	吸烟状况		
		不吸烟	0.45	
		<10支/天	0.59	0.42
		10～20支/天	1.51	0.60
		20～30支/天	3.50	1.40

续表

死亡概率	疾病	危险因素	危险分数			可改变的危险分数
212/10万	肺癌	>30 支/天	4.78			1.91
		已戒烟	0.59			
		呼吸系统病史				
		无	0.83			
		有	1.90			
		家族肿瘤史				
		无	0.90			
		有	1.62			
		长期精神压抑				
		无	0.89			
		有	2.36			0.89
2012/10万	冠心病	吸烟状况				
		不吸烟	0.61			
		<10 支	1.07			0.68
		10～20 支/天	1.28			0.68
		>20 支/天	2.36			0.68
		戒烟	0.68			
		饮酒状况				
		不饮酒	0.80			
		饮酒	1.18			0.80
		高血压家族史				
		无	0.64			
		有	1.93			
		高胆固醇血症				
		无	0.83			
		有	1.41			0.83
		血压				
		舒张压	收缩压			
			<140mmHg	140～159mmHg	≥160mmHg	
		<90mmHg	0.88	1.75	6.63	
		90～100mmHg	1.87	2.18	2.07	
		≥100mmHg	0.97	2.36	2.41	
		正常血压	0.88			
		高血压	4.39			0.88
		超重				
		BMI<23	0.90			

续表

死亡概率	疾病	危险因素	危险分数	可改变的危险分数
2012/10万	冠心病	BMI 23~24.9	1.41	0.90
		BMI 25~29.9	2.31	0.90
		BMI≥30	2.70	0.90
		体育锻炼		
		不参加	1.34	0.70
		参加	0.70	
		糖尿病		
		无	0.99	
		有	2.97	1.48
		已控制	1.48	

▶ 【实训要点提示】

1. 健康风险评估流程

① 收集死亡率资料。

② 收集个人健康危险因素的资料，包括行为生活方式、环境因素、生物因素、卫生服务、疾病史、婚姻生育史、家庭疾病史。

③ 将危险因素换算成危险分数。危险分数是一个衡量危险性的相对指标。当个体具有的危险因素相当于当地人的平均水平时，危险分数为1.0；当个体危险因素超过当地人的平均水平时，危险分数大于1.0；当个体危险因素小于当地人的平均水平时，危险分数小于1.0。随着危险分数的增加，个体的死亡率也增高。方法：根据收集的个体危险因素的资料，查阅危险分数转换表（Geller-Gesner表），将危险因素转换成危险分数。

④ 计算组合危险分数。危险分数意义——多数慢性病都是由多种危险因素综合作用的结果。其计算分两种情况：

a. 将大于1.0的危险分数减去1.0后作为相加项。

b. 将小于或等于1.0的分数相乘为相乘项。

c. 相加项与相乘项合计即为该病的组合危险分数。

⑤ 计算存在死亡危险。存在死亡危险是在某种组合危险分数下，患某病死亡的预期死亡率，即存在死亡危险＝平均死亡概率×组合危险分数。

⑥ 计算评价年龄（可查表21-2得出）。方法：先将各种死亡原因的存在死亡危险相加，加上其他死亡原因存在死亡危险，其结果就是总的存在死亡危险，再据此查表。

⑦ 计算增长年龄。增长年龄是指通过努力降低危险因素后可能达到的预期年龄。针对已存在的危险因素，提出可能降低危险因素的措施，再重新估计死亡率。

⑧ 计算危险因素降低程度。

⑨ 进行个体评价。

a. 健康型：评价年龄小于实际年龄。说明其个体危险因素小于平均水平，预期健康状况良好。

表 21-2 健康评价年龄表

男性存在死亡危险	实际年龄最末一位数					女性存在死亡危险	男性存在死亡危险	实际年龄最末一位数					女性存在死亡危险
	0	1	2	3	4			0	1	2	3	4	
	5	6	7	8	9			5	6	7	8	9	
530	5	6	7	8	9	350	4510	38	39	40	41	42	2550
570	6	7	8	9	10	350	5010	39	40	41	42	43	2780
630	7	8	9	10	11	350	5560	40	41	42	43	44	3020
710	8	9	10	11	12	360	6160	41	42	43	44	45	3280
790	9	10	11	12	13	380	6830	42	43	44	45	46	3560
880	10	11	12	13	14	410	7570	43	44	45	46	47	3870
990	11	12	13	14	15	430	8380	44	45	46	47	48	4220
1110	12	13	14	15	16	460	9260	45	46	47	48	49	4600
1230	13	14	15	16	17	490	10190	46	47	48	49	50	5000
1350	14	15	16	17	18	520	11160	47	48	49	50	51	5420
1440	15	16	17	18	19	550	12170	48	49	50	51	52	5860
1500	16	17	18	19	20	570	13230	49	50	51	52	53	6330
1540	17	18	19	20	21	600	14340	50	51	52	53	54	6850
1560	18	19	20	21	22	620	15530	51	52	53	54	55	7440
1570	19	20	21	22	23	640	16830	52	53	54	55	56	8110
1580	20	21	22	23	24	660	18260	53	54	55	56	57	8870
1590	21	22	23	24	25	690	19820	54	55	56	57	58	9730
1590	22	23	24	25	26	720	21490	55	56	57	58	59	10680
1590	23	24	25	26	27	750	23260	56	57	58	59	60	11720
1600	24	25	26	27	28	790	25140	57	58	59	60	61	12860
1620	25	26	27	28	29	840	27120	58	59	60	61	62	14100
1660	26	27	28	29	30	900	29210	59	60	61	62	63	15450
1730	27	28	29	30	31	970	31420	60	61	62	63	64	16930
1830	28	29	30	31	32	1040	33760	61	62	63	64	65	18560
1960	29	30	31	32	33	1130	36220	62	63	64	65	66	20360
2120	30	31	32	33	34	1220	38810	63	64	65	66	67	22340
2310	31	32	33	34	35	1330	41540	64	65	66	67	68	24520
2520	32	33	34	35	36	1460	44410	65	66	67	68	69	26920
2760	33	34	35	36	37	1600	47440	66	67	68	69	70	29560
3030	34	35	36	37	38	1760	50650	67	68	69	70	71	32470
3330	35	36	37	38	39	1930	54070	68	69	70	71	72	35690
3670	36	37	38	39	40	2120	57720	69	70	71	72	73	39250
4060	37	38	39	40	41	2330	61640	70	71	72	73	74	43200

b. 自创性危险因素型：评价年龄大于实际年龄，并且评价年龄与增长年龄的差值大。说明其个体危险因素大于平均水平，由于这些危险因素多是自创的，即可以通过自身行为改变、降低和去除，因而干预这些危险因素可较大程度地延长预期寿命。

c. 难以改变的危险因素型：评价年龄大于实际年龄，但评价年龄与增长年龄的差值小。表明个体的危险因素主要来自生物遗传因素或既往疾病史，不容易改变、降低，延长预期寿命的余地不大。

2. 本案例健康风险评估

① 肺癌危险分数计算：$(1.51-1)+0.83\times 0.90\times 0.89=1.17$；

存在死亡危险：$212/10$ 万 $\times 1.17=248/10$ 万。

② 冠心病危险分数计算：$(1.28-1)+(1.18-1)+(1.93-1)+(1.41-1)+(2.18-1)+$

(2.31−1)+(1.34−1)+0.99=5.62；

存在死亡危险：2012/10 万×5.62=11307.44/10 万。

③ 如果戒烟，肺癌危险分数：0.60×0.83×0.9×0.89=0.40；

存在死亡危险：212/10 万×0.40=85/10 万。

④ 如果戒烟，冠心病危险分数：(1.18−1)+(1.93−1)+(1.41−1)+(2.18−1)+(2.31−1)+(1.34−1)+0.99×0.68=5.02；

存在死亡危险：2012/10 万×5.02=10100.24/10 万。

3. 制订健康管理方案

① 王某某目前的健康风险主要为心脑血管疾病风险，风险为一般人的 5.02 倍。

② 健康管理策略主要为控制危险因素：a. 改变不良生活方式，戒烟限酒，设计适合的食谱，低盐低脂饮食，对总热量进行控制，控制饮食，增加蔬菜水果的食用；b. 控制血压、血脂，在医生指导下严格控制血压，并适当服用降血脂药物；c. 适量参加体育活动。因为最近一次体检有心肌缺血的情况，应再结合既往体检资料，同心内科专业医师和体育锻炼指导师对体育活动的风险进行评估，如果评估结果表明可以做适量的运动，可根据个人的喜好，循序渐进地进行步行等体育活动。

③ 健康管理方案制订后，要动员家属配合，监督其健康管理方案的实施。另外，还要对其进行健康教育，使其尽快戒烟，并对家属进行健康饮食和体育锻炼的宣教。

(黎壮伟)

项目二十二 成人运动消耗能量的计算

▶【实训案例】

已知一瓶可乐的热量大约为 250kcal，计算成人运动能量消耗。

▶【实训内容】

根据表 22-1 所示运动消耗能量，试计算一位体重为 50kg 的妇女通过表 22-1 中各种活动达到消耗一瓶可乐热量的时间。

表 22-1　成人运动消耗能量

活动	活动性质	代谢当量(MET)	消耗能量/[kcal/(h·kg)]
骑自行车	<16km/h，一般、休闲、上班、娱乐	4.0	4.0
家庭活动	清扫地毯、清扫地板	3.0	3.1
家庭活动	洗盘子,站立或一般(不分站立/走动成分)	2.3	2.1
步行	5km/h，水平地面，中速，硬表面	3.5	3.6
步行	5.5km/h，上山	6.0	5.9

【实训要点提示】

① 骑自行车：250/(4×50)＝1.25（h）；
② 家庭活动（清扫地毯、清扫地板）：250/(3.1×50)＝1.61（h）；
③ 家庭活动（洗盘子、站立或一般）：250/(2.1×50)＝2.38（h）；
④ 步行（5km/h，水平地面，中速，硬表面）：250/(3.6×50)＝1.39（h）；
⑤ 步行（5.5km/h，上山）：250/(5.9×50)＝0.85（h）。

（黎壮伟）

项目二十三　慢性病患者的健康干预方案的制订

【实训案例1】

张某，男，48岁，父亲患高血压病。有饮酒史12年，每日饮白酒量在250ml以上；吸烟15年，每日1包；爱吃咸菜。体检：身高175cm，腰围98cm，血压155/92mmHg。

【实训内容】

1. 对张某是否患有高血压进行判定并提出依据。
2. 对张某的健康干预提出具体措施。

【实训要点提示】

1. 高血压的判定

在未使用影响血压的药物的情况下，收缩压≥140mmHg和/或舒张压≥90mmHg可判定为高血压。不同日、不同时间2次以上测得血压升高时方可判断为血压升高，单次血压升高不应成为高血压的判断依据。张某只有一次高血压值，仍不够作为证据诊断高血压。但他有高血压家族史，结合他的生活方式，属于高血压高危人群。

2. 对高血压高危人群生活方式干预的主要内容

① 平衡膳食。
a. 控制钠盐的摄入，＜6g/天；增加钾盐的摄入。
b. 控制膳食总能量。
c. 调整能量结构：在控制总能量的情况下，合理安排蛋白质、脂肪、糖类摄入量的比例，蛋白质占总能量的15％～20％，脂肪占20％～25％，糖类占55％～65％。限制动物性脂肪的摄入量，增加不饱和脂肪酸的比例。限制胆固醇的摄入量在300mg/天以下。注意控制动物性蛋白质的摄入量，使其占总蛋白质的20％。适量食用鲜奶、鱼类、禽畜肉等食品，多吃豆类及其制品。

② 控制体重。体重控制的目标为BMI＜24kg/m^2，男性腰围＜85cm，女性腰围＜80cm。
③ 建议戒酒。

④ 戒烟。
⑤ 进行适度的身体活动和体育运动。
⑥ 减轻精神压力，保持心理平衡。
⑦ 健康教育。
⑧ 定期筛查。

【实训案例2】

王某，男，38 岁。有饮酒史 12 年，每日饮白酒量在 250ml 以上。体检：身高 170cm，腰围 95cm；空腹血糖 5.12mmol/L；血脂 TG 2.67mmol/L，TC 7.34mmol/L，LDL-C 5.43mmol/L。

【实训内容】

1. 对王某是否患有血脂异常进行判定并提出依据。
2. 对王某的健康干预提出具体措施。

【实训要点提示】

1. 血脂异常的判定

依据：根据 2016 年版《中国成人血脂异常防治指南》，中国成人血脂水平 TC≥6.2mmol/L、LDL-C≥4.1mmol/L、TG≥2.3mmol/L、HDL-C＜1.0mmol/L 为存在血脂异常。

根据以上标准判断，王某存在血脂异常。

2. 对血脂异常人群生活方式干预的主要措施

① 健康生活方式评价：饮食治疗的前 3 个月优先考虑降低 LDL-C。因此，健康管理师应通过询问和检查了解该个体在以下几个方面是否存在问题：

a. 是否进食过多的升高 LDL-C 的食物；
b. 是否肥胖；
c. 是否缺少身体活动；
d. 如肥胖或缺少身体活动，是否有代谢综合征。

② 平衡膳食。

a. 控制总能量以调节到体重保持目标或以理想体重为目标。
b. 脂肪占总能量的 20%～25%，其中饱和脂肪酸和反式脂肪酸应不高于总热量的 7%，膳食胆固醇＜200mg/天，植物固醇 2g/天，单不饱和脂肪酸和多不饱和脂肪酸的比例为 1∶1。
c. 复合糖类占饮食总能量的 55%～65%。
d. 蛋白质占饮食总能量的 10%～15%。
e. 增加膳食纤维的摄入。
f. 注意选择低胆固醇指数的食物，有助于控制血胆固醇。

③ 控制体重。主要原则是减少总能量的摄入和积极参加体育运动。
④ 戒烟。
⑤ 建议戒酒。如饮酒，应限量。

⑥ 增加身体活动。
⑦ 减轻精神压力，保持心态平衡。
⑧ 控制钠盐的摄入量。

（黎壮伟）

项目二十四　慢性病的筛查方案的制订

▶【实训案例】

刘某，女，43岁，无业，离异，经济生活拮据。平时缺乏体力活动，肥胖，饮酒多年，每次饮白酒超过150ml，有乙肝表面抗原阳性及慢性支气管炎，高密度脂蛋白及胆固醇异常，血压130～140/80～89mmHg。

▶【实训内容】

根据刘某上述的身体状况，为她制订一套主要慢性病的筛查方案，并阐述每种慢性病的筛检对象和筛检方法。

▶【实训要点提示】

（1）根据刘某的情况，主要应做高血压、糖尿病、肥胖症、肝癌、慢性阻塞性肺疾病、宫颈癌、乳腺癌等疾病的筛检，刘某患这些慢性病的主要危险因素如下。

① 高血压的主要危险因素：
a. 收缩压介于130～140mmHg之间，舒张压介于80～89mmHg之间；
b. 肥胖；
c. 长期过量饮酒（每次饮白酒超过150ml）；
d. 缺乏体力活动。

② 糖尿病的主要危险因素：
a. 高密度脂蛋白及胆固醇异常；
b. 肥胖；
c. 缺乏体力活动。

③ 肥胖症的主要危险因素：缺乏体力活动。

④ 肝癌的主要危险因素：
a. 乙肝表面抗原阳性（乙肝病毒感染的血清学证据）；
b. 长期过量饮酒（每次饮白酒超过150ml）。

⑤ 慢性阻塞性肺疾病的主要危险因素：慢性支气管炎。

⑥ 宫颈癌的主要危险因素：43岁妇女，已婚。

⑦ 乳腺癌的主要危险因素：43岁妇女。

（2）为每一种筛检疾病选择一种适宜刘某的筛检方法。

① 高血压：定期检测血压。
② 糖尿病：做口服葡萄糖耐量试验（OGTT）或者测空腹血糖。
③ 肥胖：计算 BMI 与腰围。
④ 肝癌：抽血查甲胎蛋白（AFP），做实时超声或者 CT 检查。
⑤ 慢性阻塞性肺疾病：测定呼吸量。
⑥ 宫颈癌：先进行肉眼观察，如有疑问再进行 HPV 检测和传统巴氏涂片组合试验。
⑦ 乳腺癌：先进行临床体检，如有疑问再进行乳腺钼靶 X 射线摄影（SFM）、彩超、MRI 检查等。

（3）高血压、糖尿病、肥胖症、原发性肝癌、慢性阻塞性肺疾病、宫颈癌、乳腺癌的筛检对象及筛检方法。

① 高血压筛检对象：

a. 收缩压介于 120～139mmHg 之间，舒张压介于 80～89mmHg 之间者；

b. 超重或肥胖，$BMI \geqslant 24kg/m^2$，或者腰围女性 $\geqslant 80cm$、男性 $\geqslant 85cm$ 者；

c. 有高血压家族史（1 级、2 级亲属）者；

d. 长期过量饮酒（每日饮酒 $\geqslant 100ml$，且每周 4 次以上）者；

e. 长期高盐膳食者。

筛检方法：定期检测血压。

② 糖尿病筛检对象：

a. 曾有轻微血糖升高者；

b. 有糖尿病家族史（双亲或同胞亲属）者；

c. 肥胖或超重（$BMI \geqslant 24kg/m^2$）者；

d. 妊娠糖尿病或曾分娩巨大儿者；

e. 高血压患者或心血管疾病患者；

f. 高密度脂蛋白低、高甘油三酯者；

g. 45 岁以上常年不参加体力劳动者。

筛检方法：

a. 推荐做口服葡萄糖耐量试验（OGTT）；

b. 进行 OGTT 检测有困难者，可以仅监测空腹血糖；

c. 毛细血管血糖（指尖血监测）只能作为筛检糖尿病的预检手段。

③ 肥胖症筛检对象：

a. 有肥胖症家族史者；

b. 有肥胖相关疾病者；

c. 膳食不平衡者；

d. 体力活动少者。

筛检方法：测腰围、身高、体重，计算 BMI。

④ 肺癌筛检对象：

a. 长期吸烟者；

b. 职业暴露人群；

c. 有家族史人群；

d. 慢性咳嗽、咳痰者；

e. 出生时低体重、早产儿、营养不良儿或儿时反复下呼吸道感染。

筛检方法：呼吸量测定。

⑤ 宫颈癌筛检对象：

a. 任何有 3 年性生活史者。

b. 大于 21 岁有性行为的妇女。

筛检方法：

a. 肉眼观察；

b. HPV 检测结合液基细胞学检测；

c. HPV 检测和传统巴氏涂片组合试验。

⑥ 乳腺癌筛检对象：35～70 岁妇女。

筛检方法：

a. 乳腺自查；

b. 临床体检；

c. 乳腺钼靶 X 射线摄影检查；

d. 乳腺超声检测。

⑦ 原发性肝癌筛检对象：

a. 肝癌的高危人群；

b. 年龄在 35 岁以上者；

c. 有乙肝病毒或丙肝病毒感染的血清学证据，或有慢性感染史者。

筛检方法：抽血查甲胎蛋白（AFP）和实时超声检查。

（黎壮伟）

项目二十五　慢性病高危人群的筛查

▶【实训案例】

刘某某，女，29 岁，外企高管，身高 163cm，体重 69kg。平时工作压力大，日工作时间长达 11～16h，经常出差，没有时间进行身体锻炼。经常大量喝咖啡，饮食不规律，多以西式快餐为主食。其母亲患有 2 型糖尿病。

▶【实训内容】

1. 刘某某存在哪些危害健康行为？是哪些疾病的高危人群？依据是什么？
2. 作为健康管理师，应该从哪些方面对刘某某进行健康指导和干预？

▶【实训要点提示】

1. 危害健康的行为

① 不良生活方式：日工作时间长达 11～16h，没有时间进行身体锻炼。

② 不良饮食习惯：经常大量喝咖啡，饮食不规律。

2. 高危人群及依据

① 中国成人 BMI 判断标准：BMI<18.5kg/m² 为体重过低；BMI 18.5～23.9kg/m² 为正常；BMI 24～27.9kg/m² 为超重；BMI≥28kg/m² 为肥胖。刘某某 BMI＝体重(kg)/[身高(m)]² ＝69/1.63² ＝25.97（kg/m²），判断为超重，是糖尿病和高血压的高危人群。

② 母亲有糖尿病，是糖尿病的高危人群。

③ 膳食不平衡，工作时间较长，经常加班，体力活动少，是超重肥胖的高危人群。

3. 健康指导和干预

① 调整饮食，控制体重：控制总能量的摄入；选择低脂、低能量食物；改变不良的饮食习惯。

② 改变不良的生活方式：避免久坐、加班和大量饮用咖啡，调整作息时间，规律生活。

③ 进行合理的体育运动：进行长期低强度体力活动如散步、骑自行车。

④ 注意精神方面的调节：减压，保持心情愉快。

（黎壮伟）

项目二十六　慢性病的健康风险的评估

【实训案例1】

李某，男，55岁，身高171cm，体重76kg，血压145/84mmHg。3 年前诊断为 2 型糖尿病，目前血糖控制较好，从事编辑工作，因为工作忙，经常坐在电脑面前工作，很少参加体育活动，饮食口味咸，爱吃快餐，不吸烟，不饮酒。近期体检发现有高胆固醇血症。无其他疾病。

【实训内容】

查《某地某男性健康危险因素评价表》，计算该男子患肺癌、冠心病的危险分数，并进行解释。

【实训要点提示】

1. 肺癌的危险分数

不吸烟，危险分数为 0.45

存在死亡的危险＝肺癌平均死亡率×0.45。

解释：李某发生肺癌而死亡的概率小于当地同年龄男性人群的平均水平。

2. 冠心病的危险分数

BMI(体重指数)＝体重(kg)/身高²(m²)＝76/1.71² ＝26(kg/m²)，为超重，危险分数为 2.31；

高胆固醇血症，危险分数为 1.41；
不参加体育锻炼，危险分数为 1.34；
血压 145/84mmHg，危险分数为 1.75；
有糖尿病，已控制，危险分数为 1.48。
相加项＝1.31＋0.41＋0.34＋0.75＋0.48＝3.29。
不吸烟，危险分数为 0.61；
不饮酒，危险分数为 0.80；
无高血压家族史，危险分数为 0.64。
相乘项＝0.61×0.80×0.64＝0.31。
组合危险分数＝相加项＋相乘项＝3.29＋0.31＝3.60。
存在死亡的危险＝冠心病的平均死亡率×3.60。
解释：李某发生冠心病而死亡的危险是当地同年龄男性人群的 3.6 倍。

【实训案例2】

刘某，男，58 岁，退休干部，身高 165cm，体重 84kg，血压 166/98mmHg，腰围 87cm，嗜甜，爱吃糖果，不吸烟，不饮酒。基本不参加体育活动。最近被医生诊断为糖尿病，最近一次检查发现空腹血糖为 7.5mmol/L，转到健康管理中心。

【实训内容】

1. 简述空腹血糖的正常值、空腹血糖受损和糖耐量受损的诊断标准。
2. 作为一名健康管理师，请您定性评价刘某的健康风险。
3. 作为健康管理师，应该从哪几个方面对其进行健康指导？

【实训要点提示】

1. 空腹血糖的正常值、空腹血糖受损和糖耐量减低的诊断标准

（1）空腹血糖（FBG）的正常值　空腹血糖是指在隔夜空腹（至少 8～10h 未进任何食物，饮水除外）后，早餐前采的血，所检测的血糖值，正常值为 3.9～6.1mmol/L。

（2）空腹血糖受损（IFG）的诊断标准　空腹血糖受损是指服糖后 2h 血糖正常＜7.8mmol/L（＜140mg/dl）；而空腹血糖高于正常，但尚未达到糖尿病水平，即＞6.1mmol/L（＞110mg/dl）但＜7.0mmol/L（＜126mg/dl）。

（3）糖耐量减低（IGT）的诊断标准　OGTT 2h 静脉血浆血糖高于正常又低于糖尿病诊断标准（7.8～11.1mmol/L 或 140～200mg/dl）。

2. 存在的危险因素

① 男性，年龄大于 50 岁，本次测量血压超过正常值，是缺血性心脑血管疾病的危险因素。

② 中国成人 BMI 的判断标准：BMI＜18.5kg/m² 为体重过低；BMI 18.5～23.9kg/m² 为体重正常；BMI 24～27.9kg/m² 为超重；BMI≥28kg/m² 为肥胖。刘某的 BMI＝体重(kg)/身高²(m²)＝84/1.65²＝30.85kg/m²，属于肥胖。

③ 中国成人腹部肥胖的判断标准：男性腰围≥85cm，女性≥80cm。刘某腰围为 87cm，判断为向心性肥胖。

④ 缺乏体育运动，也容易导致肥胖，是慢性病的高危因素。
⑤ 根据其饮食习惯，嗜甜，爱吃糖果，是心脑血管疾病和糖尿病的危险因素。

3. 健康指导

（1）积极治疗，控制血压和血糖。

（2）生活方式干预

① 从饮食上控制，少吃甜食，限制饮酒，控制总热量的摄入。成人每日能量供给量见表 26-1。根据其目前的健康状况，其每日总摄入能量为：

$20 \times 84 = 1680 \text{kcal}/$天。

表 26-1　成人每日能量供给量（kcal/kg 标准体重）

体型	体力活动量			
	极轻体力活动	轻体力活动	中体力活动	重体力活动
消瘦	30	35	40	40～45
正常	20～25	30	35	40
肥胖	15～20	20～25	30	35

注：年龄超过 50 岁者，每增加 10 岁，比规定值酌减 10％左右。

② 钠盐和水果摄入：钠盐每日的摄入量控制在 6g 以下，选择血糖指数较低的水果。
③ 制订运动计划，根据体检结果，从小量的运动开始，持之以恒。
④ 定期监测血糖和血压。
⑤ 戒烟，保持良好的心理状态。
⑥ 了解糖尿病和高血压的有关知识，掌握糖尿病及高血压的危害及注意事项。

4. 健康管理计划

① 进行一次全面的体检，准确评估身体状况。
② 多了解糖尿病有关知识，掌握糖尿病的危害及注意事项。
③ 从饮食上控制，不吃甜食，控制总热量的摄入。
④ 制订运动计划，根据体检结果，从小量的运动开始，持之以恒。
⑤ 定期监测血糖。
⑥ 保持心理健康。
⑦ 定期进行健康状况评价。

（黎壮伟）

项目二十七　体重的测量方法及注意事项

【实训内容】

简述体重的测量方法及注意事项。

▶【实训要点提示】

1. 体重测量方法

① 应使用符合国家标准生产的电子或机械体重计，使用前检验其准确度和灵敏度，置100g砝码，机械的体重秤应观察刻度尺抬高了3mm或观察游标移动显示0.1kg位置；电子体重计应显示0.1kg。

② 测量时，体重计应放在平坦地面上，调零。

③ 受试者排空二便，穿着短裤和短袖，站在秤台中央。等受试者站稳后，秤的指针或数字显示稳定后读数和记录，读数以"kg"为单位，精确至0.1kg，两次测量误差不超过0.1kg。

2. 注意事项

① 上、下体重计时，动作要轻缓，严禁蹦跳，避免损坏体重计传感器。

② 测量体重前，应让被测者排空二便，不要大量喝水，也不要进行剧烈的体育运动和体力劳动。

③ 被测者应尽量减少着装，脱去鞋、袜，男生只着短裤，女生着短裤和短袖衫。

④ 每次测量体重的标准（如穿着厚薄、测量时间等）要统一。

（黎壮伟）

项目二十八　血压的测量方法及注意事项

▶【实训内容】

简述血压测量步骤及注意事项。

▶【实训要点提示】

1. 血压测量步骤

① 被测量者取坐位，最好坐靠背椅，裸露右上臂，使肘部置于与心脏同一水平。

② 使用大小合适的袖带，袖带内气囊至少应包裹80%上臂。

③ 将袖带紧贴缚在被测者上臂，袖带下缘应在肘部上2.5cm。将听诊器的探头置于肘窝肱动脉处。

④ 测量时快速充气，气囊内压力应达到桡动脉搏动消失并再升高20~30mmHg，然后以恒定速率（2~6mmHg/s）缓慢放气。心率较慢时放气速率也较慢，获取舒张压读数后快速放气至零。

⑤ 在放气过程中仔细听取柯氏音，观察柯氏音第Ⅰ时相与第Ⅴ时相水银柱凸面的垂直高度。收缩压读数取柯氏音第Ⅰ时相，舒张压读数取柯氏音第Ⅴ时相（消失音）。

2. 注意事项

① 被测量者至少安静休息 5min，在测量前 30min 内禁止吸烟和饮咖啡，排空膀胱。

② 血压单位用毫米汞柱（mmHg）表示。

③ 应相隔 2min 重复测量，取两次读数的平均值记录。如果两次测量的收缩压或舒张压读数相差＞5mmHg，则相隔 2min 后再次测量，然后取 3 次读数的平均值。

（黎壮伟）

项目二十九　腰围的测量方法及注意事项

▶【实训案例】

王某，男，今年 52 岁，身高 162cm，体重 75kg，腰围 89cm。

▶【实训内容】

1. 请写出腰围的判断标准，并根据体重指数（BMI）和腰围判断王某是否为向心性肥胖。

2. 简述腰围的测量方法和步骤。

▶【实训要点提示】

1. 腰围、BMI 的判断标准及向心性肥胖的评价。

① 中国成人 BMI 的判断标准：BMI＜18.5kg/m² 为体重过低；BMI 18.5～23.9kg/m² 为体重正常；BMI 24～27.9kg/m² 为超重；BMI≥28kg/m² 为肥胖。

$$BMI=体重(kg)/身高^2(m^2)=75/1.62^2=28.58(kg/m^2)$$

评价：按照中国成人的标准，王某 BMI 为 $28.58kg/m^2＞28.0kg/m^2$，故应评价为肥胖。

② 中国成人腰围的判断标准：女性≥80cm，男性≥85cm。

评价：王某腰围为 89cm＞85cm，故应评价为腹部肥胖（向心性肥胖）。

2. 腰围的测量方法和步骤

① 使用符合国家相关标准的软尺，使用前先用标准钢尺校对，刻度读至 0.1cm。

② 测量方法：

a. 被测者的姿势：在清晨未进食的条件下，被测者自然站立，保持自然呼吸状态，勿用力挺胸或收腹。

b. 测量者站位：在被测者的前方或右前方。

c. 测量定位（任选一种）：第一种方法为腰围的水平位置即脐线；第二种方法为自腋中线肋弓下缘和髂前上棘连线中点。一般左右两侧各定一个测量点，测量时软尺应通过两个测量点，水平绕腰一周。

③ 读数要求：在被测者平静呼气末期读数，以"cm"为单位，读至 0.1cm。两次测量值之间的误差不超过 1.0cm。

（黎壮伟）

项目三十　标准体重评价营养状况

▶【实训案例】

张某，身高 168cm，体重 77kg。

▶【实训内容】

用标准体重评价张某的营养状况。

▶【实训要点提示】

1. 计算标准体重

根据 Broca 改良公式：标准体重（kg）＝身高（cm）－105，张某的标准体重＝168－105＝63（kg）。

2. 标准体重评价法的评价标准（表 30-1）

表 30-1　标准体重评价法的评价标准

体重范围	评价
＞（标准体重＋50%×标准体重）	重度肥胖
（标准体重＋30%×标准体重）～（标准体重＋50%×标准体重）	中度肥胖
（标准体重＋20%×标准体重）～（标准体重＋30%×标准体重）	轻度肥胖
（标准体重＋10%×标准体重）～（标准体重＋20%×标准体重）	超重
（标准体重－10%×标准体重）～（标准体重＋10%×标准体重）	正常体重
（标准体重－20%×标准体重）～（标准体重－10%×标准体重）	轻度营养不良
（标准体重－30%×标准体重）～（标准体重－20%×标准体重）	中度营养不良
＜（标准体重－30%×标准体重）	重度营养不良

3. 标准体重百分比的计算与肥胖的判定

标准体重百分比(%)＝(实际体重－标准体重)/标准体重×100%＝(77－63)/63×100%＝22%。

判定：说明张某实际体重超过了标准体重的 22%，因此应判定为轻度肥胖。

（黎壮伟）

项目三十一　慢性病危险因素管理

▶▶【实训案例】

56岁的男性居民因最近经常出现头痛、头胀、颈项僵硬到社区卫生服务中心就诊,体格检查结果显示:身高174cm,体重88kg,腰围94cm,收缩压138mmHg,舒张压90mmHg,心率76次/min。经询问,该患者平时喜欢饮酒,其父亲患高血压20多年。

▶▶【实训内容】

1. 就目前而言,该患者是否可以诊断为高血压?叙述我国高血压的诊断依据和标准。
2. 通过生活方式干预患者预防和控制高血压,需要强调哪些内容?

▶▶【实训要点提示】

1. 我国高血压的诊断依据和标准

① 高血压的诊断依据:必须在未服用降压药物的情况下,以2次或2次以上非同日多次测定的血压平均值为依据。

② 高血压的诊断标准:将高血压的诊断标准界定为在未使用降压药的情况下,收缩压≥140mmHg 和/或舒张压≥90mmHg。

所以该患者目前不能诊断为高血压。

2. 高血压患者生活方式干预的主要内容

① 控制钠盐的摄入,WHO建议每人每日摄入盐的量在6g以下。

② 控制体重。

③ 合理膳食:减少膳食脂肪,补充适量蛋白质;增加蔬菜水果的摄入;限制饮酒及戒烟。

④ 进行适度的体力活动和体育运动。

(黎壮伟)

参 考 文 献

[1] 周际昌. 实用肿瘤内科学 [M]. 3版. 北京：人民卫生出版社，2013.

[2] 葛均波，徐永健. 内科学 [M]. 8版. 北京：人民卫生出版社，2013.

[3] 吴江. 神经病学 [M]. 2版. 北京：人民卫生出版社，2014.

[4] 中华医学会神经病学分会脑血管病学组. 中国脑血管病一级预防指南 [J]. 中华神经科杂志，2015，48（8）：629-643.

[5] 中华医学会神经病学分会. 中国缺血性脑卒中和短暂性脑缺血发作二级预防指南2014 [J]. 中华神经科杂志，2015，48（04）：258-273.

[6] 中华医学会糖尿病学分会. 中国2型糖尿病防治指南 [M]. 北京：北京大学医学出版社，2013.

[7] 陈家伦，等. 临床内分泌学 [M]. 上海：上海科学技术出版社，2012.

[8] 于康，等. 糖尿病的营养治疗 [M]. 上海：科学技术文献出版社，2004.

[9] 国家卫生计生委合理用药专家委员会，中国药师协会. 冠心病合理用药指南 [J]. 中国医学前沿杂志，2016，8（6）：19-102.

[10] 杨永宗. 动脉粥样硬化性心血管病基础与临床 [M]. 2版. 北京：科学出版社，2009：11-27.

[11] Marschall S Runge, M Andrew Greganti. 奈特内科学 [M]. 2版. 北京：北京大学医学出版社，2011：186-194.

[12] 中华医学会心血管病学分会，中国康复医学会心血管病专业委员会，中国老年学学会心脑血管病专业委员会. 冠心病康复与二级预防中国专家共识 [J]. 中华心血管杂志，2013，041（004）：267-275.

[13] Yusuf S, Hawken S, Ounpuu S, et al. Effect of potentially modifiable risk factors associated with myocardial infarction in 52 countries (the INTERHEART study): case-control study [J]. Lancet, 2004, 364: 937-952.

[14] 中国高血压防治指南修订委员会高血压联盟（中国），中华医学会心血管病学会，等. 中国高血压防治指南（2018年修订版）[J]. 中国心血管杂志，2019，24（1）：24-25.

[15] 陈君石，黄建始. 健康管理师 [M]. 北京：中国协和医科大学出版社，2007：476-479.

[16] 中国成人血脂异常防治指南修订联合委员会. 中国成人血脂异常防治指南（2016年修订版）[J]. 中国循环杂志，2016，31（10）：937-953.

[17] 程义勇.《中国居民膳食营养素参考摄入量》2013修订版简介 [J]. 营养学报，2014，36（4）：313-317.

[18] 韦莉萍. 健康管理师 [M]. 广州：广东高等教育出版社，2013.

[19] 2016 GOLD：COPD诊断、治疗与预防全球策略（更新版）[J]. 中国全科医学，2016（5）.

[20] Mortaz E, Folkerts G, Nijkamp F P, et al. ATP and the pathogenesis of COPD [J]. Eur J Pharmacol, 2010, 638(1): 1-4.

[21] 陈灏珠，林果为，王吉耀. 实用内科学 [M]. 14版. 北京：人民卫生出版社，2013：1041-1055.

[22] 姬秋和，张世俊. 内分泌学及代谢疾病诊治手册 [M]. 4版. 北京：人民军医出版社，2012：595-610.

[23] 莫景富，宋秀玲，许燕君，等. 广东省成人血脂异常患病率及其危险因素的相关性研究 [J]. 华南预防医学，2013，39（2）：11-17.

[24] Lee M H, Ahn S V, Hur N W, et al. Gender differences in the association between smoking and dyslipidemia: 2005 Korean national health and nutrition examination survey [J]. Clin Chim Acta, 2011, 412: 1600.

[25] 王吉耀. 八年制内科学 [M]. 2版. 北京：人民卫生出版社，2010.

[26] 宋丽新，等. 风湿病鉴别诊断学 [M]. 北京：军事医科出版社，2006.

[27] Cary S Firestein. 凯利风湿病学 [M]. 8版. 北京：北京大学医学出版社，2011.

[28] 赵忠新，吴惠涓，黄流清. 失眠的临床诊断与疗效评估方法 [J]. 中国新药与临床杂志，2007，26（11）：856-861.

[29] 张春花，李福玲，韩明. 失眠的自我疗法 [M]. 北京：中医药出版社，2006.

[30] 孙宏丽. 引起失眠的心理因素及干预措施 [J]. 职业与健康，2008，24（01）：81-82.

[31] 胡敏，刁惠民，赵威丽，等. 心内科住院患者失眠因素的调查分析 [J]. 中华护理杂志，2003，01：50-51.

[32] 马奎云，孙孝先. 新编颈椎病学 [M]. 郑州：郑州大学出版社，2014：248-253.

[33] 郭国田，袁保丰. 颈椎病及其并发症 [M]. 合肥：中国科学技术大学出版社，2015：123-126.

[34] 赵平. 颈椎病防治与康复 [M]. 北京：中国科学技术出版社，2015：87-96.

[35] 黄国付，罗飞.实用颈椎病康复指南［M］.北京：人民军医出版社，2012：30-40.
[36] 郭力，李廷俊.颈椎病家庭防治法［M］.北京：中国中医药出版社，2015：241-243.
[37] 杨丽，侯惠如，石海燕.健康体检与健康管理［M］.北京：科学出版社，2017.
[38] 王陇德.健康管理师国家职业资格三级［M］.北京：人民卫生出版社，2013.
[39] 曹东萍.体检机构健康管理手册［M］.北京：化学工业出版社，2012.
[40] 孙可欣，郑荣寿，张思维，等.2015年中国分地区恶性肿瘤发病和死亡分析［J］.中国肿瘤，2019，28（1）：1-11.